1

箕浦とき子・高橋 恵 編

看護職としての社会人基礎力の育て方

[第2版]

専門性の発揮を支える
3つの能力・12の能力要素

日本看護協会出版会

編 者

箕浦とき子
岐阜大学名誉教授

高橋 恵
聖マリアンナ医科大学執行役員
同大学ナースサポートセンター長

執筆者（執筆順）

高橋 恵
（前掲）

箕浦とき子
（前掲）

松本喜代子
元聖マリアンナ医科大学病院看護部人的資源ネットワーク担当部長

近藤 昭子
聖マリアンナ医科大学東横病院副院長・看護部長

滝内 隆子
金沢医科大学看護学部教授

杉浦 太一
名古屋女子大学健康科学部教授

中野 裕子
湘南平塚看護専門学校校長

前場 和栄
湘南平塚看護専門学校前副校長

垣花 渉
石川県立看護大学看護学部教授（人間科学）

第2版刊行にあたって

　IT化、グローバル化が進み、日々めまぐるしく変化する社会で、さまざまな人々とかかわり、さまざまな環境で活躍でき、自分のキャリアを成長させることができる、高い人間力をもった人材が求められています。このようなニーズから「社会人基礎力」が経済産業省より発表され、約10年が経ちました。社会人基礎力が社会や職場、学校で必要な力であるという理解は深まってきていると思います。しかし、その力をどう高め、育てていけばよいのか、悩まれている方も多いのではないでしょうか。

　社会人基礎力が発表された当初は、近年の若者に不足しがちな力として報告され、本書第1版では主に看護学生や新人看護職の社会人基礎力の育成を中心に解説しました。しかし、新人看護職育成にかかわる先輩や指導者、管理者の社会人基礎力が新人の社会人基礎力育成に大きく影響すること、また看護職としてのキャリア形成においても社会人基礎力が影響することなどを、多くの看護職とかかわるなかで実感してきました。

　中堅となった看護師たちからは、「チームリーダーとしてメンバーへの働きかけに自信がない」「スタッフへ的確な指示が出せない」「メンバーとのコミュニケーションが難しい」「役割が漠然としていて立ち位置がわからない」など、組織での役割を意識しながらも、チームでのかかわり方の悩みが挙げられていました。一方では、「なんとなく仕事はできるようになったが、以前ほどモチベーションが高くなくなった」「看護師をこのまま続けたいのかもわからなくなった」「この先、自分はなにをしていきたいのかわからない」など、看護職としての意欲継続にかかわる悩みも挙げられていました。このことから、中堅看護師が自身のキャリアを考え、自己実現に向かって進むためのキャリア形成にも、社会人基礎力が大いに影響すると考えられます。

　また、臨床指導者や管理者になった際は、自らを振り返って社会人基礎力の発揮状況に気づき、職員育成には自らも社会人基礎力を高めることが必要であると、多くの方が感じています。これらのことから社会人基礎力は、どの年代や役位でも、それぞれの立場で役割を遂行するうえで発揮し続けることが求められると実感しました。

　社会人基礎力は、年齢や立場、役職、役割にかかわらず、職員間のかかわり、地域社会の人々とのさまざまなかかわり、臨床実践など、あらゆる場面で必要な力です。そこで第2版では、なぜ社会人基礎力が今の社会で必要なのか、新人

から中堅看護師、指導者、管理者までの社会人基礎力の発揮について説明を加えました。また、社会人基礎力の育成は、「人との交流、異質な世界との出会いや評価を体験させること、それ自体が育成の過程そのものである」といわれています。自らが自己の行動を適切に評価して社会人基礎力の育成につながるよう、評価についての説明も加えました。

　ある学校の卒業生たちが入職後に高い社会人基礎力を発揮している光景を目にして、学生のときの学び方や学校の育て方が職場での社会人基礎力に大いに影響していることも感じました。社会人基礎力は看護基礎教育においても、ぜひ意識して育てていきたいものです。臨床と看護基礎教育をつなぐ観点からの解説、入学から卒業までの各学年における具体的な評価指標（行動例）、初年次から社会人基礎力を育てる実習、ゼミ、授業の工夫、育成のための教員としての具体的なかかわりなどについても説明しています。さらに、学生とかかわる教員に求められる社会人基礎力についても取り上げました。

　変化する若い世代の人材を、一人前の社会人としてどう育てていくかは、学校にとっても、職場にとっても、大きな課題です。また、これからさらに変化し続ける社会で、どう生き抜き、働き続けていくか考えて行動できる人材に育てることも重要です。
　一人ひとりが自分自身の強みと弱みを知って、社会でイキイキと活躍するために、自分自身を見つめなおす指標として、社会人基礎力を磨き、活用してみてはいかがでしょうか。学校や臨床の現場で、職員・学生・教員が相互に意識し合い、社会人基礎力を高める機会に本書を活用していただければ幸いです。

2018（平成 30）年 6 月

編者・執筆者を代表して

聖マリアンナ医科大学
統括看護部長　**髙橋　恵**

はじめに

　新卒看護職員の離職率は 2003（平成 15）年度から 2007（平成 19）年度まで
は 9.3 ～ 9.2％でしたが、2008（平成 20）年度には 8.9％、2009（平成 21）年
度には 8.6％と、5 年ぶりに 8％台へと低下しました。その後も徐々に低下（2013
（平成 25）年度で 7.5％）してきてはいるものの、依然として高い病院もあります。
まだまだ、新人の離職防止のための課題は多いようです。

　近年、看護職に限らず、若年者の就業意識などの変化に伴い、企業でも若年者
の早期離職の傾向がみられるようになりました。また、パートや契約社員などの
非正社員の増加などにより正社員の長時間労働が増すなど、職場環境の変化もみ
られるなかで、労働時間の長さ、勤務体制、休暇制度、職場内での人間関係、責
任の重圧など、労働条件をはじめとする職場環境に起因した事柄が、早期離職の
理由として挙げられています。看護職の離職も、他の企業と同様の状況があるよ
うです。

　一方、現代の新人を取り巻く環境は、インターネットや携帯電話・スマートフ
ォンの普及・広がりにより「人と直接かかわらなくても情報が得られる」環境に
なっています。人との関係は「直接の接触」ではなく「メールや SNS（ソーシ
ャル・ネットワーキング・サービス）でのやり取りで、育ち、保たれる」関係に
変容しつつあるといわれています。また、コンビニエンス・ストアやインターネ
ットで 24 時間いつでも生活必需品が購入できる環境があり、便利ではあります
が、時として「人との交わりがなくても生活できて」しまいます。また、マニュ
アル化が進んだことで、与えられたことや手順に沿ったことを行うのは得意でも、
応用を利かせなければならないことは不得意な新人が増えているともいわれてい
ます。

　これまでは「さまざまな人との関係のなかで、さまざまな経験を通して」身に
ついてきた「社会で活動していくために必要な力」ですが、こうした社会や現代
の新人が育ってきた環境の変化に伴って「仕事の現場で求められる能力」の共通
項としての「人との関係をつくる能力」「課題を見つけ、取り組む能力」「自分を
コントロールする能力」の不足が若年層にみられるようになり、大きな課題とな
りました。そこで、これら 3 つの能力の中味を検討、明らかにしたものとして「職
場や社会のなかで多様な人々とともに仕事をしていくために必要な基礎的な力」
と定義される「社会人基礎力」が経済産業省より発表されました。

　さて、社会は、私たち医療人は、どのような能力を備えた「人材」を求めてい
るのでしょうか。新人への対応として、新人看護師卒後研修制度の導入、働きや
すい環境・教育体制の整備など、各施設では、新人が働きやすい環境づくりに余
念がありません。しかし、どれだけ整えれば離職防止につながる環境が整備でき

新人・育成側の両者が満足できるのでしょうか。新人はつくられた、与えられる環境に慣れてきてはいないでしょうか。能力を伸ばすために与えられ続ける環境があるでしょうか。看護職が一生涯学び続ける職業である以上、「自ら学び、自ら考え、自分のキャリアを自分で意思決定し、人とかかわる力を養い、自ら能力を身につけ、チームで生き生きと活躍する」ことができる「自立・自律した人材を育成する」ことが重要なのではないでしょうか。またそれは新人に限らず看護職全般にもいえることではないでしょうか。

このように考えたときに出会ったのが「社会人基礎力」でした。

当院ではこれまでに、経済産業省が示した社会人基礎力の枠組み〈3つの能力・12の能力要素〉に沿って看護現場で求められる基礎力としての具体的な行動を指標とする能力評価ツール（社会人基礎力ラダー）を開発してきました。これは、臨床実践能力評価とは別立てにしました。日常のさまざまな場面のなかで、この社会人基礎力それ自体を意識することで「自ら気づき」「自ら育つ」、社会に通用する組織人・専門職業人となってもらうことを意図するためです。

本書では、これらの具体的な行動としての指標と、それらの活用を通じた看護職の能力評価、育成の取り組みの実際を中心に解説しています。本書を日々の看護に、新人教育に役立てて頂ければうれしいです。また、看護職となるまでの学生の間に身につけたい行動としての指標も紹介、看護基礎教育から意識的な評価・育成に取り組むことの必要性とそのポイントを、特に看護学実習に焦点をあてて解説しています（枠組みは倫理・倫理性を加えた〈4つの能力・13の能力要素〉）。学校と臨床現場の共通指標としてこの指標が活用されることを願います。

決して、ここに記載されていることがすべてではありません。本書をご活用いただき、それぞれの施設でさらに活用できるものへと発展させていただければ幸いです。

2012（平成 24）年 11 月

編者・執筆者を代表して

聖マリアンナ医科大学病院
看護部長　高橋　惠

目次

第 2 版刊行にあたって ◆ 高橋 恵 ‥‥‥‥‥‥‥‥‥‥‥‥‥‥‥‥‥‥‥‥‥‥‥‥‥‥‥‥ iii
はじめに ◆ 高橋 恵 ‥‥‥‥‥‥‥‥‥‥‥‥‥‥‥‥‥‥‥‥‥‥‥‥‥‥‥‥‥‥‥‥‥‥‥ v

I 部 [総論]
社会人基礎力とは 社会で活躍する 生き抜いていく

1 人との交わり・経験を通じて身につけてきたもの ‥‥‥‥‥‥‥‥‥‥‥‥‥‥‥‥ 2
1 ｜ 社会で活躍し生き抜くための力 ◆ 高橋 恵 ‥‥‥‥‥‥‥‥‥‥‥ 2
2 ｜ 自然には身につきにくくなった社会環境 ◆ 箕浦とき子 ‥‥‥‥‥ 2
3 ｜ 姿勢・態度面を中心とした力の意識的な育成の必要性 ◆ 高橋 恵 ‥‥ 3

2 職場や地域社会で多様な人々と仕事をしていく力 ◆ 箕浦とき子 ‥‥‥‥‥ 4
1 ｜ 社会人基礎力とは ‥‥‥‥‥‥‥‥‥‥‥‥‥‥‥‥‥‥‥‥‥‥‥ 4
2 ｜ 人との交わり・関係のなかでこそ育つ ‥‥‥‥‥‥‥‥‥‥‥‥‥ 4
3 ｜ 現場の切実なニーズから開発、打ち出された概念 ‥‥‥‥‥‥‥ 4
4 ｜ 姿勢・態度面の力・行動の意識的な育成・評価 ‥‥‥‥‥‥‥‥ 5
5 ｜ 基礎学力と専門知識を活かす能力：経験・活動を通して高まる ‥‥ 5
6 ｜ 社会人基礎力の能力枠組み ‥‥‥‥‥‥‥‥‥‥‥‥‥‥‥‥‥‥ 6
7 ｜ 学生、新人から経験を積んだ社会人まで：生涯を通じて ‥‥‥‥ 8
8 ｜ 意識し続けることで磨かれる：思考・行動の積み重ねから ‥‥‥ 9
9 ｜ 学校、職場、地域社会の共通言語 ‥‥‥‥‥‥‥‥‥‥‥‥‥‥‥ 9

3 なぜ、看護職に社会人基礎力が求められているのか ◆ 高橋 恵 ‥‥‥‥‥ 10
1 ｜ 基礎教育と臨床で一貫して育てたいもの ‥‥‥‥‥‥‥‥‥‥‥ 10
2 ｜ 社会人基礎力を磨くことが「生き抜く力」につながる ‥‥‥‥‥ 11
3 ｜ 看護基礎教育では失敗を含む体験・経験を ‥‥‥‥‥‥‥‥‥‥ 12
4 ｜ 学生のあいだから自己管理の意識化・習慣化を ‥‥‥‥‥‥‥‥ 12
5 ｜ 社会人になってからも伸ばし続ける ‥‥‥‥‥‥‥‥‥‥‥‥‥ 12
6 ｜ 社会の変化の波への対応・行動 ‥‥‥‥‥‥‥‥‥‥‥‥‥‥‥ 12
7 ｜ 医療提供体制の変化への対応：「暮らし」のフィールドに立つ ‥‥ 14
8 ｜「看護師のクリニカルラダー」4 つの力の発揮に必要なもの ‥‥‥ 15

II 部 [臨床]
看護職としての社会人基礎力 セルフマネジメントできる人財として育つ

1 章 看護職としての社会人基礎力

1 看護実践の基礎的能力 新人〜中堅，管理職まで ◆ 高橋 恵 ‥‥‥‥‥‥‥ 20
1 ｜ 人と交わる場は、すべて育成の場 ‥‥‥‥‥‥‥‥‥‥‥‥‥‥ 20
2 ｜ 評価の概要 ‥‥‥‥‥‥‥‥‥‥‥‥‥‥‥‥‥‥‥‥‥‥‥‥‥ 20
3 ｜ 期待する能力を表す"共通語"として ‥‥‥‥‥‥‥‥‥‥‥‥‥ 21

2 当院の考える看護職としての社会人基礎力 ◆ 松本喜代子 ◆ 高橋 恵 ‥‥ 22
1 ｜ 看護実践の基礎的能力：基礎学力と専門能力を活かし専門性発揮・活躍の前提となる ‥‥‥ 22
2 ｜ 医療機関や地域社会で、多様な患者・利用者や家族、地域の生活者、他の職種・業種の人とかかわり仕事をしていくための力 ‥‥ 22
3 ｜ 専門能力以外・以前に求められる力：人として ‥‥‥‥‥‥‥‥ 23
4 ｜〈主体性〉を基盤としたチームワークを高めるための力 ‥‥‥‥ 23
5 ｜ 自律した「セルフマネジメントできる人」に育つための力 ‥‥‥ 23
6 ｜ 期待する姿勢・態度面などの資質・能力の可視化・評価育成ツール（指標）‥‥‥‥ 24

vii

3 社会人基礎力評価表開発の背景・経緯 ･････････････････････････････････ 26

1 ｜ 全職員の人材育成・評価のあり方見直しの必要性から ･･････････････ 26

2 ｜ ジェネラリストの能力開発の必要性から ･･････････････････････････ 28

3 ｜ 新人・中堅の能力開発の必要性から ･･････････････････････････････ 29

4 ｜ 課題を反映した姿勢・態度の評価ツール開発の必要性から ･･････････ 31

4 社会人基礎力を指標とした姿勢・態度の評価ツールの開発 ･･････････････ 33

1 ｜ 社会人基礎力を育成・評価の指標に取り入れる ･･････････････････ 33

2 ｜ 当院の社会人基礎力評価表：枠組みと行動指標 ･･････････････････ 34

5 社会人基礎力ラダーの運用 ･･･ 41

1 ｜ ラダー運用の概要 ･･ 41

2 ｜ 運用にあたって ･･･ 41

6 当院の教育体制における位置づけと活用 ･･････････････････････････････ 43

1 ｜ 「医療組織人として看護に向き合う姿勢」を評価し、養うツール ･･･ 43

2 ｜ 「自ら学び取る姿勢・力」の育成・評価ツール ･･････････････････ 43

3 ｜ 「現場を変革していく力」の育成・評価ツール ･･････････････････ 44

4 ｜ より具体的なアドバイス・目標設定につなげるツール ･･････････ 45

5 ｜ 新人の社会化・職場適応を支え、離職を防ぐツール ････････････ 46

6 ｜ 学校・臨床の共通指標 ･････････････････････････････････････ 47

7 ｜ ２年目～中堅のキャリアアップツール ･･･････････････････････ 47

7 社会人基礎力の評価と見方 ◆ 高橋 恵 ･･････････････････････････････ 49

1 ｜ 社会人基礎力の評価結果の見方 ･･･････････････････････････････ 49

2 ｜ 評価するときの留意点 ･････････････････････････････････････ 52

3 ｜ 社会人基礎力評価の機会と評価方法 ･･････････････････････････ 57

2章 新人看護職の社会人基礎力の育成

チームの一員として育つ 働いていく ◆ 高橋 恵

1 チームの一員として育つための力 ･･･････････････････････････････････ 60

1 ｜ あきらめない姿勢で職場に適応していく ･･････････････････････ 60

2 ｜ 入職後３ヶ月・６ヶ月評価 ･･････････････････････････････････ 60

2 近年みられる新人の離職傾向 ･･･････････････････････････････････････ 61

1 ｜ 若年者の早期離職 ･･･ 61

2 ｜ 看護職の離職率 ･･･ 61

3 ｜ 就職に際しての新人の意識 ･･････････････････････････････････ 62

3 なぜ、新人は辞めるのか ･･･ 64

1 ｜ 生活パターンの変化に適応しきれない ･････････････････････････ 64

2 ｜ 実習を通じた看護の仕事の実像理解が不十分 ･･････････････････ 65

3 ｜ 達成感が得られる体験・実感を早期に求める傾向 ･･････････････ 65

4 働き続けるうえで不足がみられる能力とは ･･･････････････････････････ 66

1 ｜ リアリティ・ショック以前の基礎的な能力として ･･････････････ 66

2 ｜ あきらめない姿勢をもつために養うべき能力とは ･･････････････ 68

3 ｜ ダメージを乗り越えられる人、乗り越えられない人の差 ････････ 68

5 当院実際例にみる「離職」と「社会人基礎力」の関係 ･･････････････････ 69

1 ｜ 「インシデント体験を乗り越えられない」(主体性、課題発見力、発信力、ストレスコントロール力) ･･･ 69

2 ｜ 「１人の先輩との人間関係に耐えられない」(発信力、柔軟性) ･･･････ 70

3 ｜ 「楽しさを見出せない」(主体性、実行力) ･･････････････････････ 70

4 ｜ 「自分で決めた職業ではない」(主体性、課題発見力) ･･････････････ 70

5 ｜ 「辞めてリセットしたい」(実行力、課題発見力、計画力、情況把握力) ･･･ 71

6 残された者の受けるダメージ ･･･････････････････････････････････････ 72

1 ｜ 苛まれる自責の念、徒労感 ･･････････････････････････････････ 72

2 ｜ 退職の連鎖 ･･･ 72

3 ｜ 新人が辞めないよう育てることが、両者のダメージを防ぐ ･･････ 73

7 新人自身による経験の意味づけに必要な基礎力 ································ 74
  1｜共通の価値観に向かわせるなかでの"プロセス"づくり ················· 74
  2｜リフレクションに必要な基礎力（課題発見力など） ··················· 75
  3｜気づき、経験を意味づける"場"を意図的につくる ··················· 76
8 人とのかかわりのなかで育つ基礎力 ································· 78
  1｜基礎力と専門力 ··· 78
  2｜人とかかわりチームで働く職業に重要な能力 ························· 79
9 12の能力要素の意味と新人の鍛え方 ·································· 81
  1｜主体性 ··· 81
  2｜働きかける力（働きかけ力） ····································· 82
  3｜実行力 ··· 83
  4｜課題発見力 ·· 84
  5｜計画力 ··· 85
  6｜創造力 ··· 86
  7｜発信力 ··· 87
  8｜傾聴力 ··· 88
  9｜柔軟性 ··· 88
  10｜情況把握力 ··· 89
  11｜規律性 ·· 90
  12｜ストレスコントロール力 ······································ 90
10 社会人基礎力の評価と結果の見方：当院の新人の自己評価より ············· 92
  1｜入職3ヶ月目の傾向 ·· 92
  2｜入職6ヶ月目の傾向 ·· 94

3章　2年目以降の看護職の社会人基礎力
中堅看護師に期待される役割・行動との関係を中心に　◆ 近藤 昭子

1 生涯を通じて誰もが必要な社会人基礎力を意識し続ける ················· 98
  1｜社会人基礎力を誤解していませんか？ ······························ 98
  2｜社会人基礎力の原点を見失わない：自分の力で考え、選択し、行動する ···· 98
  3｜日常の職場でさまざまな人と仕事をするなかで、自身の行動を意識する ···· 99
  4｜社会人基礎力の原点と自立した看護職に求められる共通点 ·············· 100
2 中堅看護師に期待する役割・行動と社会人基礎力 ····················· 101
  1｜部署内でのチームリーダーとして役割を果たすこと ··················· 101
  2｜「よい看護」の実践者であること ································· 102
  3｜仕事をするうえでの考え方のコツ ································· 103
  4｜役割を達成するための行動と社会人基礎力の発揮 ····················· 103
3 学生や新人看護師を指導する役割を担う人の社会人基礎力の発揮方法 ······· 105
  1｜臨地実習指導者が日常の現場で抱えていた7つの課題 ················· 105
  2｜臨地実習指導者の7つの課題の関係性 ······························ 105
  3｜専任教員の臨地実習指導における7つの課題 ························· 107
  4｜専任教員の7つの課題の関係性 ································· 107
  5｜臨地実習指導者・専任教員自身の社会人基礎力の発揮 ················· 108
4 社会人基礎力の育成方法5段階ステップモデル ······················ 110
  1｜学生・スタッフの成長を引き出す ································· 110
  2｜第1ステップ：《前に踏み出す力》を育てるかかわり ··················· 111
  3｜第2ステップ：《考え抜く力》を育てるかかわり ····················· 112
  4｜第3ステップ：《チームで働く力》を育てるかかわり ················· 113
  5｜第4・第5ステップ：振り返りと気づき ····························· 113

4章 看護職としての社会人基礎力と3ヶ月・1年目・中堅の行動指標

3つの能力・12の能力要素とその発揮事例、育成のポイント ◆ 近藤 昭子

1 「セルフマネジメントできる人」を育てる ····················· 118
  1｜どんな行動が「自律した姿勢」につながるのか 118
  2｜一人ひとりが自律的に看護できるよう、支援する 118
  3｜"人財"育成の指標として 119

2 当院の考える社会人基礎力：3つの能力・12の能力要素 ····· 120
  1｜前に踏み出す力（アクション） 121
  2｜考え抜く力（シンキング） 122
  3｜チームで働く力（チームワーク） 123
  ●12の能力要素（定義／各能力を発揮した具体的な行動例（行動指標）／解説／
  育成にあたってのPoint）
  [前に踏み出す力（アクション）]
   ・主体性 ········· 125　・働きかける力 130　・実行力 ········· 135
  [考え抜く力（シンキング）]
   ・課題発見力 ····· 140　・計画力 ····· 145　・創造力 ········· 150
  [チームで働く力（チームワーク）]
   ・発信力 ········· 154　・傾聴力 ····· 159　・柔軟性 ········· 164
   ・情況把握力 ····· 169　・規律性 ····· 174　・ストレスコントロール力 ·· 179

Ⅲ部［看護基礎教育］

看護学生が卒業までに身につけたい社会人基礎力

看護職になる　仕事をしていく

1章 臨床での活躍に求められる力の意識的な育成

臨床・基礎教育をつなぐ指標としての社会人基礎力

1 看護技術以外・以前の「もっと根本的なもの」 ◆ 箕浦とき子 ····· 190
  1｜卒業生に寄せられがちな臨床の声 190
  2｜卒業までに身につけてほしいもの：姿勢・態度面を中心とした資質 192
  3｜「新人看護師の課題」は「学生の課題」 193
  4｜「看護技術力の不確かさ」を自覚した学習方法や姿勢・態度の獲得 193
  5｜抽象的に表現されがちな姿勢・態度を可視化する 194
  6｜成功・失敗の体験から振り返りの姿勢を身につけることで成長できる 195
  7｜専門職の意識は看護職としてのベース 195

2 看護師になることに焦点をあてた意図的な教育 ··········· 196
  1｜「看護師になる」ための意図的な支援 ◆ 松本喜代子 196
  2｜「仕事を続けていける」ためにも：職場への適応、離職防止 196
  3｜卒後継続教育への橋渡し 箕浦とき子 197

3 「臨床実践能力」と「社会人基礎力」の関係 ◆ 滝内 隆子 ··· 199
  1｜新人看護職員研修ガイドラインにみる臨床実践能力 199
  2｜臨床実践能力の「到達目標」と社会人基礎力 199
  3｜看護基礎教育と臨床（継続教育）の共通指標 202

4 「看護師のクリニカルラダー」と「社会人基礎力」の関係 ···· 203
  1｜多様な働く場・働き方を意識した指標 203
  2｜看護師のクリニカルラダーの「4つの力」と社会人基礎力 203

5 「モデル・コア・カリキュラム」と「社会人基礎力」の関係 ····· 205
  1｜医師・歯科医師・薬剤師と共通する「医療職者として必要な基本姿勢と態度」と社会人基礎力 205

6 「職業人のコア・コンピテンシー」としての「社会人基礎力」 ······ 206

2章 "現場で必要な基礎力" の可視化と評価ツールの開発
経済産業省モデルプログラム開発事業校としての試みから ◆ 滝内 隆子

1 なぜ、看護基礎教育で "意識的な" 育成が必要か ························ 208
  1｜一朝一夕には身につかない ········· 208
  2｜学生が自ら気づき意識化できなければ身につかない ········· 208
2 実習で養いたい態度・能力の可視化と評価ツールの開発 ········· 210
  1｜本看護学科における社会人基礎力の位置づけ ········· 210
  2｜実習を通して現場で求められる基礎力を育てる ········· 211
  3｜これまでも評価してきた "社会人基礎力に相当する能力" ········· 211
  4｜「実習目的の達成に向けて養うべき態度・能力」と「社会人基礎力」の関係 ········· 212
  5｜本看護学科が考える社会人基礎力と行動指標（実習時）：4 つの能力・13 の能力要素 ········· 212
  6｜プログラム運用・実施の概要 ········· 216

3章 看護学生に伸ばしたい社会人基礎力
4 つの能力・13 の能力要素と行動指標、育成のポイント ◆ 杉浦 太一

1 看護学生の社会人基礎力 ········· 220
  1｜潜在的な力をよりよい方向に伸ばすかかわり ········· 220
  2｜まず、学生が社会人基礎力を知り、意識する ········· 221
2 本看護学科の考える社会人基礎力：4 つの能力・13 の能力要素 ········· 222
  1｜前に踏み出す力（アクション） ········· 222
  2｜考え抜く力（シンキング） ········· 223
  3｜チームで働く力（チームワーク） ········· 223
  4｜倫理 ········· 223
  ●13 の能力要素（定義／各能力を発揮した具体的な行動例（行動指標）／解説／
  育成にあたっての Point）
  ［前に踏み出す力（アクション）］
    ・主体性 ········· 224　　・働きかけ力 ········· 226　　・実行力 ········· 228
  ［考え抜く力（シンキング）］
    ・課題発見力 ········· 230　　・計画力 ········· 232　　・創造力 ········· 234
  ［チームで働く力（チームワーク）］
    ・発信力 ········· 236　　・傾聴力 ········· 238　　・柔軟性 ········· 240
    ・状況把握力 ········· 242　　・規律性 ········· 244　　・ストレスコントロール力 · 246
  ［倫理］
    ・倫理性 ········· 248

4章 年次別チェックリストを活用した学習・学生生活全般での社会人基礎力の育成
3 学年合同のチューター活動を通じた実践から ◆ 中野 裕子 ◆ 前場 和栄

1 看護学生と教員がともに伸ばしたい力として ········· 254
  1｜看護学生と教員に共通の評価・育成指標 ········· 254
  2｜本校の概要 ········· 254
2 年次別の社会人基礎力チェックリスト開発の経緯 ········· 255
  1｜多様化する入学生への対応の必要性などから ········· 255
  2｜行った取り組み ········· 256
  3｜本校の考える社会人基礎力の位置づけ ········· 257
3 社会人基礎力チェックリストの開発と運用 ········· 258
  1｜社会人基礎力チェックリストの開発 ········· 258
  2｜社会人基礎力チェックリストの運用と育成の概要 ········· 259
  3｜実習に際しての留意点と実施事項 ········· 262
  4｜評価の実施と結果 ········· 263
  5｜社会人基礎力を学習活動・日常生活全般で伸ばすためのチューターのかかわり ·········· 264

xi

6 | 今後の課題 ・・・ 264

5章 社会人基礎力を意識的に育む授業とは ◆ 垣花 渉

❶ プロフェッショナルとしての自覚・資質を育むために ・・・・・・・・・・・・・・・・・・・・・・ 268
   1 | プロフェッショナルとしての自覚をもつ学生をいかに育てるか ・・・・・・・・・・・・・ 268
   2 | 職業人教育としての看護基礎教育の特徴と課題 ・・・・・・・・・・・・・・・・・・・・・・・ 270
❷ なぜ看護基礎教育で社会人基礎力の意識的な育成が必要なのか ・・・・・・・・・・・・・・ 271
   1 | 社会で求められる力①《前に踏み出す力》 ・・・・・・・・・・・・・・・・・・・・・・・・・・・ 271
   2 | 社会で求められる力②《考え抜く力》 ・・・・・・・・・・・・・・・・・・・・・・・・・・・・・・ 271
   3 | 社会で求められる力③《チームで働く力》 ・・・・・・・・・・・・・・・・・・・・・・・・・・ 271
   4 | 社会人基礎力を育てる正課外の魅力 ・・・・・・・・・・・・・・・・・・・・・・・・・・・・・・ 272
   5 | 社会人基礎力を育てる正課の課題 ・・・・・・・・・・・・・・・・・・・・・・・・・・・・・・・ 272
❸ 意識的な育成のために看護基礎教育で何をするべきなのか ・・・・・・・・・・・・・・・・・ 273
   1 | 主体的な参加を促す授業の仕掛け ・・・・・・・・・・・・・・・・・・・・・・・・・・・・・・・ 273
   2 | アクティブ・ラーニングという学び方 ・・・・・・・・・・・・・・・・・・・・・・・・・・・・ 273
   3 | 深い経験を得るための知的な行動 ・・・・・・・・・・・・・・・・・・・・・・・・・・・・・・・ 274
   4 | 経験と学びをつなぐ振り返りの機会 ・・・・・・・・・・・・・・・・・・・・・・・・・・・・・ 274

6章 フィールド実習を通じた社会人基礎力の育成
看護の早期体験で「主体的に学ぶ力」を育てる ◆ 垣花 渉

❶ 看護の早期体験で主体的に学ぶ力を育てる ・・・・・・・・・・・・・・・・・・・・・・・・・・・・ 278
   1 | 本看護学科における社会人基礎力の位置づけ ・・・・・・・・・・・・・・・・・・・・・・・ 278
   2 | 初年次教育とは ・・ 278
   3 | フィールド実習の位置づけ ・・・・・・・・・・・・・・・・・・・・・・・・・・・・・・・・・・・ 278
   4 | フィールドワークを取り入れた早期体験のねらい ・・・・・・・・・・・・・・・・・・・・ 279
   5 | ４年間を通じた「探究志向の教育」 ・・・・・・・・・・・・・・・・・・・・・・・・・・・・・・ 279
   6 | 課題探究学習のシナリオ ・・・・・・・・・・・・・・・・・・・・・・・・・・・・・・・・・・・・・ 280
❷ シナリオに基づくフィールド実習の展開 ・・・・・・・・・・・・・・・・・・・・・・・・・・・・・・ 281
   1 | ガイダンス ・・ 281
   2 | 仲間づくり ・・ 282
   3 | 事前学習 ・・・ 282
   4 | 計画の立案 ・・ 283
   5 | フィールドワーク ・・・ 283
   6 | フィールドワークのまとめ（２種類の振り返り） ・・・・・・・・・・・・・・・・・・・・ 284
   7 | 成長の評価 ・・ 285

7章 学生が自身の健康・生活を管理する力の育成
PBL を通じた「自分のケアができる人」づくり ◆ 垣花 渉

❶ 体験を通して自分のケアができる人に育つ ・・・・・・・・・・・・・・・・・・・・・・・・・・・・ 292
   1 | 学生の健康教育に取り組む背景 ・・・・・・・・・・・・・・・・・・・・・・・・・・・・・・・・ 292
   2 | PBL とは ・・・ 292
   3 | 問題解決のための学習プロセス ・・・・・・・・・・・・・・・・・・・・・・・・・・・・・・・・ 293
   4 | 学習目標とその評価方法の確認 ・・・・・・・・・・・・・・・・・・・・・・・・・・・・・・・・ 293
   5 | コースデザインの検討 ・・・・・・・・・・・・・・・・・・・・・・・・・・・・・・・・・・・・・・ 294
❷ 学習プロセスにもとづく授業の展開 ・・・・・・・・・・・・・・・・・・・・・・・・・・・・・・・・・ 296
   1 | 第１ユニット「協同学習」 ・・・・・・・・・・・・・・・・・・・・・・・・・・・・・・・・・・・・ 296
   2 | 第２ユニット「講義＋演習」 ・・・・・・・・・・・・・・・・・・・・・・・・・・・・・・・・・・ 298
   3 | 第３ユニット「実践」 ・・・・・・・・・・・・・・・・・・・・・・・・・・・・・・・・・・・・・・・ 300
   4 | 社会人基礎力の価値づけ ・・・・・・・・・・・・・・・・・・・・・・・・・・・・・・・・・・・・・ 302
   5 | 健康体力科学の授業を通じた社会人基礎力と意欲の変化 ・・・・・・・・・・・・・・・ 304

[参考]

看護教員としての社会人基礎力 ◆ 前場 和栄

1 ▶ 教員にこそ求められる教育力の基盤 ‥‥‥‥‥‥‥‥‥‥‥‥‥‥‥‥‥‥‥‥ 308
　1 ｜ 本校の考える社会人基礎力の位置づけ・考え方 ‥‥‥‥‥‥‥‥‥‥‥ 308
2 ▶ 社会人基礎力の能力枠組みを取り入れた経緯 ‥‥‥‥‥‥‥‥‥‥‥‥‥‥‥ 309
　1 ｜ 教員養成課程を受講していない教員の増加 ‥‥‥‥‥‥‥‥‥‥‥‥ 309
　2 ｜「看護師」から「教員」への役割移行のむずかしさ ‥‥‥‥‥‥‥‥‥‥ 309
　3 ｜ 経験年数を積んだ教員にみられる課題 ‥‥‥‥‥‥‥‥‥‥‥‥‥‥ 310
　4 ｜ 課題への取り組み ‥‥‥‥‥‥‥‥‥‥‥‥‥‥‥‥‥‥‥‥‥‥ 311
　5 ｜ 社会人基礎力を意識することが教員のいっそうの活躍につながる ‥‥‥‥ 312
3 ▶ 教員の社会人基礎力チェックリストの開発・運用の試み ‥‥‥‥‥‥‥‥‥‥ 313
　1 ｜ 本校で実施している教員の教育力を高める取り組み ‥‥‥‥‥‥‥‥ 313
　2 ｜ 教員の社会人基礎力チェックリストの開発 ‥‥‥‥‥‥‥‥‥‥‥‥ 313
　3 ｜ 教員の社会人基礎力チェックリストの運用 ‥‥‥‥‥‥‥‥‥‥‥‥ 315
　4 ｜ 社会人基礎力を指標に取り入れての成果とその活かし方、今後の課題 ‥‥‥‥ 321

参考資料・サイト ‥‥‥‥‥‥‥‥‥‥‥‥‥‥‥‥‥‥‥‥‥‥‥‥‥‥‥‥‥‥‥ 325

I部

[総論]

社会人基礎力とは
社会で活躍する　生き抜いていく

人との交わり・経験を通じて身につけてきたもの

1 | 社会で活躍し生き抜くための力

　看護職は、学校で基礎学力と専門知識を身につけ、資格を得て、職場や地域社会で仕事をします。基礎学力や専門知識はもちろん重要・不可欠です。しかし、それだけでは実際に社会で活躍し、生き抜いていくことは困難です。それらを活かすための力が必要となります。

　従来、このような、社会で活躍し生き抜いていくために必要な力は、さまざまな人との関係のなかで、さまざまな経験を通して、ある程度自然に身につくものと考えられてきました。職場ではそのような力の特に高い人が、上手に人との関係がつくれない人や、要領よく仕事ができない人をうまく巻き込みながら、仕事をしていたことでしょう。家庭や地域社会のなかでは親や祖父母、きょうだい、親戚、地域の住民たち、職場では指導者や管理者、先輩など、学校では教師や上級生・同級生・下級生などとの交わりを通じて、さまざまな場面でそのような力を身につけてきたといえます（Ⅲ部5章参照）。

2 | 自然には身につきにくくなった社会環境

❶人と直接交わる機会の減少

　しかし、昨今の著しい社会環境の変化のなかで、そのような力は自然には身につきにくくなってきました。さまざまな要因がありますが、人と直接かかわらなくともある程度暮らしていける社会環境になってきたことは、大きな要因の一つといえます。

　たとえば、PC（パーソナルコンピュータ：パソコン）やスマートフォンなどの普及により、面と向かって人とかかわらなくとも情報が得られる時代になりました。「人と人の関係がメールやSNS（ソーシャル・ネットワーク・サービス）でのやりとりで育ち、保たれる」という環境下で近年の若年者は育っています。つまり、コミュニケーションが「直接の会話を通じて」ではなく「おもにインターネット上で」繰り広げられるようになっているということです。

❷人間関係での耐性の低下

　顔を合わせてコミュニケーションをとらなくても買い物はできます。好まない人との関係を避けることも容易です。若者たちは、メールやLINEなどのほうが本当の気持ちを相手に伝えられる、ともいいます。電話による会話も苦手になってきているようです。さらに、少子化や核家族化、コンピューター・ゲームなどの影響もあり、人間関係での耐性が育ちにくくなっているといえるのではないでしょうか。

❸経験・生活体験の不足

　生活がとても便利になったことが影響してか、人との交わりを通じたさまざまな経験や生活体験が不足しているともいわれています。たとえば、先の電話については、そもそも固定電話をもつ家庭自体が減り、個々が電話をもつようになってきたことで、「限られた人以外の電話をとることがない」「知らない番号からかかった電話には出ないようにいわれている」「電話に出て応対したり、取り次いだり、要件を確認したり、メモをとったり、伝言したりするという体験をしてない」という人も見受けられます。若い看護師が職場で電話がとれない（あるいはとらない）、電話をとっても応対に苦慮するという場面などには、このような背景がうかがえます。

3 | 姿勢・態度面を中心とした力の意識的な育成の必要性

　社会で活躍し、生き抜いていくための力、特に、姿勢・態度面などと呼ばれる資質や能力を身につけることの必要性は、もちろん従来から広く認識され、育成が図られてきました。看護の基礎教育・臨床の現場においても同様です。「普通にやっていれば、ある程度自然に身につくもの」と考えられていた時代には、特にその力に名前を付ける必要はなかったかもしれません。しかし、著しく変化する社会環境（後述：3節／Ⅲ部5章参照）のなかでは"意識的な"育成が求められるようになりました。そして、そのための概念整理や指標の開発、育成方法の検討などへの要請が高まりました。

　そのような流れをふまえて打ち出されたものが、「社会人基礎力」です。

職場や地域社会で多様な人々と仕事をしていく力

1 社会人基礎力とは

　社会人基礎力とは「職場や地域社会で多様な人々と仕事をしていくために必要な基礎的な力」と定義される概念です[1]。2006（平成18）年に経済産業省から打ち出され、社会に出てどのような仕事に就いても求められる能力と位置づけられています[2]。社会で活躍できる人材育成のための指標であり、3つの能力・12の能力要素という能力枠組みをもちます（後述：p.6参照）。「能力開発の針路」を示すことがねらいの一つとされ[3]、業種や企業規模などを問わず人材の評価・育成指標として活用されることが推奨されています。

2 人との交わり・関係のなかでこそ育つ

　社会人基礎力は、「人と人との関係の中でしか人間は育たない」ということをふまえて開発された概念です[4]。ですので、「人との交わり・関係のなかでこそ伸ばすことができる」という性質をもっています。3つの能力・12の能力要素の能力枠組みはこの考え方に基づいてつくられました。「人との交流、異質な世界との出会いや評価を体験する過程」こそが「社会人基礎力」の育成過程そのものだといわれています[5]。

3 現場の切実なニーズから開発、打ち出された概念

　この概念が打ち出された背景には、産業界からの人材の採用・育成に関する切実な声がありました。「基本的な資質を備えていない学生や若い人が多く、採用したくても採用したい人がいない」「必要な人材の確保・育成ができない」などのさまざまな現場の声です。これは、看護界の「卒業時の実践能力と臨床の求める実践能力との乖離」が問題とされた状況とも重なります。

　同省ではこの状況を受け、学生や若い社会人・彼らの成長に向き合ってきた人々へのヒアリングや、教育現場の実情、さまざまな企業や職場のニーズと状況、社

会環境の変化などに関するリサーチを行いました。そして、企業の採用担当者や人材育成担当者、経営者、教育者などで構成される「社会人基礎力に関する研究会」（座長・諏訪康雄：法政大学大学院政策科学研究科教授：当時）での検討・議論を経て「社会人基礎力に関する研究会『中間とりまとめ』」（2006〔平成18〕年1月20日）をとりまとめ、社会人基礎力の概念と考え方を打ち出しました。

実務的な視点をベースに開発された概念である点に、他の類似する概念との違い・特徴があります[6)]。

4 | 姿勢・態度面の力・行動の意識的な育成・評価

先にも述べたように、社会人基礎力に相当する力はこれまでも広くその必要性が認識され、家庭や地域社会、職場、学校などでのさまざまな人との交わりやさまざまな場・機会での活動・経験を通じて育成が図られてきました。他方、このような姿勢・態度面の力は「コミュニケーション能力」「自律・自立した姿勢」など、大きくくくられた言葉や抽象的・あいまいな言葉で表現されがちでもあったため、期待される行動への気づきや、日々の意識につなげにくいというむずかしさがありました。能力育成をサポートする立場からは、「評価の視点があいまいで有益なサポートにつなげにくい」などの悩みも生んできました。

社会人基礎力の考え方と能力枠組みは、この点の克服を大きなねらいとして開発されました。この枠組みを用いて、それぞれの職場や学校が求める人材像（学生像）に応じ、12の能力要素の定義づけ・意味づけを行い、具体的な行動例（行動指標・行動目標・評価項目）の開発をすることにより「期待される姿勢・態度」をより可視化・具体化し、これに焦点をあてて "意識的な" 育成・評価を図ることが推奨されています。

5 | 基礎学力と専門知識を活かす能力：経験・活動を通して高まる

職場や地域社会で活躍するうえで必要となる能力の全体像を、同省は図1のように示しています。社会で働くうえでは基礎学力や専門知識が必要です。社会人基礎力は、これらの「基礎学力と専門知識を活かす力」と位置づけられています。また、個々の人間性や基本的な生活習慣は、すべての活動の基盤となります。これらの要素はそれぞれ重なりあう部分をもち、さまざまな経験や活動を通して相互に影響し合いながら高まっていくという性質をもちます[7)]。ですので、社会人基礎力はそれ自体が単独で高まる、というものではありません。また、社会人基礎力はいわゆる「ビジネスマナー」や「慣習」といったものではないので、混同しないよう注意が必要です。

図1 職場や地域社会で活躍するうえで必要となる能力の全体像

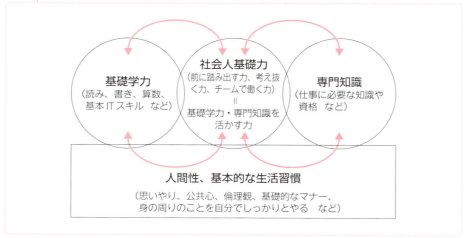

(経済産業省HPより，一部改変：http://www.meti.go.jp/policy/kisoryoku/aboutNouryokunozentaizou.pdf)

6 社会人基礎力の能力枠組み

(1) 能力枠組み開発の考え方

先の「社会人基礎力に関する研究会『中間とりまとめ』」では、さまざまな職場に共通して求められる能力は大きく「人」「課題」「自分」に関する3つの分野に属するとされ、以下のように分類されました[8]。

- 人との関係をつくる能力
- 課題を見つけ、取り組む能力
- 自分をコントロールする能力

この3つの能力に含まれる要素を抽出し、「3つの能力と12の能力要素」として整理し打ち出されたものが表1（p.7）の枠組みです（同「中間とりまとめ」の後に加えられた修正を反映、掲載）。

(2) 3つの能力・12の能力要素

社会人基礎力の能力枠組みは「3つの能力」と「12の能力要素」で構成されています。3つの能力は《前に踏み出す力（アクション）》《考え抜く力（シンキング）》《チームで働く力（チームワーク）》、12の能力要素は〈主体性〉〈働きかけ力〉〈実行力〉（以上、《前に踏み出す力（アクション）》）、〈課題発見力〉〈計画力〉〈創造力〉（以上、《考え抜く力（シンキング）》）、〈発信力〉〈傾聴力〉〈柔軟性〉〈情況把握力〉〈規律性〉〈ストレスコントロール力〉（以上、《チームで働く力（チームワーク）》）です（表1）。

❶《前に踏み出す力（アクション）》

実社会では、答えは1つとは決まっていません。高度情報化が進みあらゆる価値が相対化する現代社会では、「これが正しい」と言い切ることがむずかしい

表1 経済産業省が提示する社会人基礎力：3つの能力と12の能力要素、定義、発揮できた例

能力	能力要素	定義	発揮できた例（具体的な行動例）
前に踏み出す力（アクション）	主体性	物事に進んで取り組む力	・自分がやるべきことはなにかを見極め、自発的に取り組むことができる ・自分の強み・弱みを把握し、困難なことでも自信をもって取り組むことができる ・自分なりに判断し、他者に流されず行動できる
	働きかけ力	他人に働きかけ巻き込む力	・相手を納得させるために、協力することの必然性（意義、理由、内容など）を伝えることができる ・状況に応じて効果的に巻き込むための手段を活用することができる ・周囲の人を動かして目標を達成するパワーを持って働きかけている
	実行力	目的を設定し確実に実行する力	・小さな成果に喜びを感じ、目標達成に向かって粘り強く取り組み続けることができる ・失敗を恐れずに、とにかくやってみようとする果敢さを持って、取り組むことができる ・強い意志をもち、困難な状況から逃げずに取り組み続けることができる
考え抜く力（シンキング）	課題発見力	現状を分析し目的や課題を明らかにする力	・成果のイメージを明確にして、その実現のために現段階でなすべきことを的確に把握できる ・現状を正しく認識するための情報収集や分析ができる ・課題を明らかにするために、他者の意見を積極的に求めている
	計画力	課題の解決に向けたプロセスを明らかにし準備する力	・作業のプロセスを明らかにして優先順位をつけ、実現性の高い計画を立てられる ・常に計画と進捗状況の違いに留意することができる ・進捗状況や不測の事態に合わせて、柔軟に計画を修正できる
	創造力	新しい価値を生み出す力	・複数のもの（もの、考え方、技術など）を組み合わせて、新しいものをつくり出すことができる ・従来の常識や発想を転換し、新しいものや解決策をつくり出すことができる ・成功イメージを常に意識しながら、新しいものを生み出すためのヒントを探している
チームで働く力（チームワーク）	発信力	自分の意見をわかりやすく伝える力	・事例や客観的なデータなどを用いて、具体的にわかりやすく伝えることができる ・聞き手がどのような情報を求めているかを理解して伝えることができる ・話そうとすることを自分なりに十分に理解して伝えている
	傾聴力	相手の意見を丁寧に聴く力	・内容の確認や質問などを行いながら、相手の意見を正確に理解することができる ・あいづちや共感などにより相手に話しやすい状況をつくることができる ・相手の話を素直に聞くことができる
	柔軟性	意見の違いや立場の違いを理解する力	・自分の意見を持ちながら、他人のよい意見も共感をもって受け入れることができる ・相手がなぜそのように考えるかを、相手の気持ちになって理解することができる ・立場の異なる相手の背景や事情を理解することができる
	情況把握力	自分と周囲の人々や物事との関係性を理解する力	・周囲から期待されている自分の役割を把握して、行動することができる ・自分にできること・他人ができることを的確に判断して行動することができる ・周囲の人の情況（人間関係、忙しさなど）に配慮して、よい方向へ向かうように行動することができる
	規律性	社会のルールや人との約束を守る力	・相手に迷惑をかけないよう、最低限守らなければならないルールや約束・マナーを理解している ・相手に迷惑をかけたとき、適切な行動をとることができる ・規律や礼儀が特に求められる場面では、粗相のないように正しくふるまうことができる
	ストレスコントロール力	ストレスの発生源に対応する力	・ストレスの原因を見つけて、自力で、または他人の力を借りてでも取り除くことができる ・他人に相談したり、別のことに取り組んだりする等により、ストレスを一時的に緩和できる ・ストレスを感じることは一過性、または当然のことと考え、重く受け止めすぎないようにしている

＊1：発揮できた例は、この内容に限るものではなく、それぞれの求める人材像などに応じてそれぞれの学校や職場で開発することが推奨されている
（経済産業省著，経済産業省経済産業政策局産業人材政策室編：社会人基礎力 育成の手引き 日本の将来を託す若者を育てるために，p.39, 2010 より転載、一部改変）

場面にも多く遭遇します。そのようななか、主体的に、試行錯誤しながらも失敗を恐れず自ら一歩前に踏み出し、失敗しても他者と協力しながら粘り強く取り組み、乗り越えていくことが求められます。

❷《考え抜く力（シンキング）》

物事を改善していくためには、常に問題意識をもち、課題を発見することが必要です。そのうえで、課題を解決する方法やプロセスについて十分に納得いくまで考え抜くことが求められます。

❸《チームで働く力（チームワーク）》

仕事の専門化や細分化が進展するなかでは、個人として、また組織としての付加価値をつくり出すために、多様な人との協働が求められます。そこで、自分の意見を的確に伝え、意見や立場の異なるメンバーを尊重したうえで、目標に向けてともに協力することが必要です。

❹すべてのベースとなる〈主体性〉

3つの力・12の能力要素は、互いに影響し合って高まっていくもので、いずれも重要なものです。なかでも〈主体性〉は、人が生きていくために欠くべからざる本質的な力として、特に重要とされています。〈主体性〉以外のほとんどの能力要素は〈主体性〉がベースにあってこそ発揮されます[9]。

3つの能力・12の能力要素の考え方や性格、相互の関係性、これらが発揮された行動、力を伸ばしていくヒント・ポイントなどについては、こののち本書全体を通じて解説します。

＊

これらの能力とそれぞれの能力要素は、業種や職種、専門性、職場の特性などによって、重要性や重みづけが異なります。また、発揮できた例（具体的な行動例）は同省が参考に示したものであり、それぞれの求める人材像に応じて各学校や職場でカスタマイズし、より具体性のある行動目標や評価項目を開発することが推奨されています。

7 ｜ 学生、新人から経験を積んだ社会人まで：生涯を通じて

社会人基礎力は、概念が打ち出された当初、若者、特に大学生を中心に育成が求められるものとして普及が図られました。そのため、どちらかというと「学生や若い社会人に不足しがちなもの」ととらえている人が多いようです。他方、経済産業省はこの力を「40歳代、50歳代になっても、それぞれの年齢や仕事の内容に応じて、人生の各成長段階で必要とされるもの」だと明言しています[10]。つまり、若い人はもちろんのこと、経験を重ねた社会人にとっても職場や地域社会での活躍の基盤になるものであり、年齢を問わず、生涯を通じて必要なものといえます。

8 │ 意識し続けることで磨かれる：思考・行動の積み重ねから

　社会人基礎力は、意識し続けることで生涯を通じて伸ばすことができます。逆に、意識しないと低下するという性格をもちます。同省は、人の成長はPDCAサイクルをまわすことが重要としていますが[11]、そのサイクルを通じて、多様な人々との交わりのなかで、さまざまな経験・体験をし、振り返り（内省の思考）を重ねていくことでこの力が磨かれるとしています。

9 │ 学校、職場、地域社会の共通言語

　このような性格から、社会人基礎力は職場・地域社会・学校などの関係者が、これを共通言語（いわば"成長の合言葉"）として、その理解を深め、期待される資質や能力、行動の育成に関して互いに情報を発信し合い、対話を深め、関係者のつながりを強化することが重要だとしています[12]。連携を通じ、職場や地域社会が期待する社会人基礎力と、学生が卒業までに身につける基礎的な力の乖離が埋まっていくことが期待されています。

3 なぜ、看護職に社会人基礎力が求められているのか

　本節では1・2節をふまえて、看護職になぜ社会人基礎力が求められているのかを少し具体的にみてみましょう。

1 | 基礎教育と臨床で一貫して育てたいもの

(1) 生活体験の不足を補う「新しい体験にも耐えうる力」

　生活が便利になった影響などから、近年の若い人の生活体験が減っていることを先に述べました（1節参照）。他方、看護の現場では、看護師が処置に必要な材料を自分で集めてセットし、患者のベッド周囲の環境整備や清掃をし、必要に応じて器材の洗浄もしなければなりません。日常生活で行ってこなかったことでも、職場では要求されます。「新しい体験にも耐えうる力」が必要になるのです。

(2) 業務で必要となる「問題指向型のコミュニケーション」

　学生が学校生活や日常生活の出来事を書いたブログなどを読むと、なんとなくつぶやいているような内容です。これは「自分の気持ちを誰かに共有してほしい」というメッセージのようでもあり、コメント欄には友人からの同情的、同調的なコメントが寄せられています。学生時代に慣れ親しんだ友人との同調的なコミュニケーションですが、社会や職場で必要になるのは、多くが業務的なコミュニケーションである問題指向型のコミュニケーションです[13]。そのギャップを思うと、新入職の若者たちのとまどう姿が目に浮かびます。

　医療の現場では、職場の問題や患者の健康上の問題を中心にすえて問題を解決するために職員間でコミュニケーションを図るという、問題指向型のコミュニケーションが多くなります。今、問題指向型のコミュニケーションへの新人の反応としてよくみられるのが、本来なら「患者によりよい看護を提供するための情報収集」（患者の問題をいかに解決するかという問題指向）であるべきなのに、「先輩の質問に答えられないと自分がつらいから情報収集をする」（問題指向という発想が欠如）という状況です。学生のあいだから両者の違いを知り、職場で必要となる資質づくりが必要です。

（3）学生から看護師への役割移行と社会化の支援

　新しい体験にも耐えうる力や、問題指向型のコミュニケーションがとれる力は、看護師となって活躍し、生き抜くために必要なものです。しかし、これらは職場に入って一朝一夕に養えるものではありません。学生のあいだからこれを意識的に育成し、学校と職場とのギャップを最小限にすることが、「学生」から「看護師」へのスムースな役割移行（p.196）と社会化（p.46）を支え、職場への適応（p.29、196）を助けます。これらの育成指標に適していると考えられるのが「職場や地域社会で多様な人々と仕事をしていくために必要な基礎的な力」の育成指標として開発された「社会人基礎力」です。「資格の取得と卒業がゴールではないこと」「卒業後の職場となる医療現場こそが成長をもたらす場となること」を学生に示したうえで、学生のあいだから、そして看護師になったのちも生涯を通じて伸ばし続けることが成長につながります。

（4）学校と職場の一貫した育成のしくみ

　「臨床実践能力」を学校教育と職場内教育で継続的に育成するとともに、「社会人基礎力」も両者の育成指標ととらえ、「一貫した育成のしくみ」を考えることも必要ではないでしょうか。

2 ｜ 社会人基礎力を磨くことが「生き抜く力」につながる

（1）生き抜いていく

　文部科学省は、「主体的・創造的に生き抜いていく」ために必要なことについて、次のように述べています[14]。「急速かつ激しい変化が進行する現代の社会を、一人一人の人間が、主体的・創造的に生き抜いていくために、教育に求められているのは、子どもに、基礎的・基本的な内容を確実に身に付けさせ、自ら学び、自ら考え、主体的に判断し、行動し、よりよく問題を解決する資質や能力、自らを律しつつ、他人とともに協調し、他人を思いやる心や感動する心などの豊かな人間性、たくましく生きるための健康や体力などの『生きる力』をはぐくむことである」。

（2）自分の力で考え、選択し、行動する

　社会人基礎力育成の原点は、「自分の力で考え、選択し、行動する」ことです。これは、「自分が直面している状況を自分の力で認識し、その状況に対する自分の対応能力の棚卸しを行い、どのような能力を発揮することがより有効なのか、また欠けている力に関しては、どのようにその力を開発していくのか」を、当事者意識をもって自分自身が取り組むことが大事なので、「主体的に考え、行動することを通じてこそ、」若者であれば社会に出て直面するリアリティ・ショック（p.46）を、経験を積んだ社会人もさまざまな危機を乗り越え、社会で「活躍し

ていく力を身につけることができる」ということです[15]。つまり、社会人基礎力を身につけ磨くことが「生き抜く力」を磨くことにつながるのです。

3 | 看護基礎教育では失敗を含む体験・経験を

看護基礎教育でも成功体験や失敗体験などを積み重ね、意味づけを行い、自身で考えて行動する機会を多くつくることが必要ではないでしょうか。特に「打たれ弱い」「指示待ち」「受け身」「あきらめが早い」といった傾向のある世代といわれている学生には、主体的に仲間とともに考え、協力して課題を解決する経験をしてもらいたいのです（p.195、283、300ほか）。その経験を通して、達成感や自尊感情を高め、《前に踏み出す力》《考え抜く力》《チームで働く力》を養う機会を基礎教育の場でつくっていきたいものです。

4 | 学生のあいだから自己管理の意識化・習慣化を

また、学生時代に時間にルーズで、学校のルールにも従っていなかった人が、社会に出たとたん、時間管理を意識し、規則に従って行動できるものではありません。体調を崩す、急に連絡なく休む、遅刻するなど、規律性やセルフコントロール力に課題のある新入職者は、学生のときから休みや遅刻が多かったということがよくあります。学生生活において規律性やセルフコントロール力を意識した行動がとれるように、意識化、習慣化する育成を考えたいものです（Ⅲ部7章参照）。

5 | 社会人になってからも伸ばし続ける

教育課程をめぐる現状と課題に「生きる力」を育むことが挙げられており、これからの基礎教育（義務教育）において、社会人基礎力育成に力を入れることでしょう。そうなると、現場の教育にたずさわる中堅看護師や指導者、管理者が、さらには学生のロールモデルともなる基礎教育の教員も、社会人基礎力を理解し、自身が社会人基礎力を身につけて、高い社会人基礎力を臨床の現場や育成の場で発揮しつつ、新人看護師や学生とかかわっていくことが求められます。社会人基礎力は社会人になってからも伸ばし続けなければならない能力なのです。

6 | 社会の変化の波への対応・行動

経済産業省は、現代の社会を取り巻く環境は、今、大きな変化の波を受けていると述べています。そのなかで、特に重要になっている行動として、以下の3つを挙げています[16]。

- 外（異）への対応
- 学び直しへの対応
- 求められる主体的行動

看護職にとってのこれらの対応・主体的行動とはどのようなものかを考えてみましょう。

❶医療現場の協働者の変化への対応（外〔異〕への対応）

〔分野や組織の既存の枠組みを越えた活動〕

現代社会の企業は、異なる国や地域、異なる専門分野、異なる価値観、異なる文化、異なる世代の人々とパートナーを組んで、協働しなければ成り立たなくなってきました。「自己完結」ではなく、「分野や組織等、既存の枠組みを越えた活動」が求められています。

〔多職種との連携〕

医療現場でも過去には、看護職間のチームづくりが主体で、他職種では医師との連携を中心に活動していればなんとかなる時代もありました。しかし、少子・超高齢・多死社会、医療の高度化、在院日数の短縮化、価値観の多様化、多様な医療ニーズ等に対応するには、チーム医療が不可欠で、多職種との連携がより重要となってきました。

〔他施設や異業種との協働〕

さらに、職場内の多職種だけでなく、他の医療施設や保健福祉施設、関連施設、異業種との連携から成るチームなどとも協働する必要が増し、かかわる人々の範囲がずいぶん拡大しています。たとえば、電子カルテの導入にあたっては、医療現場の現状に応じた機能を取り入れるためにIT（Information Technology：情報技術）専門家と協働します。また、働き方が改めて問われている今、看護業務を可視化して課題を明確にし、業務の効率化を図るために、IT企業と協働します。このように、対象者に質の高い保健・医療・看護を提供するために、より幅広い人々と協働することで、医療の開発や業務の改善・改革などを推進しているのです。

❷医療技術や機器等のライフサイクル短縮化への対応（学び直しへの対応）

医療技術の進歩や、医療機器・器材、医材料の発展は著しく、そのライフサイクルも短縮化しています。このような時代に医療現場で働く人々が対応していくには、学び方も高速化しているといえます。「新しいことを学び、チャレンジし、考え続け、行動する」ことの"習慣化"が必要です。特に、常に現状分析をして課題を見つけ、既存の発想にとらわれず、豊かな創造力で新しい発想を生み出し、限られた時間で計画的に質と効率を追求することが、これからの時代を生き抜くために求められています。

❸業務細分化への対応（求められる主体的行動）

〔個々の作業をつなげる主体者となる〕

　ICT（Information and Communications Technology：情報通信技術）の発展により、単純作業は機械化され、これまでグループで取り組んでいた作業も一人ひとりで対応できるようになるなど、職場環境の効率化が進んでいます。また、業務は職場だけでなく、自宅など職場の外でもできるようになりました。しかし、個々の活動をつなげる作業が必要です。そこで、一人ひとりが主体者となって仕事を組み立て、必要な人材を選び、周囲に働きかけて巻き込みながら仕事を進めることが求められます。

〔進展する技術を使いこなすための力を高める〕

　医療や介護などの現場でも、デジタル化やICT化が進んでいます。そのような環境を効果的に活用し、より効率的に運用していかなければなりません。ITの普及やAI（人工知能）の導入により、仕事の仕方も変わっていくことでしょう。一方で、それらの技術を使いこなす「人」が、新しい発想のもとに看護を開発し、人としての力や看護力を高めていくことが、よりいっそう求められるでしょう。

〔専門力＋組織横断的にかかわる力を〕

　看護職においては、診療報酬の改定に伴い、専門看護師や認定看護師、学会による専門分野の資格認定を受けた看護職が、専門領域の行為を「専従」（専らその業務に従事すること、などの意味）に行うことが多くなりました。看護師は質の高い医療・看護を提供するために、自己の専門力（p.78）を発揮するだけでなく、関連する職種・部署と組織横断的にかかわることが求められます。だからこそ、社会人基礎力を高めることが必要なのです。

7　医療提供体制の変化への対応：「暮らし」のフィールドに立つ

　これからの日本は、世界に類をみない少子・超高齢・多死社会を迎えます。この時代に対応すべく、医療提供体制が変化し、それに伴い、人々の暮らしと医療を支える看護提供システムの構築が求められています。これまで看護職は、一人ひとりの患者と向き合い、病院看護を中心に、対象の生きる力を引き出す技術を磨いてきました。しかし、社会の変化に伴い、看護のあり方も変わらなくてはならなくなりました。

　看護の力は病院だけではなく、あらゆる場所で必要とされるようになりました。最期までを看続けるために、「暮らし」というフィールドに立ち、これまでなかった看護のかたちを実現させなければなりません。看護の職能団体である日本看護協会は、これからの看護のあり方について、地域全体を見渡せる看護システムの実現や、人々が在宅医療を安心して選択できるために問われているのは、看護職一人ひとりが考え、行動することであると述べています。

ほかの誰でもない看護職自身が主体的に、変化に対応できるように適切な看護のあり方を考え抜き、新しいしくみや連携の仕方をつくり上げ、実践することが期待されているのです。つまり、社会人基礎力を一人ひとりが発揮することが求められているといえるでしょう。

8 ┃「看護師のクリニカルラダー」4つの力の発揮に必要なもの

❶あらゆる場での看護実践能力を高めるために

団塊世代が後期高齢者となる2025年に向け、先に述べたとおり、暮らしと医療を支える看護提供システムの構築が求められています。その実現には、基盤となる看護実践能力の強化、働く場や働き方の多様化の理解と推進が必要です。そこで、あらゆる施設や場で活動可能な看護師の育成・教育支援、継続性の強化のため、個々の看護師が所属する施設の枠にとどまらず、全国レベルで共通して活用可能な指標として、日本看護協会では「看護師のクリニカルラダー（日本看護協会版）」を開発しています。このクリニカルラダーでは看護実践能力を「看護の核となる実践能力」と名付け、「ニーズをとらえる力」「ケアする力」「協働する力」「意思決定を支える力」として提示しています。この4つの力を発揮するためには、筆者は社会人基礎力が必要だと思うのです。

❷4つの力の発揮と「社会人基礎力」の関係

「看護師のクリニカルラダー（日本看護協会版）」の4つの力と社会人基礎力の関係について、おもなものを示します（p.203も参照）。

〔ニーズをとらえる力〕

「ニーズをとらえる力」は、ケアの受け手をとらえ、判断し、その人に適した方略を選択することです。この力の発揮には、《考え抜く力（シンキング）》である〈課題発見力〉〈計画力〉〈創造力〉、さらに〈傾聴力〉、〈柔軟性〉などが必要です。

〔ケアする力〕

「ケアする力」は、ケアの実施・評価を行う（PDCAサイクルや看護過程の展開）ことです。この力を発揮するには、〈主体性〉〈働きかける力〉〈実行力〉〈課題発見力〉〈計画力〉〈創造性〉〈柔軟性〉〈情況把握力〉などが必要です。

〔協働する力〕

「協働する力」は、ケアの受け手を中心に、情報やデータを多職種間で共有し、ケアの方向性を検討、連携することです。この力を発揮するには、〈課題発見力〉〈計画力〉〈創造力〉〈発信力〉〈傾聴力〉〈情況把握力〉〈柔軟性〉などが必要です。

このように、社会人基礎力は看護実践の基盤となる力であるといえるでしょう。

〔意思決定を支える力〕

「意思決定を支える力」は、ケアの受け手が立ち会う場面（治療、最期の迎え方等）において、その人らしい選択ができるための意思決定を支えることです。

この力を発揮するには、〈働きかける力〉〈傾聴力〉〈発信力〉〈柔軟性〉〈情況把握力〉などが必要です。

*

　基礎教育で基礎学力を身につけ、専門教育機関で専門知識・技術を身につけ、その知識や技術を仕事に活かすために必要な力が社会人基礎力です。看護実践力を高めるには、専門的能力とともに社会人基礎力を身につけ、育てていくことが必要だと思います。

　指導者や管理者、先輩、教員が一方的に教えることが教育ではありません。また、人間の能力向上の70％は「現場の経験」からであるといわれます。つまり、看護実践者が成長するためには、"現場で"主体的に考えて行動し、多くの人々とのかかわりやさまざまな"経験"を通して学ぶことが大切であり、社会人基礎力の必要性は高いといえるのです。

■引用文献
1）経済産業省 HP 社会人基礎力サイト〔http://www.meti.go.jp/policy/kisoryoku/〕
2）経済産業省著, 経済産業省経済産業政策局産業人材政策室編：社会人基礎力　育成の手引き　日本の将来を託す若者を育てるために. p.3, 2010.
3）経済産業省産業人材政策室：はじめに〜『社会人基礎力』の目指すもの〜〔経済産業省経済産業政策局産業人材政策室：平成25年度産業経済研究委託事業「社会人基礎力育成の好事例の普及に関する調査」報告書（平成26年3月）, 経済産業省経済産業政策局産業人材政策室, 2014〕.
4）前掲書2）p.34.
5）前掲書2）p.31-32.
6）花田光世：「社会人基礎力育成の好事例の普及に関する検討委員会」委員長からのメッセージ〔経済産業省経済産業政策局産業人材政策室：平成25年度産業経済研究委託事業「社会人基礎力育成の好事例の普及に関する調査」報告書（平成26年3月）, 経済産業省経済産業政策局産業人材政策室, 2014〕.
7）前掲書2）p.3.
8）経済産業省　社会人基礎力に関する研究会：社会人基礎力に関する研究会『中間とりまとめ』. p.3, 2006.
9）前掲書2）p.30.
10）前掲書8）p.1.
11）前掲書3）.
12）前掲書8）p.16,19.
13）齋藤孝：若者の取扱説明書「ゆとり世代」は、実は伸びる. PHP研究所, 2013.
14）文部科学省：教育課程をめぐる現状と課題, 2006.
15）前掲書6）.
16）前掲書3）.

■参考文献
○経済産業省編著：社会人基礎力育成の手引き 日本の将来を託す若者を育てるために, 朝日新聞出版, 2010.
○高橋恵：いま看護職に求められる「社会人基礎力」とは, 看護展望, 38（7）：p.4-6, 2013.
○経済産業省編：「社会人基礎力を育成する授業30選」実践事例集, 2014.
○諏訪康雄：なぜ社会人基礎力か？　古くて新しい指標, 独立行政法人経済産業研究所BBLセミナー資料, 2006.
○日本看護協会：2025年に向けた看護の挑戦 看護の将来ビジョン, 2015.
○日本看護協会：看護師のクリニカルラダー（日本看護協会版）, 2016.

II 部

[臨床]

看護職としての
社会人基礎力
セルフマネジメントできる人財として育つ

1章

看護職としての社会人基礎力

看護実践の基礎的能力
新人〜中堅、管理職まで

　聖マリアンナ医科大学病院（以下、当院）では 2008（平成 20）年より、自律した専門性を発揮していく看護職にとって社会人基礎力が看護実践の基礎的能力であると考え、当院の育成・評価の指標として取り入れています。新人から中堅、管理職までを含む看護職全般を対象としています。

1 | 人と交わる場は、すべて育成の場

　社会人基礎力の育成は「人との交流、異質な世界との出会いや評価を体験させること、それ自体が育成の過程そのものである」といわれています。それをふまえて当院では、職場での人とのかかわり、日々現場で行っている看護実践での行動、研修（新人では新人看護職員研修）などを通じてこの基礎力を培っています。

2 | 評価の概要

（1）自己評価、同僚評価、師長評価

　看護職の有資格者を対象に、臨床実践能力の評価と同時に社会人基礎力評価を年 1 回行っています。評価は設定した 3 ヶ月間に行うこととし、新卒者については、定期評価では入職後 10 ヶ月目にあたる次年 2 月に実施しています。

　社会人基礎力の 12 の能力要素ごとに、評価項目に対してまず「自己評価」を行います。項目ごとに評価基準に従い評価します。自己評価後、記入した評価表を定められた期日までに同僚評価者に渡し、評価を依頼します（「同僚評価」）。

　同僚評価者は、本人が自己のレベルより上の人を選び依頼します。同僚評価者は、評価後に評価表を本人に返します。

　その後「師長評価」を行います。師長は同僚評価を終えた評価表を本人より受け取り、本人と面接を行います。必要に応じて同僚評価と評価内容について話し合いをもちます。師長は自己評価後、担当副部長による他者評価を受けます。

（2）評価の決定（面接）

　面接は「師長評価」終了後に行います。本人と意見交換をし、合意のうえで評価を決定するようにしています。この評価を決定する過程で本人は自己の行動を振り返り、「他者からどのように見られ、評価されているか」を知ります。また「自分のできているところはなにか」「なにが足りなかったのか」「強み・弱みはなにか」「課題とすることはなにか」を「気づく」ための機会としています。

3 ｜ 期待する能力を表す "共通語" として

　社会人基礎力の3つの能力《アクション》《シンキング》《チームワーク》とそれらの能力要素は、ふだんの会話のなかで "共通語" として用いられるようになっています。行動指標は、各ラダーレベルの看護職に「どんな行動を期待し、日常の現場で行ってもらいたいか」を示しており、目標設定の実施目標としても活用しています（社会人基礎力評価表：表2：p.36）。

＊

　以下、本章では、当院が考える看護職としての社会人基礎について述べます。社会人基礎力という指標を新人・中堅を含む看護職全般の育成・指標として取り入れた経緯、能力枠組みと行動指標（実施目標）を示した評価表とその開発・運用の実際、当院の教育体制における位置づけ・活用などを中心に解説します。2章ではこのなかから特に新人看護師について、3章では中堅クラスを中心とする2年目以降の看護師について取り上げます。4章では各能力要素の考え方や関係性、それらの伸ばし方などを、それぞれの行動指標例・実際の場面例などを挙げて解説します。

当院の考える看護職としての社会人基礎力

　社会人基礎力は、どのような仕事に就いても求められるものです。では、看護職としての社会人基礎力とはどのようなものでしょうか。ここでは、経済産業省の示す定義と考え方にのっとり、聖マリアンナ医科大学病院（以下、当院）としての考えを述べます。

1 看護実践の基礎的能力：基礎学力と専門能力を活かし専門性発揮・活躍の前提となる

　社会人基礎力は、「専門能力と基礎学力を活かす力」と位置づけられています。看護では、「看護の専門能力（専門的な技術・知識）と基礎学力を活かす力」を意味します。つまり、看護実践のベースとなる基礎的な力、看護職が看護の専門性を発揮して活躍するうえで不可欠な力といえます。

2 医療機関や地域社会で、多様な患者・利用者や家族、地域の生活者、他の職種・業種の人とかかわり仕事をしていくための力

　社会人基礎力は、「職場や地域社会で多様な人々と仕事をしていくために必要な基礎的な力」と定義される概念・能力です[1]。看護職においては「医療機関をはじめ、広く地域社会で、幅広い年代にわたる多様な価値観をもつ患者・利用者や家族、地域の生活者、同じ看護職、異なる専門性をもつ職種・業種の人などと交わり、適切なコミュニケーションをとりながら看護実践をしていくための基礎的な力」と考えることができます。多様な患者・利用者や家族、地域の生活者と接し、チームであるいはさまざまな人と協働して医療を提供する看護職にとって、重要な能力といえます。

　看護職には「患者さんや利用者さん、ご家族のために」という思いがあります。しかし一方では、思いが強すぎて独りよがりな考え方になったり、言動をとってしまうこともあります。筆者は常々、このような姿勢が気になっていましたが、社会人基礎力が地域社会の多様な人々との交わりを念頭においた概念である点か

ら、このような姿勢を防ぎ、患者・利用者や家族、地域の人々とつながる重要な共通基盤になりうるのではないか、と考えます。

3 専門能力以外・以前に求められる力：人として

社会人基礎力はその性格から、仕事をするうえで広く求められる「人としての力」ともいうことができます。看護では「臨床現場で仕事をするうえで幅広く求められる、人としての総合的な力」といえると思います。これは先の「専門能力を活かすための力」であると同時に、「専門能力以外・以前に養う必要がある力」でもあります（p.190）。そのため、従来「専門職として」「看護職として」というくくりで評価することが難しかった姿勢・態度面を中心とした力の育成・評価に適した指標といえます。

4 〈主体性〉を基盤としたチームワークを高めるための力

多様な人々と仕事をするうえでは「チームワーク」が必要です。経済産業省は社会人基礎力を構成する3つの基本的な能力のひとつに《チームで働く力（チームワーク）》を挙げています。チームワークは《前に踏み出す力（アクション）》《考え抜く力（シンキング）》なくしては成り立ちません。これら3つの能力をともに高めることが「仕事をしていくための基本的な能力」を育てます。

看護では、看護職は「個人プレー」ではなく「チーム」として仕事をします。そのため、所属部署のなかでも、職場内外の他の職種・業種の人たちとかかわるチーム医療や連携においてもチームワークが求められます。チームワークは実践力のベースであり、看護職にとって重要な能力といえます。

一方、個々が行うケアや他者とのかかわりをよりよいものに推進するうえでは、〈主体性〉が基盤となります（p.8）。〈主体性〉に裏打ちされた個々があってのチームワークです。

5 自律した「セルフマネジメントできる人」に育つための力

個々がキャリアを積み自己実現するうえでは、自分で自分をマネジメントできる必要があります（p.118）。この、セルフマネジメントできる人として育つための力が社会人基礎力であり、これを意識することが自律・自立した姿勢を養うと考えます。

1章　看護職としての社会人基礎力　　23

6 | 期待する姿勢・態度面などの資質・能力の 可視化・評価育成ツール（指標）

　社会人基礎力はそもそも、仕事をするうえで求められる（期待される）基礎的な能力の中身を日々の行動に可視化（見える化）し、これらを項目として意図的に評価することで育成につなげることをねらいとした概念・指標です。そのため、看護においても、各施設や地域で求められる人材像・看護職像に応じて期待される姿勢・態度面の資質・能力とその行動を可視化し、評価・育成するためのツール・指標として適していると考えます。

（1）これまでも育成を図ってきたものをより具体的に表現する

　看護においては、基礎教育・継続教育ともに、看護職に求められる姿勢・態度面などの資質・能力をこれまでも養い、評価・育成してきました。ただ「主体的な姿勢」「自立・自律した看護実践」など、どちらかというと抽象的に表されることも多く、その先の具体的な行動に落とし込むことが難しかったように思います。その意味で、前述されているとおり、社会人基礎力自体が新しいものというよりは、これまでも育成を図ってきた姿勢・態度面を中心とした力をより具体的に可視化するための能力の枠組みであり、ツールであるといえます。

（2）社会人基礎力を指標とした能力の可視化がもたらすもの

　社会人基礎力を育成・評価の指標として取り入れ、看護現場で人と交わって仕事をしていくために必要な基礎的な力を可視化することは、以下のようなことにつながると思われます。

❶能力が意識できることによる主体的な育成・評価

　個々の看護職と周囲がともにこれらの能力を意識し共通言語・共通指標として認識することで、主体的に育成・評価することが可能になります。互いの尊重、仕事への動機づけという点からも双方にとって重要と思われます。

❷「できていること」「できていないこと」に本人が気づく機会となる

　具体的な行動が指標として示されることで、個々の看護職にとっては自分の「できていること」「できていないこと」に自ら気づく機会となり、面接時に限らず日常のさまざまな場面で自分の能力や行動を主体的に意識することが可能になります。

❸評価の視点の明確化

　行動指標を具体的に示すことで、個々の看護職にとっても周囲にとっても「評価の視点」がより明確になります。

❹根拠を示した評価・フィードバック

　主観が入る余地が少ない指標を用いることで、より公平性の高い根拠を示した評価とフィードバックを可能にします。

❺サポート・育成の視点の明確化

　日頃のかかわりのなかで、どのような視点からかかわりサポートすればよいかを、より明確にすることができます。

❻より具体性のある目標の設定・見直し

　具体的な行動を指標とすることで、より細やかで具体的な、また小さな目標の設定・見直しにつなげることが可能です。

＊

　当院においては看護職としての社会人基礎力をこのようにとらえ、3つの能力・12の能力要素の枠組みを用いた育成・評価ツールを開発し、活用しています。

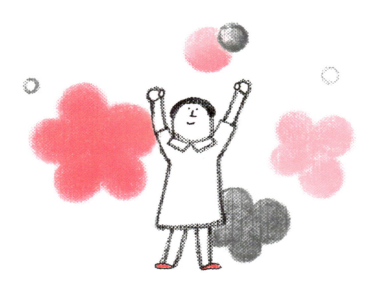

3 社会人基礎力評価表 開発の背景・経緯

1 全職員の人材育成・評価のあり方見直しの必要性から

　社会人基礎力評価表開発当時、社会情勢の変化や医療制度改革のなかで、「看護の質向上」という要請に応えるべく、専門看護師や認定看護師の教育・育成制度が確立されてきました。「特定領域の看護の質」が向上したことは問うまでもありません。一方「看護全体としての質」向上にはジェネラルナース（以下、ジェネラリスト）の果たす役割が依然として大きく、相当部分がその能力に委ねられているという認識がありました。クリニカルラダーを用いた臨床実践能力の開発が広く行われており、当院もこれに務めてきました。しかし、それだけにとどまらない、仕事をする姿勢や態度に関する資質・能力の育成の必要性が課題になりました。

（1）新人看護職員の早期離職への対応

❶卒業時の実践能力と臨床の求める能力の乖離

　新人に期待される能力はなにかを検討するため、2003（平成15）年に厚生労働省より「新人看護職員の臨床実践能力の向上に関する検討会報告」が、2004年には文部科学省より「看護実践能力育成充実に向けた大学卒業時の到達目標」が出されました。この背景には「卒業時の実践能力と臨床の求める実践能力との乖離」という問題がありました。

❷新人の離職率の高さ

　医療現場ではこの乖離が一因とされる新人看護職員の離職率の高さが問題となりました。日本看護協会中央ナースセンター事業部からは2005年に「新卒看護職員の入職後早期離職防止対策報告書」が出され、新卒看護職員定着促進のためのさまざまな基本的な考え方に立ち、新卒看護職員の教育体制に焦点をあてた提案がなされました。この提案は医療現場だけでなく、学校側の体制も加えた視点から検討されたもので、「新卒看護師に対する院内教育の改善」「看護基礎教育における新卒看護師入職後早期離職防止対策」などが打ち出されました。当院においても新人の離職率の高さと早期離職は大きな問題であり、対応を迫られました。

(2) 新人を含む全職員の人材育成・教育体制改善

❶ 医療人としての姿勢・態度の未熟さ／臨床実践能力以前の力の低下

　従来にも増してみられるようになってきた「医療人としての姿勢・態度の未熟さ」に、どのような体制で育成・評価を図っていけばよいか検討を要しました。これは、臨床実践能力以前の、いわば人としての力の低下という部分もありました。

❷ プリセプターや病棟責任者の負担（葛藤、疲弊感）

　さらに、新入職者を指導・担当するプリセプターや病棟責任者の葛藤・疲弊感が増大し、これらの負担をいかに軽減するかも課題となりました。

❸ 日常業務のなかでかかわる先輩看護師の影響

　新人にとって日々の業務のなかで直接かかわる先輩看護師の存在は大きく、先輩のかかわり方次第で働き続けられるかどうかに影響がみられました。

　これら❶～❸を検討した結果、「新入看護職員に限らず、全職員の人材育成体制の検討が必要」との認識で一致、2006（平成18）年、経年的な育成や集合教育によるキャリア支援のあり方の見直しなどの教育体制の改善と、これに連動させた育成・評価のあり方を見直すことに決めました。

　当院の人材育成関連図を図1に示します。

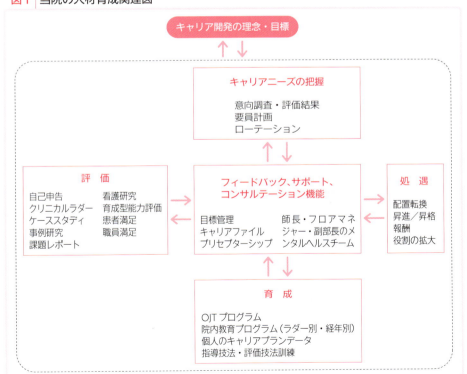

図1　当院の人材育成関連図

2 ジェネラリストの能力開発の必要性から

前項で述べた状況について具体的に述べます。

(1) ジェネラリストに求めるもの

❶ジェネラリストとは

ジェネラリストとは、日本看護協会の定義によれば「特定の専門あるいは看護分野にかかわらず、どのような対象者に対しても経験と継続教育によって習得した多くの暗黙知に基づき、その場に応じた知識・技術・能力を発揮できる者」とされています[2]。

❷当院のジェネラリスト像

当院ではジェネラリストを「多方面あるいは広範囲にわたる領域で、領域を特定せず知識・技術を発揮し、看護実践できる看護師」と定め、「看護職としての倫理観を備え当院の理念に必要な知識・技術を発揮できる、自立・自律した人」としています。

具体的には、卒後5年を目安に他セクションに異動しても一定の質を保証する看護実践能力が発揮できる段階にある者をいい、一定の質を保証した看護実践能力とは

- 患者個人を包括的に査定できる
- あらゆるリソースを活用できる
- 担当患者に対して看護全体に責任がもてる

能力としています。

これらを備えた看護職が当院の求める人材像となり、おおむね5年を目安に育成を図っています。しかし、実際はこの年限での育成は容易ではありません。

(2) あるべき人材像がラダーに落とし込みきれていない

❶「主体的に現場で学び取り、チームワークを高める能力」の育成

こうした人材が育つには、個々の看護職が「自ら主体的に現場で学びとりながら、チームワークを高めていける能力」をもつことが必要だと考えます。クリニカルラダーを活用し、従来から臨床実践能力の一部として育成を図ってきたものですが、不十分さを感じていました。松下は「総合的なあるべき姿を体系的にクリニカルラダーに落とし込み、組織で共有して人材評価しないと、真に効果的な研修の実施、キャリア開発支援はできない」との旨を述べています[3]。その点から当院は「あるべき人材像がクリニカルラダーに落とし込みきれていない」と考えられました。さまざまな状況を反映した評価のあり方、評価表の見直しが必要となったのです。

3 新人・中堅の能力開発の必要性から

(1) 人材育成上の課題の2極化

当院では近年、看護職員の経験年数別割合が変化し、人員構成上5～10年目の看護職員（中間層、指導者層）が減少、新人と中堅（本書では経験年数10年程度の看護職員を中堅と称する）の占める割合が増えました。これに伴い、ジェネラリストの育成を含む人材育成上のさまざまな課題が2極化し、「新人」「中堅」の2つに集約されてきました。

(2) チームワークや専門性発揮の前提：組織社会化

新人はそもそも「主体的に現場で学び取る」ことや「チームワーク」が最初からできるわけではありません。個人がその所属する社会の文化や価値規範に適合する生活行動様式を習得し、社会の成員として発達していくことを社会化（socialization）と呼びますが[4]、これを「新しい組織に入る」という視点からとらえたものが組織社会化（organizational socialization）と呼ばれる概念です[5]。「組織への新規参入者が組織の規範・価値・文化を習得し、期待されている役割を遂行し、職務上必要な技能を獲得することによって組織に適応すること」と定義される一連のプロセスをいいます[6]。新人が主体的に現場から学び取ったり、各職種の専門性を尊重しながら調整や連携を図ってチーム医療のなかで看護職としての専門性を発揮するうえでは、このプロセスを経て職場に適応することが前提となります。

これには3年は要します。そのためこの間は周囲が新人に意識的にかかわり、組織への理解や業務の流れの把握などのサポートをする必要があります。

(3) 組織社会化をサポートするアドバイス・評価項目の必要性

新人は、以下の3つの課題を理解し、統合して組織に適応していきます。

- 文化的課題（組織や職場の規範を受け入れ、所属の考え方を学ぶ）
- 役割的課題（職務の割り当て・業務内容を理解する）
- 技能的課題（職務を遂行するのに必要な技能を修得する）

入職3ヶ月間は特に、積極性・協調性・規律性などの面から職場への適応状況をみる必要があります。入職して最初にこの組織社会化がうまくいくことが、その後のキャリア発達につながります。

❶フィードバックの重要性

入職してから受けるフィードバックについては、Morrison の研究[7]があります。これは情報源に対する情報検索（質問や観察などの行為）や、情報源からのフィードバックの頻度が、先の3つの社会化課題への適応達成にどの程度影響するかを、大手会計事務所5社の新人スタッフ135名について調べたものです。半年後の業務習熟と役割明確化の結果に影響していたのは、参入後2週間のフィ

ードバック、3ヶ月後のフィードバックを受けようとする行動、6ヶ月後の書面によるフィードバックでした。また、組織文化への影響は、周囲の優秀な同僚の行動観察が有効でした。フィードバックされた内容が新人の次の行動への動機づけとなります。そのため「周囲がどのようなフィードバックをするか」が重要です。

❷主観や個々の解釈による違いが生じにくい評価項目の必要性

各セクションでは新人に対し、評価項目をそれぞれの主観に基づいて解釈し、フィードバックを行いがちでした。新人にとっては異なるさまざまなアドバイスを受けることとなり「どのアドバイスを受け入れればよいのかわからない」というとまどいもみられました。また、セクションによるフィードバックの違いもありました。

❸適切な目標設定につながるフィードバックの必要性

この状況は目標設定においても同様にみられ、新人の成長を促す適切な目標設定につながるフィードバックが十分に行われていないという状況がありました。

これらをふまえて、主観や解釈の違いに左右されにくい、より適切・公平なフィードバックにつながる育成・評価の指標と評価項目が必要だと考えられました。

(4) 中堅の停滞状況への対応

❶指導者層不足を補う存在として

当院では経験年数5〜10年目の看護職員（中間層、指導者層）の割合が減少していることを述べましたが、これは「指導者層の不足」を意味します。そのため10年選手である中堅に指導者層不足を補ってもらう必要がありました。

❷ラダーレベルが上がらない停滞状況

しかし、現実には「10年選手がクリニカルラダーの同一レベルに留まったまま次のレベルに上がらない」という停滞状況がありました。ここでは先の新人の組織社会化、目標設定などと同様に、「ラダーレベルを上げていくための適切なフィードバックができていない」という問題がありました。臨床経験4年未満の看護職員割合がおよそ50％を占める当院にあっては、新人を指導できる人材がいないという状況で、全体の看護力の低下も招きかねない重要な問題でした。「中堅の能力開発」は「新人の能力開発」とともに人材育成上の重要な問題となっていました。

❸チームとして仕事をしていくうえで求められる姿勢・態度、行動

医療現場では、チームとして仕事をしていくうえで求められる看護職としての姿勢や態度、行動があります。多様な人々とかかわる看護職には、自分の感情の動きを察知してコントロールしたり、相手の感情を認識・理解してそれに応じた気遣いをしたり、他者の立場や専門性などを理解・尊重して接したりすることが求められます。

これは看護職全般に求められるものですが、10年選手の中堅にこそ、このよ

うな姿勢・態度、行動を身につけてもらいたいという期待がありました。

❹独りよがりにならない人間力の育成

　看護職は「患者さんやご家族のために」という思いをもっています。しかし、思いが強すぎて独りよがりな考え方や言動をしてしまうことがあります。「独りよがりにならない人間力」のようなものは、看護職全般に求めるものですが、中堅にこそ身につけてもらい、経験年数の少ないスタッフに看護の力の育成・評価をしてほしい、との願いがありました。マニュアル頼みでは養えないこのような姿勢・態度、行動の育成・評価のあり方を検討する必要がありました。

4 ｜ 課題を反映した姿勢・態度の評価ツール開発の必要性から

　このようななか、翌 2007（平成 19）年度の課題として以下の 4 点が挙がりました。

(1) チーム力の向上：短い在院日数でいかに医療の質を維持・向上させるか

　特定機能病院・急性期病院である当院が、在院日数短縮の方向性のなかで医療の質を維持し向上させていくには、限られた時間で効率的に最善の医療が提供できる「チーム力」が必要です。チーム力を高めるうえではスペシャリスト・ジェネラリストを問わず個々の看護職がさまざまな状況を把握して、なにが問題か、どんな計画をたてるべきか、誰にどんな働きかけが必要かなどを考える思考力、多様な患者・家族、看護職者間で意思疎通を図るコミュニケーションの能力、さらにそれらの意見や立場の違いを認めたうえで調整をする力などを身につける必要があります。

(2) 学生・新人指導担当者（主任）へのコーチング力育成

❶学生・新人指導担当者に求める成果責任、役割の明確化

　看護職員の定着促進のため、新人・中途入職者への支援体制として、若いプリセプターをチームで支援する屋根瓦方式を取り入れました。具体的には、従来の「各セクションに 1 名の臨床指導者を配置する」という形から「学生・新人看護職員指導担当者としてスタッフ 10 名あたり 1 名の主任を配置する」という形（「主任昇格制度」と呼んでいます）に変更、主任に新たな役割を加えました。当院のクリニカルラダーでは各ラダーレベルに求める「成果責任」を明示していますが、新たに加えたこの主任の役割を明確化する必要がありました。

❷主任／学生・新人に求める姿勢・態度、資質の明確化

　学生・新人への指導にあたっては、主任にコーチング力を発揮してもらい「看護職としての態度・姿勢」を養ってほしい、との期待がありました。より丁寧な対応のためには、学生・新人に求める姿勢・態度の明確化とともに、主任自身に求める姿勢や態度の明確化が必要になりました。

（3）スペシャリストに期待するもの／看護に向かう共通姿勢の明確化

❶スペシャリストに期待することのクリニカルラダーへの反映

この当時、認定看護師・専門看護師のクリニカルラダーがありませんでした。そのため組織横断的に活躍するスペシャリストに期待することを、より明確にしたいと考えていました。

❷看護に向かう姿勢の明確化

また、ジェネラリスト・スペシャリストに共通する項目としての「看護に向かう姿勢」を明らかにしたいとの思いもあり、これらを明らかにするための指標が必要でした。

（4）新人が経験から学び、ダメージを乗り越えていくための力の育成

❶自ら学び取っていく力／未経験の状況にも対応していく力

看護基礎教育と臨床との乖離が顕著になるなか、当院が新人採用時に意識する基準は、それまでの「技術力をもっているかどうか」から「自ら学び取っていく力や、未経験な状況を含むさまざまな状況に対応する力をもっているかどうか」に変化しました。新人は臨床での「高速回転」や「パターナリズム」「組織的な動き」などに対して傷つきやすく、それらの環境に過剰適応を示しがちです（「いつもニコニコ」など）。経験したことのない状況や出来事に遭遇してとまどったり、ダメージを受けてもうまく周囲に表現できずダメージを抱えてしまい、これを乗り越えていく力が弱くなっていたからです。この傾向は、インシデントを体験した新人に特に顕著にみられました（2 章 p.69）。

新人が職場に適応して自らのキャリアを発達させるうえでも、「これらの姿勢や力をいかに養うか」が課題となりました。

❷インシデントを乗り越える

入職から約 1 年（11 月）でクリアしてほしい〈CN Ⅰ（クリニカルラダーレベル 1）評価〉では、看護実践の「安全な看護技術の提供」の項目でなかなかクリアの評価が得られないという状況がありました。インシデント体験などを乗り越えられない者もいました。ダメージや葛藤を乗り越えるための力を、個別的・継続的に、丁寧に育成していくことが求められました。

＊

以上 4 つの理由から、新人から中堅、管理職までを含めた、専門技術実践能力以外の医療職としての姿勢や態度を評価するツールが必要となりました。

4 社会人基礎力を指標とした 姿勢・態度の評価ツールの開発

1 社会人基礎力を育成・評価の指標に取り入れる

（1）これまでも臨床実践能力の一部として評価してきたもの

　当院はクリニカルラダー（以下、ラダー）を 1989（平成元）年のプライマリー・ナーシング導入に合わせて取り入れ、以来 30 年以上が経過しています。約 5 年ごとに評価表を見直し、精錬してきました（**表1**）。

　3 節で述べた理由から姿勢・態度の評価内容を見直すこととなりました。

　医療職・看護職として、また専門職としての姿勢・態度は、それまでも臨床実践能力の一部としてラダーに評価項目を組み入れ育成・評価を図ってきました。しかし、ここまで述べてきた課題を反映して既存のラダーで評価内容・項目を見直す場合、それ自体の大幅な修正を要すると思われました。

（2）姿勢・態度用のラダーを作成（既存のラダーと別立てで）

　姿勢・態度面の評価で具体的にみるものとしては、コンピテンシー（高業績を

表1 クリニカルラダーの開発、改定（見直し・精錬）の推移

年	改定の内容
1989（平成 元）年	臨床実践能力のクリニカルラダー開発開始
94（平成 6）年	「実施の手引き」作成
96（ 〃 8）年	第 1 回クリニカルラダー運用開始、アンケート実施、評価実施
97（ 〃 9）年	全セクションでの運用開始、アンケート実施、評価実施
99（ 〃 11）年	クリニカルラダーを用いた評価が各セクションの定形業務・監査事項となる
2001（ 〃 13）年	「実施要項」と評価表の修正
02（ 〃 14）年	クリニカルラダー担当部署をラダー委員会から看護の質改善会議へと変更／ CDP（キャリア開発プログラム）との結びつき強化
04（ 〃 16）年	看護倫理の項目追加、評価項目の解釈修正
07（ 〃 19）年	臨床実践能力のラダー改定、新ラダー（社会人基礎力評価表）の開発に着手
08（ 〃 20）年	社会人基礎力評価の対象に主任以上を追加、評価基準を 2 段階から 3 段階に変更（7 段階：ジェネラルナース看護実践の評価）
09（ 〃 21）年	社会人基礎力評価表の本格運用開始／アンケート実施／評価実施

上げる行動特性：患者目標達成に向けて他職種と情報交換している、さまざまな手段を使い情報を発信しているなど）や情意考課（仕事への取り組み姿勢・態度などで判断される、組織の一員としての自覚）などがあります。今回のラダー改定（見直し・精練）では既存のラダーには手をつけず、姿勢・態度の評価表だけを別につくる簡便なものしたい、との思いがありました。姿勢・態度だけに焦点をあてた意識的な評価・育成という視点からも望ましいと思われました。そこで、これに適した指標を検討しました。

（3）新人の離職防止・定着促進／看護の質向上のツールとして

❶新入職者に求める行動そのもの

　当院の看護部組織〈看護の質改善会議〉では、看護の質を向上させるツールとして適したものがないかと、常日頃からさまざまな機会をとらえて探していました。そんな折、新聞2紙で「社会人基礎力」に関する記事を見つけました。この力は大学で卒業までに身につけてほしい能力として紹介されており、経済産業省が2006（平成18）年2月に打ち出した概念でした。

　〈これらはまさに、今悩んでいる“新入職者に期待する行動”そのものではないか！〉

　この力を構成する能力とその能力要素は、さまざまな仕事に広く求められる基礎的な力として打ち出されたものでしたが、医療人にとっても必要・適切なものと判断されました。

❷新人の離職防止・定着促進／看護の質向上のツール

　当院では、教育体制の改善とこれに連動させた育成・評価のあり方の見直しのプロセスにおいて「臨床実践能力と併せて社会人基礎力の評価・育成に取り組むことが、新人看護職員の離職防止・定着促進はもとより、看護の質向上につながるのではないか」と考えられました。そこで、社会人基礎力を育成・評価指標とした看護職全般の姿勢・態度の評価ツール開発に着手しました。

2 ｜ 当院の社会人基礎力評価表：枠組みと行動指標

　2007（平成19）年にラダーの改定（見直し・精練）作業がスタートしました。姿勢・態度の評価ツールについては〈看護の質改善会議〉と師長会での2年余にわたる検討を経て、評価ツールとしての社会人基礎力評価表（表2：p.36）を開発、2008（平成20）年に試行し翌2009（平成21）年より本格運用しています。以下、社会人基礎力評価表の開発の概要を示します。

（1）考え方：臨床実践能力評価表との関係から（枠組み、評価項目など）

❶臨床実践能力評価表の改定

　臨床実践能力評価表では従来、ラダーレベルはP.ベナーの臨床実践習熟段階4

段階、評価項目は「実践」「管理」「教育」「研究」の4項目から構成していました。

改定（見直し・精錬）にあたり、ラダーレベルはそれまでの4レベル（Ⅰ～Ⅳ）ではⅡからⅢへのレベルアップの幅が大きいとの意見があったこと、新たに「主任」「認定看護師・専門看護師」「副師長」「師長」を加えたラダー開発の必要が生じていたことから、ラダーレベルを7段階（Ⅰ～Ⅶ）に増やしました（改定後のラダーは**表3**：p.38）。

❷社会人基礎力評価表

臨床実践能力評価表のラダーレベルを4段階から7段階に増加・変更したことをふまえ、社会人基礎力評価表の枠組み開発にあたってもこの7段階を採用、「基礎（入職3ヶ月）」を加えて計8レベルとしました。

〔評価項目〕

入職してから職場に適応するまでには時間が必要であるため、臨床実践能力のフレームワークの中核である「コアとなる看護職員としての自覚と責任ある行動」については、基礎教育から継続し、職員としての心構え・意欲を看護技術力とともに見極める必要があります。そこで、この行動項目の一部を社会人基礎力の評価項目として加えることとにしました。

〔評価基準〕

「いつもしている・できている（"いつも"は70％以上）」「ときどきしている・できている（"ときどき"は40％以上）」「たまにしている・できている（"たまに"は40％未満）」の3段階を評価基準としました。

(2) 方法

❶臨床実践能力評価表の改定

既存のラダー改定では、ラダーレベルに応じた成果責任を定めるにあたり〔理念から"あるべき看護師職務像"を導きだす→重点課業を挙げる〕というように、演繹的方法を用いました。

❷社会人基礎力評価表の開発

社会人基礎力の個々の評価項目（行動指標）は、以下の帰納的方法を用いて挙げ、ラダーを設定しました。行動指標の作成とラダー設定の7つのポイントを以下に示します。

〔行動指標の作成とラダー設定のポイント〕

- 「新人看護師臨床実践能力の向上に関する検討会」における臨床実践能力の構造を枠組みとして、「Ⅰ看護職員としての基本的姿勢と態度」の16項目を参考に、社会人基礎力の12能力要素に分ける
- 「新入職者が職場適応するまでどんなことが問題となったか」（スタッフから／セクションから）、「臨床実践能力のラダーレベル（改定前）一人前・中堅・熟達者のそれぞれにもってほしい社会人基礎力力とはなにか」（セクション単位でスタッフ、主任、副師長、師長から）についてアンケートする

表2 | 社会人基礎力評価表

評価基準（3段階）　3：いつもしている・できている（「いつも」は70%以上）　2：ときどきしている・できている（「ときどき」は40%以上）
　　　　　　　　　　1：たまにしている・できている（「たまに」は40%未満）

社会人基礎力		レベルと役割概要	基礎（入職3ヶ月）病院職員の一員として自覚する	自己評価	同僚評価	師長評価	Ⅰ（新人・概ね1年目）アソシエートナースとしての基礎を確立する（指導を受けながら基準、手順に沿う日常看護）	自己評価	同僚評価	師長評価	Ⅱ アソシエートナース（自立して基準手順に沿う日常看護）	自己評価	同僚評価	師長評価	Ⅲ（一人前）プライマリーナース（自立して特殊・複雑な看護）	自己評価	同僚評価	師長評価
一歩前に踏み出し、失敗しても粘り強く取り組む！ 前に踏み出す力（アクション）	主体性	物事に進んで取り組む力／指示待ちではなく自らやるべきことをみつける力	①あいさつや仕事の準備・かたづけを自ら進んでしている				①あいさつや仕事の準備・かたづけを自ら進んでしている				①与えられた役割や業務について疑問があるときは質問し理解しようとしている				①物事に対して肯定的に、他人のせいでこうなったと不平、不満を口にしていない			
	働きかける力	他人に働きかけ、巻き込む力／やろうと呼びかけ目的に向かう力	②新人であることを自覚し、指導に対して、感謝の言葉を示し返事をしている				②自分のできていること、できていないことを受け止めて、説明している※※				②業務遂行上困難なときその他のメンバーに協力を依頼している				②納得してもらうための方法を駆使し、わかりやすく説明している※※			
	実行力	目的を設定し、確実に行動する力／失敗を恐れず行動に移し粘り強い	③失敗したことをいつまでもくよくよさせず、やらせてください、教えてくださいと表明している				③同僚が困っている時に、私にできることはないか声をかけている				③上手くいかないことはその原因や方法について調べている				③決められた計画は率先して実行している			
疑問を持ち、考え抜く力！ 考え抜く力（シンキング）	課題発見力	現状を分析し、目的や課題を明らかにする力	①指示されたこと、指導されたことは、まめにメモしている				①わからないことは人に聞いたり、本で調べたり、手順を調べている				①チームの目標にむけて自分のできることは何か考え発言している				①セクションの状況から、役割をはたす上での自己の課題を明らかにしている			
	計画力	課題の解決に向けたプロセスを明らかにし、準備する力	②3ヶ月目の到達目標に沿って、自分が準備するべきことについて目標管理シートに列挙している				②与えられた課題について計画を立てている				②与えられた課題について計画的に立てている。進捗に影響を及ぼさないようにしている				②セクション内の会議や係りの活動の準備を周到にしている			
	創造力	新しい価値を生み出す力／既存の発想にとらわれない	③自分が大切にしている看護について説明している				③看護部の方針、セクションの特徴と大切にしている看護の双方から、患者・家族に看護の役割を説明している				③日常業務のひとつひとつにもっと良いやり方や効率的な方法はないかといった視点で取り組んでいる				③日常業務のひとつひとつにもっと良いやり方や効率的な方法はないかといった視点で取り組んでいる			
多様な人々とともに、目標に向かって協力する力！ チームで働く力（チームワーク）	発信力	自分の意思をわかりやすく伝える力	①プリセプターに心配事やわからないことの相談をしている				①チームカンファレンスなどで発言している				①結論と経過、自分の意見を区別して説明している※※				①セクションの検討すべき問題や検討時期について提案している			
	傾聴力	相手の意見を丁寧に聴く力	②他の人の意見を聴く時は目を合わせ、あいづちをうつなどしている				②患者・家族の苦情や不平に対してその真意を理解しようとしている				②患者・家族の苦情や不平に対してその真意を理解しようとしている				②目標達成にむけて他のスタッフのアイディアや考えを上手に引き出している			
	柔軟性	意見の違いや立場の違いを理解する力／自分のルールややり方に固執しないで相手を尊重する	③新入職者に期待する役割について理解するまで質問している				③セクション方針、目標決定の背景について自分の理解が正しいか質問している				③相手のペースの違いを理解しそれに合わせた方法を選択している				③先輩や後輩の意見を取り入れ、より良い案に全面的に協力をしている			
	情況把握力	自分と周囲の人々や物事との関係性を理解する力	④時間に余裕をもって出勤し上司の指示命令はよく守っている				④セクション内での『報告、連絡、相談』の関係性について説明できる				④セクション目標、割り当てられた業務を理解し、仕事の優先度をつけている				④セクション目標と周囲やチームの状況を把握したうえで仕事の優先度をつけている			
	規律性	社会のルールや人との約束を守る力	⑤服装や言葉づかいは病院・看護部の規律に従っている				⑤提出期限や指示された時間を守っている				⑤看護部、セクションのルールを率先して守っている				⑤看護部、セクションのルールを遵守し、後輩に注意を促している			
	ストレスコントロール力	ストレスの発生源に対応する力／ポジティブにとらえて肩の力を抜く	⑥食事をきちんと食べ、睡眠をとり体調を維持している				⑥翌日のことを考え、体調を整える工夫をしている				⑥自分の長所、短所を理解し調和をたもつように努力している				⑥セルフコントロールできないとき適切な人に相談している			
決定レベル			合計点数　最高点数　36				合計点数　最高点数　36				合計点数　最高点数　36				合計点数　最高点数　36			

＊1：本表は、聖マリアンナ医科大学病院看護部の評価表に筆者らが一部（「※」部分）修正を加えたもの
＊2：小項目中の「※※」を付した「説明」「対応」の対象は、患者・家族・地域の生活者・チームメンバー・指導者・職場内外の多職種など
（聖マリアンナ医科大学病院看護部）

IV （中堅）				V-1 主任			V-2 認定主任				VI 副師長				VII 師長			
チームリーダー（チームの調和を保ちながら効果的な看護）	自己評価	同僚評価	師長評価	看護実践に主導的役割をしめす	自己評価	師長評価	認定分野、教育、研究分野の主導的役割をしめす	自己評価	同僚評価	師長評価	チームの調和を保ちながら効果的・効率的な看護を提供する	自己評価	同僚評価	師長評価	組織の目標達成のために、資源を有効活用し、看護の成果を生み出す※	自己評価	副部長評価※	部長評価※
①人が嫌がる仕事や困難な仕事を進んで引き受けている				①人が嫌がる仕事や困難な仕事を進んで引き受けている			①専門分野に関してセクションを問わず、上司の指示がなくとも自ら業務を開拓している※				①セクションの目標達成のために、自ら進捗管理している※				①院内・院外の委員会活動（看護部以外）に自発的に参加している			
②チームの問題や課題に対してメンバーとともに、悩み、よろこんでいる				②チームの問題や課題に対してメンバーとともに、悩み、よろこんでいる			②専門領域の質向上のために職種を問わず組織横断的に巻き込みながらチーム活動を行っている※				②セクション・看護部組織の目標達成のために、部下・同僚を動機付けしている※				②スタッフの活動に対して承認のためのフィードバックをしている※			
③少なくとも代替案をもって柔軟に対応している※△				③後輩の適性、特性を理解し、機会あるごとに指導している			③専門領域の看護実践をセクションを問わず実践を通して指導している※				③目標達成にむけて率先して実行している※				③病院・看護部の理念、方針達成にむけて、自ら戦略的に行動している※			
①現状とセクション目標や役割の双方から自己の課題とチームの課題を抽出している				①現状とセクション目標や役割の双方から自己の課題とチームの課題を抽出している			①エビデンスや最新の情報をもとに看護部全体の課題解決に向け適切な方策を提案している※				①目標達成にむけて進捗に問題があるときは機を逃さず上司に相談したり、提案している※				①病院・看護部組織の理念達成のため、組織強化のための課題を提案している※			
②無理のない適切なゴールを設定し段階的な方策を立てている				②自己の中長期目標（3〜5年）の目標と段階的な方策を設定している			②自己の中長期目標（認定更新5年間）を設定し、段階的方策を設定している※				②目標達成の評価の低いものに対して改善のための方策を計画立案・修正している※				②スタッフ個々の育成・キャリア開発支援のための計画を立案している※			
③自己の看護師としてのあるべき姿を表現している				③自己の看護師としてのあるべき姿を表現している			③専門領域の看護実践に対して新たな解決策を考案している※				③自己の看護師としてのあるべき姿を表現している※　③'目標達成に向けて新しい取り組みを考案している※				③スタッフ個々の持てる能力を引き出している※			
①患者・家族や同僚、多職種の感情を害することなく自分の考えを伝えている				①患者・家族や同僚、多職種の感情を害することなく自分の考えを伝えている			①組織の要請とセクションの問題をよく聴き、相手を尊重しながら支援している				①患者家族、多職種、同僚・上司が納得できるように自分の考えを伝えている※				①他セクション、多職種と積極的にコミュニケーションをとり、我を通すことなく、アサーティブに意見を主張している※			
②患者・家族や同僚の要望をよく聴き、自分の権限の範疇で対応できることを判断している				②患者・家族や同僚の要望をよく聴き、自分の権限の範疇で対応できることを判断している			②患者・家族や同僚の要望をよく聴き、自分の権限の範疇で対応できることを判断している				②患者・家族、多職種、同僚・上司の要望をよく聴き、問題発生前に予防策を講じている※				②患者・家族、多職種、スタッフ・上司の要望を聴ける体制をつくっている※			
③多職種の意見を聞き、修正しながら業務を進めている				③クレーム、問題発生に対して解決に向け多方面の意見を聞き、修正しながら業務を進めている。その結果を上司に報告している			③クレーム、問題発生に対して解決に向け多方面の意見を聞き、修正しながら業務を進めている。その結果を上司に報告している				③患者・家族、多職種、同僚・上司の意見を受け止め、チームの調和を保っている※				③患者・家族、多職種、スタッフ・上司の意見を受け止め、総合的な観点からより良い方策を選択できる※			
④他セクションで行われている事柄に敏感であり、情報交換会や研修会に参加している				④文献、雑紙、学会などから最新の情報を得て現状を見比べている			④職務遂行過程において、発生する様々な倫理問題において多職種と調整し解決している				④セクション内のスタッフの変化やチーム形成の情況を見極め、支援している※				④セクション内・看護部内・看護界の変化を察知し、対応策を講じている※			
⑤倫理の原則に基づいて状況を判断したり、意思を決定している				⑤医療チームの倫理、規律に対し規範をしめしている			⑤医療チームの倫理、規律に対し規範をしめしている				⑤医療チームの倫理、規律に対し規範をしめしている				⑤医療チームの倫理、規律に対する課題をスタッフと共に解決している※			
⑥危機や問題が発生したとき自分の陥りやすい傾向を理解して対処している				⑥危機や問題が発生したとき自分の陥りやすい傾向を理解して対処している			⑥危機や問題が発生したとき自分の陥りやすい傾向を理解して対処している				⑥危機や問題が発生したとき、論理的・ポジティブ思考で対処している※				⑥危機や問題が発生したとき、論理的・ポジティブ思考で対処している※			
合計点数　最高点数　36				合計点数　最高点数　36			合計点数　最高点数　36				合計点数　最高点数　36				合計点数　最高点数　36			

1章　看護職としての社会人基礎力

表3 臨床実践能力評価表

教育目標　患者の人権を尊重し、医療チームの一員としての役割と責任が果たせる／コア・ケア・キュアの専門能力を持ち、患者中心の看護ができる
評価基準（3段階）　3：いつもしている・よくできている・相手の状況や状態を考えている　2：ときどきしている・できている・マニュアル手順に沿っている
　　　　　　　　　　1：たまにしている・大いに努力を要する・指示や命令に従っている

		I（新人） アソシエートナースとしての基礎を確立する（基準、手順に沿う日常看護）	自己評価	同僚評価	師長評価	II アソシエートナース（自立して基準手順に沿う日常看護）	自己評価	同僚評価	師長評価	III（一人前） プライマリーナース（自立して特殊・複雑な看護）	自己評価	同僚評価	師長評価	IV（中堅） チームリーダー（チームの調和を保ちながら効果的な看護）	自己評価	同僚評価	師長評価
レベルと役割概要		アソシエートナースとしての基礎を確立する（基準、手順に沿う日常看護）				アソシエートナース（自立して基準手順に沿う日常看護）				プライマリーナース（自立して特殊・複雑な看護）				チームリーダー（チームの調和を保ちながら効果的な看護）			
成果責任		・恒常的な場面では、判断し基本的な看護を実践する ・指定された臨床看護の知識・技術を習得する ＊Iはすべての項目に「指導を受けながら」がつく				・診療補助業務を正確に実施する ・危険を予測し回避対策を実践する				・優先順位や重要性を判断し、配属部署のあらゆる状況の看護のニーズを実践する ・配属セクションの目標達成に貢献する。				・根拠と経験をもとにより質の高い看護を実践する ・多職種とのチームワークを調整する ・効果的な後輩指導を実践する			
A 看護実践	1）状況に応じた看護サービスの提供（看護計画、看護理論）	①看護計画立案に参画している 注）参画とは看護方針を理解し、意見や考えを適応させている、担い合う ②データベース様式に沿ってフィジカルアセスメントしている ③記録様式に沿って観察・介入と結果を正確に記録している				①セルフケア理論、看護診断、標準計画、評価基準を活用している ②受け持ち患者の個別的で具体的な計画を立案している				①優先順位を踏まえたヘルスアセスメントを患者・家族とともに行いその後の展開をしている ②行われているケアが患者家族のニーズを満たしたかセルフケアを促進したかをチームメンバーと評価している				①複雑な問題においても知識・技術を応用して経過や全体を考慮したアセスメントをしている ②目標評価結果をもとにチーム内の質向上にむけ率先して提案している			
A 看護実践	2）知識と正確な技術による看護実践能力（生活援助、観察、創傷、救命救急処置、セルフケア促進、治療診断検査介助、機器操作）	①与えられた、または予定された業務を看護手順やマニュアル等を活用し正確・安全に遂行している				①状況から正常と異常を自力で判断している ②患者の状態にあわせて計画を修正し、安全・安楽なケアをしている ③緊急時、支援をうけながら対応している				①経過や治療的セルフケアディマンド・エージェンシーから患者家族の学習や行動の支援をしている ②緊急時の状況判断ができ、適切な対処をしている				①知識・技術を応用して経過や全体を考慮したケアを実践している ②必要な社会資源を調達し、適切なサービスがうけられるよう支援している			
B 管理	3）目標の管理、リーダーシップ	①看護部理念、セクション目標を説明できる 注）看護部基準P43〜48 ②チームメンバーの役割を理解し、メンバー業務ができる				①セクションの目標達成に向け支援をうけながら実践ができる ②看護方式を理解し、チーム内の患者を受け持ちできる				①多職種と協力し患者目標達成のために実践できる ②チームメンバーの技量にあわせた指示・支援ができる				①チームの方向性の推進と修正ができる			
B 管理	4）事故防止、感染防止、薬剤の物品管理、災害危機管理、法的・科学的根拠の遵守	①医療・看護場面での最終実施者の役割と責任について説明できる 注）職員ハンドブックP10〜11 ②医療安全管理体制について説明できる 注）職員ハンドブック：医療安全マニュアルP12〜20				①病院安全マニュアルを参考にしながら安全対策を実施できる 注）職員ハンドブック全て ②業務上の報告・連絡・相談ができる ③手順どうりに物品を使用できる				①患者に及ぼす危険を予測し、安全対策を実施できる 注）職員ハンドブック全て ②安全管理のための委員会の活動や報告を確認できる ③定期的防災訓練に参加し、災害発生時にはきめられた初期行動を円滑に実施できる				①セクションの業務改善に主体的に参加できる ②患者に及ぼす危険を予測し、安全対策を指導できる			
B 管理	5）コスト（材料・勤務時間）、看護必要度、インフォームド、個人情報保護、記録監査	①看護必要度について説明できる ②施設内の医療情報に関する規程を説明できる 注）個人情報保護委員会発行「当院における個人情報」の取り扱いについて」、マリアII使用同意書、看護部における取り決め				①チームメンバーと連携をとりながら勤務時間内に一定のケアを終了できる ②使用材料物品のコスト請求ができる ③看護必要度を正しく理解し入力できる				①セクション患者の処置・検査動向にあわせて物品請求ができる ②他職種、患者に説明できる看護記録をしている 注）看護記録記載基準を遵守した解りやすい記録				①守秘義務、個人情報保護の遵守状況に注意を払い医療チームに指導できる ②部署内の記録監査を行い、看護記録基準を遵守しているか分析できる ③業務時間内で終われるようメンバーの業務調整ができる			
C 対人関係	6）マナー、報告相談、インフォームドコンセント、関係構築	①礼儀ただしい姿勢とていねいなことば使い、基準を満たす身だしなみができる 注）就業規則、看護部基準P99〜102、職員マナー集参照 ②患者に関心をよせ患者のニーズを把握できる 注）自分中心ではないコミニュケーション、職員ハンドブックP6〜9				①看護チーム、関連部署の役割に十分な説明と必要な連絡・報告・相談ができる ②患者・家族、看護チームに適切な情報提供ができる				①他の医療チームと情報共有し、十分な説明と患者の選択を支援できる ②不得意な患者・家族でもその期待をわけ隔てなく聴くことができる 注）期待：医療サービス・看護への要求				①他の医療チームと情報共有し、関連部署や他のチームの立場を尊重しながら調整できる ②患者・家族が期待する対応に向き合うことができる 注）中断することなく最後まで聴き、期待することに誠実に応える			
D 教育研究	7）自己開発、看護観の形成、研究	①看護場面から自己の看護の方向性を見いだすことができる 注）必須ケースレポート、看護基準P113〜				①看護展開からセルフケアについて考察できる 注）ケーススタディ（キャリアシートを用いる） ②院内教育プログラム・各学習を選択し、参加できる				①看護研究の意義目的を説明できる 注）事例研究、調査研究など ②自己の目的にそった院内・外の教育プログラム、学習会を選択できる				①指導をうけながら看護研究の計画と実践ができる ②自己の今後の方向性を明確にし、新たな課題に向けた行動ができる			
D 教育研究	8）後輩、学生指導	①指定された院内教育プログラム・各学習に参加できる 注）看護基準P17、58〜67				①学生および後輩に基本的な指導ができる				①学生や後輩に知識や経験に基づいた指導ができる				①学生の教育的環境を整えることに協力できる ②学生や後輩に知識や経験に基づいた指導ができる			
決定レベル		合計点数 最高得点　　　42				合計点数 最高得点　　　54				合計点数 最高得点　　　48				合計点数 最高得点　　　48			

＊1：評価（大）項目の注としてA・Bにそれぞれ「看護実践のみ "〜している" の表現を使用する」「○○マニュアル、PO など基準になるもの」がある
＊2：本書では各小項目のナンバリングを簡略化して掲載
＊3：各段階の「成果責任」は「評価項目を統合した主の業務活動〜を〜する」で記述
（聖マリアンナ医科大学病院看護部）

レベルと役割概要	V-1 主任	自己評価	同僚評価	師長評価	V-2 主任（認定看護師、専従看護師）	自己評価	同僚評価	師長評価	VI 副師長	自己評価	同僚評価	師長評価	VII 師長	自己評価	同僚評価	師長評価
	看護実践、学生指導に主導的役割をしめす				認定分野、教育、研究分野の主導的役割をしめす				チームの調和を保ちながら効果的・効率的な看護を提供する							
成果責任	根拠と経験をもとによりセルフケア能力を高める看護を実践する質の評価に協力する				専門分野のより質の高い看護実践と教育・看護ケアの理論的説明を行う				根拠と経験を基により質の高い看護を実践する質を評価する（現主任の成果責任に準じる）				師長成果責任に準じる			
A 看護実践 1) 状況に応じた看護サービスの提供（看護計画、看護理論）	①複雑な看護問題においても知識・技術を応用して経過や全体を考慮したアセスメントをしている ②セクションの看護サービス向上にむけ率先して提案している				①専門領域の体系的な看護アセスメントを実施している ②セクションの看護サービス向上にむけ率先して提案している				①複雑な看護問題においても知識・技術を応用して経過や全体を考慮したアセスメントをしている ②セクションの看護サービス向上にむけ率先して提案し、実践している				①複雑な看護問題に批判的思考と問題解決スキルを適応している ②状況に応じて看護提供方式や勤務形態などを柔軟に対応している			
2) 知識と正確な技術による看護実践能力と記録	①知識・技術を応用して経過や全体を考慮したケアを実践している ②記録をもとに行ったケアの評価をしている				①知識・技術を応用して経過や全体を考慮したケアを実践している ②記録をもとに行ったケアの評価をしている ③調査結果や最近の研究を実践に活用している				①知識・技術を応用して経過や全体を考慮したケアを実践している ②記録をもとに行ったケアの評価をしている				①看護実践が病院理念看護部理念と合致しているかを意図的に確認している			
3) 目標の管理、リーダーシップ	①セクション目標に基づき自らの実践を定期的にみなおししている				①質問や要請された問題にすばやく・適切に対応し、評価している				①目標の進捗を評価している ②セクション内の看護職間と多職種と建設的な協力関係を維持している				①セクションの目標を個人の目標に反映させている ②評価を前提としたセクション運営の具体的計画を策定している			
B 管理 4) 事故防止、感染防止、薬剤の管理、災害	①ケア基準を改善する調査に協力している 注）標準計画、手順、各チェックリストなど				①他の専門職と院内システムを活用し、建設的に協働している				①不測の事態や状況の変化に対して、効果的に対応している				①医療安全、危機管理を周知させるための方策を指揮している			
5) コスト（価格・時間）、情報	①チームメンバーと提案された内容を業務に活かせるよう協議している				①院内外の最新の情報をもとに改善策を提案している				①改善策を師長とともに周知している				①ケア基準の調査を行い課題を明らかにして改善策を提案している ②仕事の優先順位をつけ時間を効果的に管理している			
C 対人関係 6) マナー、報告相談、アサーション、調整、関係構築	①対人関係スキルを用いて、患者・家族の人権とさまざまな価値観を尊重し、双方の信頼が高められるよう、関係を継続している 注）職員倫理指針、患者の権利と義務、クレーム対応 ②自らの能力や限界を理解し、必要時に役割担当者に相談している				①対人関係スキルを用いて、患者・家族の人権とさまざまな価値観を尊重し、双方の信頼が高められるよう、関係を継続している 注）職員倫理指針、患者の権利と義務、クレーム対応 ②患者、個人、チーム、セクションの相手や状況に応じて支援している				①対人関係スキルを用いて、患者・家族の人権とさまざまな価値観を尊重し、医療チームの信頼が高められるよう、関係を継続している 注）職員倫理指針、患者の権利と義務、クレーム対応 ②セクションの問題に対処する時自らの能力や限界を理解し、必要時それぞれの役割担当者に相談している ③スタッフの意見を集約し、解決にむけて調整している				①個人面接は定期・不定期に行い相互理解を得ている ②セクションの対話の場を定期的に開催し、結果は実践に生かしている ③対人関係スキルを用いて、患者・家族の人権とさまざまな価値観を尊重し、医療チームの信頼が高められるよう、関係を進展させている 注）職員倫理指針、患者の権利と義務、クレーム対応			
D 教育研究 7) 自己開発、看護観の形成、研究	①看護実践を振り返り、看護観や技術を精錬している ②多職種の人とともに学ぶ機会を活かしている				①自己の専門分野・テーマを追求し、活動報告や研究の発表をしている ②看護実践を振り返り、看護観や技術を精錬している				①自己の看護実践を振り返り、看護観や技術を精錬している ②日常実践をコア、ケア、キュアモデルとして意味づけるよう看護研究を推進している				①自己のキャリアアップのための計画を管理している ②看護研究に取り組んでいる。または、推進している			
8) 後輩、学生指導	①セクションの研修生・同僚のキャリアアップを支援している ②看護学生の教育的環境を調整している ③学生を効果的に指導している 注）臨床指導者成果責任				①セクションの研修生・同僚のキャリアアップを支援している ②効果的な相談役として行動している ③院内・外の教育プログラムの運営に協力している				①セクションの教育計画立案と効果的運営をしている ②看護部の教育プログラム企画・運営に協力している				①部下のキャリアアップのための情報提供・勤務シフトの優遇をしている ②専門性を発揮する機会を与えている ③院内・外の教育プログラム企画・運営に協力している			
決定レベル	合計点数 最高得点 42				合計点数 最高得点 45				合計点数 最高得点 45				合計点数 最高得点 39			

- フロアマネジャー会議で集まった意見を KJ 法で分類する
- 師長学習会でこれまでの経験をもとに適切性・不足について検討する
- フロアマネジャー会議で試行案を作成する
- 文章の意味・解釈などわかりづらいところをアンケートし、解釈を加える
- 4 つのレベル各 20 名で計 80 名のスタッフに試行を行う。臨床実践能力は、ラダー 4 段階のレベル決定者に 7 段階の評価表を試行し、評価内容はどのレベルに位置するかを答えてもらう

なお、ラダーレベルの整合性については有意差の検定を行いました。

5 社会人基礎力ラダーの運用

1 ラダー運用の概要

　当院のラダーの運用は〈看護の質改善会議〉が担当しており、ここから実施要項や評価表を発信します。

❶各セクションの評価

　各セクションの評価実施責任者は師長です。実際には副師長や病棟内の係が実施することもあります。評価結果は院内統一のエクセル表に入力・報告し、看護部として集計します。

❷個人の評価

　個人の評価結果は師長が管理します。これらはともに、前年との比較や教育計画の効果の検証、次年度の育成計画に活用しています。

2 運用にあたって

　当院では以下の方針に沿ってラダーの開発・運用を行っています。

- 評価表の目的が明確で組織の理念・方針が反映されている
- 評価のプロセスが簡便で評価指標に総意を得ている
- 運用に際してフィードバック・サポート機能の充実を図る
- 評価者の訓練・指導をまめに行う

　社会人基礎力評価表の運用にあたっては、総意の反映やフィードバック機能の充実などの点から以下について検討の必要が生じました。

- 新しい評価の周知方法
- 臨床実践能力と社会人基礎力の評価結果（レベル）が異なる場合どうするか
- 評価表が2つとなることに伴う評価項目数の増加をどうするか
- 本人にどのようにフィードバックするか
- 実習受け入れ学校にどのようにフィードバックするか

これらについて、それぞれ次のように対応しました。

1章　看護職としての社会人基礎力　　41

❶新しい評価の周知方法について

師長・副師長に対しては〈師長・副師長学習会〉で実施要項と評価に関する説明を行いました。スタッフには毎年の臨床実践能力の評価と同様、師長から説明をすることとしました。

❷臨床実践能力と社会人基礎力の評価レベルが異なる場合の対応について

社会人基礎力評価表はあくまで育成ツールと考え、レベル決定については臨床実践能力評価を優先することとしました。

❸評価表が2つとなることに伴う評価項目数の増加について

ラダーが2つになることで評価項目数は増えるものの、あいまい・抽象的に表現されがちだった姿勢・態度の評価項目がより詳しく小項目まで落とし込まれ、具体的な行動として明文化・可視化（見える化）されることにより、各セクションでの解釈の違いが減らせること、より適切な評価につながることなどの利点を優先し、項目数の増加を容認しました。

❹本人へのフィードバックについて

社会人基礎力は「1年目から3年目は年度ごとに変化し、伸びやすく、成長が実感されやすいが、それ以降は個人差が出やすい」といわれており、当院でもこれに準じる結果が得られています。ある時点からは大きな伸びがみられなくなることを念頭において、個々に応じた丁寧なフィードバックが必要であることを、評価者に指導しました。

〔まずはいつも努力していることから〕

具体的には、「できないところ」からではなく「いつも努力していること」からフィードバックするように心がけます。経験年数がある者には「個人のワーク・ライフ・バランス」と「組織が身につけてほしいと願っている社会人基礎力、成果責任、業務活動」とのリンクを意識させ、「より具体的な目標設定」をするようにしています（より具体的な目標設定については2章p.83、4章2節p.121、126、136、145、165、301ほかを参照）。

❺実習受け入れ学校へのフィードバック

実習受け入れ学校へのフィードバックは、入職後に行われる卒後就業状況調査時に、教育担当部署である〈キャリア開発ネットワーク〉と人事担当部署である〈人的資源ネットワーク〉が調査結果を報告し、実習中の指導留意点としての共有を図ることとしました。当院の看護専門学校以外から受け入れている学校については、実習打合せ会などを利用して指導担当者から発信するようにしています。来院されて、卒後状況について報告できる学校には、意識的に社会人基礎力の状況を伝えています。採用訪問時に職場適応上の課題・傾向についても報告をしています。

当院の教育体制における位置づけと活用

6

　ここまで、社会人基礎力の基本的な考え方に基づき、看護職にとっての社会人基礎力のもつ意味と意義、看護職としての社会人基礎力について述べました。

　当院ではこの社会人基礎力と、その育成・評価ツールとしての社会人基礎力評価表を、人材育成体制・教育体制のなかで以下のように位置づけ活用しています。

1 「医療組織人として看護に向き合う姿勢」を評価し、養うツール

(1) 初学者から熟達者まで

　当院では社会人基礎力という指標を「初学者から熟達者までを貫く、医療組織人としての看護に向き合う姿勢を養うツール」と位置づけています。評価ツールである社会人基礎力評価表（**表2**：p.36）はこの考えに基づき開発したものです。

(2) ジェネラリスト、スペシャリスト、管理職の共通姿勢

　ジェネラリスト、スペシャリスト、管理職に共通した「看護に向き合う姿勢」の基盤としても位置づけ、目標管理とともにキャリア開発の重要な要素として取り入れています（キャリア開発プログラム：**図2**：p.44）。座学よりも実践を意味づける研修を多くもつようにしており、そこを社会人基礎力を養う場としても活用しています（当院の院内教育体制は2章**図1**：p.75を参照）。

2 「自ら学び取る姿勢・力」の育成・評価ツール

(1) 「教える」から「自ら学び取る」への教育方法のシフト

　臨床現場の限られた時間と人的資源のなかで効果的な教育をするためには「〜ができるように教える教育」から「現場で自ら学び取る姿勢を養う教育」にシフトさせる必要があると考えます。そこで当院では社会人基礎力を「自ら学び取る姿勢・力」を育成・評価するツールとしても活用しています。

1章　看護職としての社会人基礎力

図2｜キャリア開発プログラム（クリニカルラダー別現任教育プログラム）

キャリア開発の理念・目標
～管理職員の「コア」「ケア」「キュア」「いのち」を育む能力が、成長・発達（自律・自立）できるように支援・育成する～

キャリア開発

	ラダーレベル	役割
管理者としての師長・副師長	VII	師長成果責任参照
	VI	チームの調和を保ちながら効果的・効率的な看護を提供する
スペシャリストとしての主任	V-2	認定分野、教育、研究分野の主導的役割
臨床指導者としての主任	V-1	看護実践、学生指導に主導的役割を示す
チームリーダナース	IV	チーム・看護モジュール・病棟内係リーダー
プライマリーナース	III	プライマリーナース・病棟内係メンバー
アソシエートナース	II	アソシエートナース・新人支援担当
	未決定～レベルI	アソシエートナースとしての基礎を確立する
社会人基礎力：アクション・シンキング・チームワーク		
目標管理		

（聖マリアンナ医科大学病院看護部）

（2）OJT研修を通じた意図的な育成

❶チームに溶け込んでいく必要がある場を設ける

　入職1年目～3年目では特に、座学などによる専門能力を高める学習よりも、OJT研修（技術交換研修・院内交換研修など）を優先して実施しています。これは「受身で聞いていれば学べる」という学習ではなく、「自ら主体性をもって前に踏み出し、自分でしっかり判断し、他者に働きかけるなどしてチームのなかに溶け込んでいかなければできない研修」を意図的に行う、ということです。

❷〈主体性〉など《前に踏み出す力》を養う

　〈主体性〉〈働きかけ力〉〈実行力〉で構成される《前に踏み出す力（アクション）》は、面接や日常のさまざまな場面において育成を図っていますが、OJT研修を通じた意図的・積極的に養うことも有効だと考えます。

3 ｜「現場を変革していく力」の育成・評価ツール

（1）意味あるもの・問題点などを見出す

❶根拠のあやしい慣習業務を見つける

　現場ではともすると「日々の業務に流される」という感覚になりがちです。日常業務のなかから自分の裁量時間を生み出したり、意味あるものを見出していく必要があります。また、それらのなかから「根拠のあやしい慣習業務」を見つけて改善するためには、「看護とはなにか」を「考え抜く」力が求められます。

❷〈課題発見力〉など《考え抜く力》を養う

問題点を見出し、どんな手順や方法をとるべきかを考え、複数の視点から日常を見直すなどの発想を常日頃からからもつことも必要です。〈課題発見力〉〈計画力〉〈創造力〉で構成される《考え抜く力（シンキング）》を養うことで、可能になると考えています。

(2)「調整者」「患者の代弁者」となるためにも

また、チームの一員として「調整者」「患者の代弁者」の役割を果たすうえでも、他の力とともに《考え抜く力（シンキング）》を育てることが重要です。

4 | より具体的なアドバイス・目標設定につなげるツール

(1) 求める行動・能力の具体化・可視化

看護職として求められる姿勢・態度面を中心とした行動と能力を、社会人基礎力という指標を用いてより具体化・可視化することで、「できていること」「できていないこと」に本人が自ら気づくことができます。また、個人による解釈や主観をできるだけ排した公平なフィードバックが可能となり、異なるアドバイスに惑わされることなく安心して目標設定することができます。当院では社会人基礎力の行動指標を個々の実施目標として活用し、より適切で具体的な目標設定とキャリア発達を助けるアドバイスやフィードバックにつなげられるよう、振り返りの場面や面接で用いています。

(2) キャリア発達を助けるかかわりとツール

❶キャリアファイル・シート類

キャリア発達を助けるかかわりとして当院では、評価に基づくフィードバック、サポート、コンサルテーションなどを行っています。ツール（ポートフォリオ）としては個々人がもつキャリアファイルのさまざまなシート類（キャリアシート、技術チェックシート、事例報告シートなど）があります。いかに経験を蓄積させやりがいを見つけるかが課題であり、課題発見のためのツールとしてこれらのシートを活用しています。

❷目標管理

目標管理では目標管理シートを活用しています。目標の中間評価や最終評価のときにはラダー評価のフィードバックもあわせて面接を行い、年3回の目標面接を実施しています。本人は、それらのフィードバックを次の目標設定に活かすようにしており、面接時にはファイリングされた各シートと自己評価したラダー表（臨床実践能力評価表および社会人基礎力評価表）を持参し、自己の成長を師長に伝えます。師長は前年からの変化を承認し、改善のためのアドバイスをします。主任やプリセプターも、同じツールを使用してフィードバックします。

5 | 新人の社会化・職場適応を支え、離職を防ぐツール

(1)《考え抜く力》が「あきらめない姿勢」を育てる

　新人に関する問題では、早期離職と職場定着の難しさ、専門能力・臨床実践能力以前の問題などがあります。これらへの対応として当院では"ポキッと折れない新人"を育成するための組織社会化・職場適応（p.29参照）を支えるツールとして活用しています（2章・4章で解説）。「考え抜く力」を養うことも「あきらめない姿勢」と「簡単に正解を出してしまわない姿勢」を養い、こうした新人に育てることにつながると考えます。

(2)新人の組織社会化・職場適応

　社会人基礎力を指標として「求める行動の具体化・可視化」をすることで、より適切・具体的なアドバイス、フィードバックが可能となります。そのため新人の組織社会化・職場適応を支えるツールと位置づけています。

(3)「リアリティ・ショックを乗り越える力」

❶ 2つの社会化

　組織社会化は大別して、その組織に参入（入社・入職）する時期を境に参入前の予期的社会化、参入後の組織内社会化の2つがあります[8]。看護では前者は看護職になるための基礎教育の段階のもの、後者は看護職となり入職してからのものとなります。

❷異なる専門職像の間で生じる葛藤

　基礎教育と臨床ではその目標が違うため、語られる専門職像が異なります。新人は、あこがれイメージから論じられがちな、基礎教育のあるべき論に基づく専門職像と、病院組織に存在する仲間・効率の官僚制のもとで要求される専門職像との間で葛藤を覚え、「あるべき専門職像」と「組織文化の官僚制のもとで要求される現実の専門職像」との葛藤からリアリティ・ショックを生じやすいという部分があるように思います。リアリティ・ショックを乗り越える力の育成には予期的社会化・組織内社会化双方をサポートすることが必要であり、ここで有用なもののひとつが社会人基礎力の開発であると考えます（図3）。

❸教育・臨床・個人三つ巴の議論が必要

　看護師への社会化では、「学生として時間をかけて行う丁寧なケア」から「同僚と一緒に時間内に効率的に行うケア」に移行しなければなりません。またそれは組織文化に馴染んでいくことも求められる複雑なプロセスです。勝原はこのような複雑な社会化のプロセスがリアリティ・ショックとそれに起因する離職と無縁ではないとし、教育・臨床・個人とが三つ巴になって社会化をどう支えるか議論しないと不毛なものになりかねない、との旨を述べています[9]。

図3 当院の考える2つの社会化とリアリティ・ショック、社会人基礎力の関係

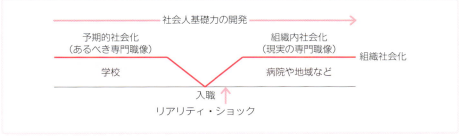

*1：宗方比佐子・渡辺直登編著：キャリア発達の心理学, 川島書店, p.34の図を参考に筆者が加筆, 一部改変, 作成.

6 学校・臨床の共通指標

(1) 学生の予期的社会化への活用

　当院では、以前は予期的社会化施策としてインターンシップや入職前研修などを行っていました。その後は前項で述べた理由から図3のように、社会人基礎力を予期的社会化のツールとしても用いました。学生に現場が求める基本的な態度・姿勢を可視化して示し、これに基づいて評価、育成を図ることで組織文化への移行をスムーズにし、前項の「リアリティ・ショックを乗り越える力」につなげていけると考えています。

(2) 基礎教育と臨床をつなぐ「架け橋」：実習での活用

　社会人基礎力に、基礎教育と臨床をつなぎ共通指標・共有ツールとして両者の「架け橋」の役割をもたせることは有意義だと考えます。また、そのような取り組みが増えてきています。

7 2年目〜中堅のキャリアアップツール

　すでに述べたように、「臨床実践能力」イコール「あるべき人材像」かというと決してそうではありません。臨床実践能力というくくりでカバーしきれない姿勢・態度、能力・資質、行動などがあります。

　たとえば、セクションで影響力のある経験者の言動によって新人のやる気がそがれたり、業務上の不公平がチーム全体の雰囲気を悪くしたりするということはよく聞かれる問題であったりします。看護という仕事を継続していく「動機」「行動」「感性」といった要素を、社会人基礎力という指標を用いてみていきたいと当院は考えています。

　また、看護の仕事は「個人プレー」ではなく「チームワーク」です。「自分の感情の動きを察知・コントロール」し、「他人の感情をうまく認識」し、「理解できる」ことが必要です。地域包括ケアシステムのなかで看護の専門性を示し、多職種が患者や地域の生活者の自己実現に向けて協働するうえで、多職種とうまく

連携しリーダーシップを発揮する立場である中堅にこそ「より高度な社会人基礎力」を育成する必要があります。本書では2年目以降、特に中堅にとっての社会人基礎力について取り上げました（3章および4章参照）。看護のやりがいをみつけられるツールとなることも願っています。

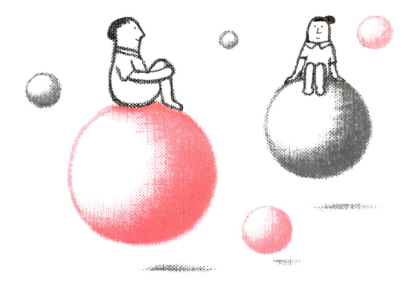

社会人基礎力の評価と見方

7

2009（平成 21）年と 2010（平成 22）年に当院で実施した調査の結果から、社会人基礎力の傾向を紹介します。評価は入職 3 ヶ月目〜副師長（ラダーレベル基礎〜Ⅵ）の看護師を対象に実施しました。結果の分析は 2007（平成 19）年 3 月に経済産業省から出された「企業の"求める人材像"調査 2007　社会人基礎力との関係」を参考に行いました。

1 | 社会人基礎力の評価結果の見方

（1）入職 3 ヶ月〜中堅にみられる傾向

❶《前に踏み出す力》がやや強く《考え抜く力》がやや低い

調査結果のうち、入職 3 ヶ月〜中堅で一番高かったのは《前に踏み出す力（アクション）》（2.70 点）、次いで高かったのが《チームで働く力（チームワーク）》（2.52 点）、一番低かったのは《考え抜く力（シンキング）》（2.43 点）でした（図 4：p.50）。

❷最も低い能力要素〈計画力〉

平均点のうち 12 の能力要素中最も低かったのは〈計画力〉（課題の解決に向けたプロセスを明らかにし、準備する力：2.34 点）です。新人（本節内ではおおむね 1 年目をさす、以下同）では評価小項目「与えられた課題について計画を立てている」に対して 8 割が、中堅では評価小項目「無理のない適切なゴールを設定し段階的な方策を立てている」に対して 5 割が、それぞれ「ときどきしている・できている」（2 点）と自己評価しました。

❸ 2 番目に低い能力要素〈情況把握力〉

またこれに次いで低いのが〈情況把握力〉（自分と周囲の人々や物事との関係性を理解する力：2.39 点）でした。新人では評価小項目「セクション内での"報告・連絡・相談"の関係性について説明できる」に対して 6 割が、中堅では評価小項目「他セクションで行われている事柄に敏感であり、情報交換会や研修会に参加している」に対して 8 割が「ときどきしている・できている」（2 点）と自己評価をしていました。

1 章　看護職としての社会人基礎力

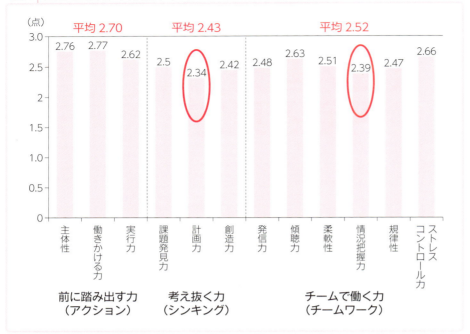

図4 社会人基礎力の評価結果（入職3ヶ月～中堅：基礎～Ⅳ）

＊1：対象者は676人
＊2：3段階の評価基準で算出
　　いつもしている・できている［3点］（「いつも」は70％以上）
　　ときどきしている・できている［2点］（「ときどき」は40％以上）
　　たまにしている・できている［1点］（「たまに」は40％未満）
＊3：点数は本人評価・同僚評価を経て師長評価まで終えたもの

❹ 3ヶ月目の〈計画力〉が最も低い：ラダーレベル別・能力要素別

　ラダーレベル別・能力要素別で低かったのは、入職3ヶ月目の〈計画力〉（課題の解決にむけたプロセスを明らかにし準備する力）です。評価小項目は「3ヶ月目の到達目標にそって自分が準備すべきことについて目標管理シートに列挙している」です。6ヶ月目で一番低かったのは、〈柔軟性〉（意見の違いや立場違いを理解する力。自分のルール・やり方に固執しないで相手を尊重する：2.40点）です。評価小項目は「セクション方針・目標決定の背景について自分の理解が正しいか質問しているか」です。これらは自己評価ではほぼ全員が「ときどきしている・できている」（2点）と評価していました。支援が必要です。

(2) 新人～副師長にみられる傾向

　図5は、ラダーレベル別（Ⅰ～Ⅵ：新人～副師長）・3つの能力別の変化と平均点です。全体の傾向としては基礎～中堅にみられる傾向と同様《前に踏み出す力（アクション）》（2.70点）、《チームで働く力（チームワーク）》（2.52点）、《考え抜く力（シンキング）》（2.42点）の順に高くなっています。

図5 ラダーレベル別・社会人基礎力評価結果（新人～副師長：Ⅰ～Ⅵ）

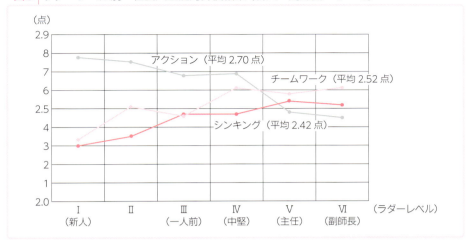

❶ 主任～副師長では《前に踏み出す力》が低下

Ⅴ（Ⅴ-1：主任、Ⅴ-2：認定主任）・Ⅳ（副師長）レベルでは《前に踏み出す力（アクション）》は低下しています。

❷ 考え抜く力、チームで働く力は上昇

一方《考え抜く力（シンキング）》や《チームで働く力（チームワーク）》は上昇傾向です。

(3) 全体としての傾向

❶ 3つの能力のバランスの変化

新人は《前に踏み出す力（アクション）》が高く、それに比べ《考え抜く力（シンキング）》《チームで働く力（チームワーク）》が低いです。その理由として、自ら考えるより、先輩から指導を受けながら行動することが多い状況であることが考えられます。

中堅クラスになると、《前に踏み出す力（アクション）》を維持しながら、《考え抜く力（シンキング）》《チームで働く力（チームワーク）》も高くなってきます。これは、チームリーダーとしての力を発揮する機会が増えたためだと考えられます。

主任・副師長といった管理者クラスになると、能力の高さが逆転して、《前に踏み出す力（アクション）》より《考え抜く力（シンキング）》《チームで働く力（チームワーク）》のほうが高く表れました。これは、自分で即アクションをとるというよりは、よく考えて、チームがよりよく活動できるように行動化されているからではないかと考えます。また、役職上、組織横断的なカンファレンスや研修会への参加機会がスタッフより多く、これらへの参加や参加のための準備などにより、考える機会も多く、チームを意識して社会人基礎力をバランスよく発揮す

るというように変化しているとも考えられます。

（4）フレームワークとしての適性

❶臨床実践能力ラダーと併用しやすい

　各能力要素の点数の平均にはバラつきがなく、同程度に収まったことから、評価小項目の文章表現などが各職員の理解の範囲内であり、おおむね妥当と思われました。また、社会人基礎力ラダーのレベルを基礎レベルに7レベル（Ⅰ～Ⅶ）を加える形で設定・評価することで、評価がしやすいといえました。

❷課題の発見と、より具体的な目標設定・アドバイスに活かせる

　社会人基礎力ラダーを従来の臨床実践能力ラダーとあわせて使うにあたって、評価の実施前には姿勢・態度面での評価項目が増えることへの懸念の声もありましたが、実施に評価をしてみての感想としては

- 「苦手なところや不安に思うことが明確になり、課題発見につながった」（本人）
- 「目標設定が、より具体的できるようになった」（本人）
- 「目標設定時、より具体的なアドバイスができるようになった」（師長）

など、肯定的な声が寄せられました。現場が各ラダーレベルに求める行動を行動指標としてより具体化・可視化したことが奏功したと思われます。

　他方、「評価時間が長くなり負担が増した（師長・同僚）」との声もあり、これは要検討課題となりました。

❸各レベルに必要な支援が、より明確に

　各ラダーレベルの平均点の高低から、それぞれの課題と必要な支援（指導や学習研修）が明確になりました。特に中堅レベル以上では「中・長期的なキャリアアップの視点」と「多角的な状況把握を促す視点」からの支援が、一人前では「課題発見／目標管理へのより具体的な支援」が必要だとわかりました。

　職場適応からリーダーシップまで、集合教育の課題・OJTのポイントがより明確になり、教育支援の拡充につながると感じます。

❹チーム医療を推進する人材のフレームワーク

　臨床実践能力と社会人基礎力の重複項目の精錬が必要ではあるものの、総体的に社会人基礎力ラダーは評価小項目（行動指標）を含め「チーム医療を推進する人材のフレームワーク」に適していると当院では判断されました。

2 ┃ 評価するときの留意点

　社会人基礎力の育成では、「人との交流、異質な世界との出会いや評価を体験させること、それ自体が育成の過程そのものである」といわれています。これは、多くのさまざまな人とのかかわりを通して気づきや自らの行動を振り返る機会を得ることと、自己の行動を評価することで自分の能力の可視化や状況を把握し、

仕事で必要な能力とやるべきことに気づき、社会人基礎力を意識できるようになることが、社会人基礎力の育成につながるということです。

しかし、時に評価することに追われ、ただ結果を出すためだけの評価になってしまうことがあります。単に能力のレベル決定のためだけの評価にならないよう、社会人基礎力の育成と自己の成長につながる評価にしたいものです。

(1) 看護実践能力評価と社会人基礎力評価との区別

❶社会人基礎力は看護実践の基盤となる力

Ⅰ部3項「なぜ、看護職に社会人基礎力が求められているのか」で記述しましたが、日本看護協会が示している「看護師のクリニカルラダー（日本看護協会版）」の「看護の核となる実践能力」の4つの力「ニーズをとらえる力」「ケアする力」「協働する力」「意思決定を支える力」を発揮するために必要な力として、社会人基礎力があると思います。社会人基礎力は看護実践の基盤となる力であるということです。

❷評価の対象となる行動が異なる

看護実践能力評価では、「看護行為としての行動」を評価します。社会人基礎力評価では、主体的かつ計画的に学習や演習をしたり、技術力の高い看護師に指導や支援を受けたりして、「適切な看護行為を行うための基盤の能力」を評価します。

❸区別した方が強み・弱みがみえやすい

そう考えると、「看護実践能力評価」と「社会人基礎力評価」とは、区別して評価するほうが、より社会人基礎力の能力要素ごとに可視化しやすく、自己の強みと弱みがみえやすくなると考えます。

(2) 評価の機能

評価の機能には2つあります。1つめは、行動、態度、能力等の評価を行い、その結果をもとに成果が上がるよう指導・育成して能力開発に展開する育成型評価です。2つめは、成果による評価を行い、その結果を処遇等に結び付け、各人が成果に対する意識を高める成果主義型評価です。

どちらも大切な機能ではありますが、社会人基礎力評価としては、前者の「育成型評価」の機能によるところが大きいと思います。いずれにしても、評価者、被評価者の相互が納得いく評価であることが必要です。

(3) 適切な評価をするための要件

評価をしていると、評価者と被評価者との評価結果にずれが生じることがあります。自己評価が高い人と低い人によって差が出る場合や、評価者の評価が厳しかったり甘かったりして差が出る場合などは、両者に課題があると考えられます。個別の特性によって評価に差が出ないよう、できるだけ客観的かつ適正に評価す

1章　看護職としての社会人基礎力　　53

るために、また、個々が自分の能力に気づいて自ら行動に移すために、次のような要件が必要です。

❶職務場面の行動ベースでの測定

評価の原則は、観察された「行動」に基づいて評価することであり、職務遂行場面での行動を評価します。「私はこう考えていました」と頭のなかで考えていたとしても、「行動に表れていなければ評価できない」ということです。

また、ときどき職務以外の私生活が気になって、「私生活がだらしないから仕事もだらしない」と、私生活の場面や思い込みで評価してしまうこともあります。しかし、職務遂行場面以外で未確認のことは、評価から除外します。

❷アピールのプロセス

評価は、評価者が「できた」「できない」の審判を下すだけのものではなく、被評価者が「このように考え、このように行動したので、評価してください」と自己の行動をアピールし、そのアピールをもとに観察した事実とあわせて評価することが大切です。アピールする場をもつことが必要ですが、評価者は被評価者の行動を日ごろからよく見ていることが大切です。

❸低い評価の承諾

3段階評価をするときに「1.5」だと思った場合、高めに「2点」をつけますか？それとも低めに「1点」をつけますか？ 「1.5点」というのは、「まだ2点に到達する行動がとれていない」ということなのです。ですから「1点」評価ということです。ここで低い評価にするのは、理不尽にということではありません。「2点までは到達していないので、伸びしろを見込んで、気持ちを奮い立たせてチャレンジする機会」ととらえ、行動につなげられるようにあえて低い評価をするということです。もちろん、低く評価した意味も伝えることが必要です。また、このような評価をするということを評価者、被評価者が互いに承諾しておくことも必要となります。

❹適切な評価者としての能力

〔役割を理解したマネジメント〕

1つめに、評価者としての役割を理解したマネジメントが必要です。一次評価者であれば、被評価者と直接接する機会が多い立場にありますから、日常の具体的な行動事実を正確にとらえ、ありのままに重要な事実やプロセス・結果を二次評価者に伝えることが求められます。二次評価者であれば、一次評価者からの評価結果の内容を検証し、根拠について確認し、評価のかたよりや誤りがあった場合には修正を加え、評価を適正なものにしていくという役割を理解し、評価することが必要です。

〔評価の基本ルールの共有化〕

2つめに、評価の基本ルールを評価者と被評価者が共有することが必要です。評価は組織のしくみとして機能するのですから、評価マニュアル、規則、基準を正確に理解しておくことが、お互いに必要となります。特に具体的指標は、「個々

の視点」ではなく、「組織として求める人材像」からなるものであること、個々の経験や実践能力段階における期待する姿勢や行動についても共通理解したうえで評価を行うことが必要です。

〔評価者自身の自己理解〕

　3つめに、評価者自身の評価傾向を理解することが必要です。甘くつけがち、厳しくつけがち、自分がどう思われているか気になって評価が影響されやすいなど、自己の評価を振り返ってみると、さまざまな傾向が見受けられることがあります。しかし、「同じ行動をとっても、評価者によって評価が異なる」ということになったら、適切な評価といえるでしょうか。評価者は自己の評価傾向を知ったうえで、その問題点をふまえ、被評価者の育成につながるような評価をすることが必要です。

❺評価時に起こりやすいエラー

　前述したように、評価者によって評価にかたよりが出たり、被評価者との評価結果にずれが生じたりすることがあります。それは、評価者の傾向によって起こる評価時のエラーなのです。

　エラーには次のようなものがあります。

- 部分的な印象により全体の評価を誤ってしまう「ハロー効果」
- 評価全体が甘くなる「寛大化傾向」
- 可もなく不可もなく中間の評価をつけた結果、優劣差があまり出ない評価となる「中心化傾向」
- 評価者が自分の能力・特性と反対の方向に評価する「対比誤差」
- 評価者が論理的に考えるあまり、関連した評価要素に同一の評価を下す「論理的誤差」
- 評価時期に近い職務行為が評価の中心となり、評価対象期間の全体的な評価にならない「期末効果」

〔ハロー効果〕

　たとえば、先に述べたような「私生活がだらしないから仕事もだらしない」、あるいは逆に「仕事を離れた日常生活が几帳面だから、仕事もしっかりしているはず」のような先入観で評価をしがちなエラーです。評価では先入観を排除し、「部分的な印象」ではなく事実としての行動に基づいて行う必要があります。特に、新人の評価などではなにか1つでもできていないことがあると「この人はあのとき失敗したから、これについてはすべてできていないはず」などと思いがちなので、注意する必要があります。

〔寛大化傾向〕

　たとえば、先の例のように自分の評価が「1.5点」だったときに、「2点」に上げるか「1点」に下げるか悩んで「この人は一生懸命頑張っているから2点」などと甘く評価しがちなエラーです。社会人基礎力は、「漠然と頑張っていること自体」ではなく「事実（行動）」で評価します。甘くつけすぎると成長の機会を

1章　看護職としての社会人基礎力　　55

失うという側面もあります。「自分は、なんのために評価をするのか」という "考課者としての自覚" をしっかりともち、低い評価の承諾（p.54）の考え方で「1点」をあえてつけ、「あなたには伸びしろがある」「もう少し行動すれば2点に上がる」「可能性をどんどん伸ばしていこうよ」とその意味を伝えることも必要です。

〔中心化傾向〕

たとえば、評価を迷うと「まあ、中間でいいか」と、優劣の差がない選択をしがちなエラーです（筆者自身はこの傾向を自覚しています）。育成を考えるならば「強み」と「弱み」が明確に見える形にしたほうが育成につながりやすいといえます。

〔対比誤差〕

たとえば、評価者にとって「強み」であることを、同じレベルでできていない人には低く評価し、逆に、評価者にとって「弱み」であることが少しできている人に対しては「ああ、この人すごい」などと評価を上げがちであるようなエラーです。このように、自分と比較し、特性と反対の方向に部下を評価してしまう傾向がある場合は注意が必要です。

〔論理的誤差〕

たとえば、「"仕事の正確さ" と "仕事の理解度" には関連があるはずだ」「この子は正確さがあるから理解している」「理解しているから正確さがあるはず」などと、飛躍した論理で評価をしがちなエラーです。両者にある程度の関連はあるかもしれませんが、それぞれの表れ方としての行動は異なります。行動に分解して、みる必要があります（「社会人基礎力としての〈主体性〉があるから、同じ《前に踏み出す力（アクション）》である〈働きかける力〉〈実行力〉もあるはずだ」という論理も同様に誤りです）。

〔期末効果〕

たとえば、一定の期間（3ヶ月に1回、半年に1回、1年間に1回など）を決めて「この期間のなかで大方この行為に関して7割ぐらいできていたら3点」と評価すべきところ、「つい数日前に起きた出来事」や「直近数ヶ月前に起きた出来事」でピンポイントに評価しがちなエラーです。期間の終わりごろに起きた出来事から受ける印象は、どうしても強く残りがちです。期間を決めているならば、その期間全体の行動で評価しましょう。

*

評価は育成のための1つのツールに過ぎません。しかし、大きく影響するものでもあります。「この評価だからあなたはすべてだめよ」などという形にはならないようにしなければなりません。また、自分の評価の基準をむりやりあてはめようとすることではなく、「今ここで行動をとっている人たちの事実」をもとに評価しましょう。

評価者は自己の評価傾向を知るとともに、起こしやすいエラーについて理解し、適切な評価者としてのスキルを磨きたいものです。

3 社会人基礎力評価の機会と評価方法

　社会人基礎力は、研修などのイベントや日々の業務活動の場面など、さまざまな機会に評価することができます。

（1）定期評価

　年1回や年2回など、期間を決めて定期的に行う定期評価は、個々の能力を適正に評価し、能力の段階を決定する機会であり、その後の自己の目標管理への活用や能力向上に向けての動機づけとなる評価です。評価期間にどれぐらいの頻度で指標に示した行動をとれたかで評価します。

　一次評価者、二次評価者は、面談で最終評価結果を被評価者に伝えます。面談は具体的なアドバイスを伝える場としても活用し、相互に納得できる適正な評価を行います。

（2）研修などイベントごとに評価

　定期評価よりも短い間隔で、研修などイベント等の機会を使って評価します。定期評価のみでは、評価項目である社会人基礎力の12の能力要素を意識することを忘れてしまうことがあります。研修などでさまざまな人とかかわるときに、そこでの自己の行動を振り返り、社会人基礎力を評価することは、能力要素を意識するよい機会となります。

（3）日々の業務行動で評価

　毎日の仕事のなかで、よし悪しにかかわらず気になった行動について振り返り、社会人基礎力を評価します。たとえば、新人が未習得の看護技術を自ら進んで体験するという行動をとったなら、その行動は〈主体性〉を発揮したと評価するというようにです。

　これは、定期評価や研修ごとの評価だけでなく、日常のなにげない行動において、社会人基礎力のどの能力要素が発揮されているかを意味づけするものです。日々の行動を評価するときは、基準を「頻度」ではなく、「発揮できなかった」「通常の状態では発揮できた」「困難な状況でも発揮できた／通常の状態で効果的に発揮できた」というように、行動の「難易度」で評価する方法もあります。

　これが、日々のなかで「自己の行動を評価して、自分の能力の可視化や状況の把握により、仕事で必要な能力とやるべきことに気づき、意識することで、社会人基礎力の育成につながる」ということになるのです。

　評価は個々の育成につながることを期待して、適正に行うことが必要です。間違った評価は間違った行動につながってしまいます。間違った評価の指標に合わせて、行動が最適化されてしまうのです。

　不適切な評価は育成を阻害することにもなります。評価者も被評価者も、適切

1章　看護職としての社会人基礎力　　57

な自己評価・他者評価を行い、評価をともに育つ機会ととらえ、評価能力を備え
ていきましょう。

■引用文献
1）経済産業省社会人基礎力サイト〔http://www.meti.go.jp/policy/kisoryoku/index.htm〕
2）日本看護協会：看護にかかわる主要な用語の解説 概念的定義・歴史的変遷・社会的文脈, p.25. 2007.
3）松下博宣ほか編：クリニカルラダー・人材開発システム導入成功の方策, 日総研出版, p.19. 2004.
4）見藤隆子ほか総編集：看護学事典第2版, 日本看護協会出版会, p.414. 2011.
5）勝原裕美子：看護師のキャリア論, ライフサポート社, p.45. 2007.
6）宗方比佐子・渡辺直登編著：キャリア発達の心理学, 川島書店, p.32. 2002.
7）前掲書5）p.47.
8）前掲書6）p.33.
9）前掲書5）p.51
■参考文献
○ 柴野昌山・菊池城司・竹内洋編：教育社会学 有斐閣ブックス, 有斐閣, 1992.
○ 松下博宣：続・看護経営学「超」実践編, 日本看護協会出版会, 1997.
○ 中原淳編著：企業内人材育成入門, ダイヤモンド社, 2006.
○ 川島みどり他編：今日の看護指針 臨床実践能力の向上をめざして, 看護の科学社, 2007.
○ 勝原裕美子：看護師のキャリア論, ライフサポート社, 2007.
○ 宗方比佐子・渡辺直登編著：キャリア発達の心理学, 川島書店, 2002.
○ 金井嘉宏・楠見孝編：実践知 エキスパートの知性, 有斐閣, 2012.
○ 松尾睦：経験からの学習 プロフェッショナルへの成長プロセス, 同文舘出版, 2006.
○ 産業能率大学総合研究所人事評価実践研究プロジェクト編著：マネジャーのための人事評価実践 "査定" のための
　評価から "職場マネジメント" としての評価へ, 産業能率大学出版部, 2009.

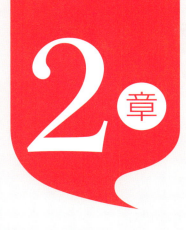

新人看護職の社会人基礎力の育成

チームの一員として育つ 働いていく

チームの一員として育つための力

1 あきらめない姿勢で職場に適応していく

　当院では社会人基礎力を、自律した専門性を発揮していく看護職にとって「看護実践の基礎的能力」と考え、看護職全般の育成・評価指標として取り入れています。新人から中堅、管理職までを対象としていますが、新人が「チームの一員」として育つうえでも欠かせないものと考え、「自律した姿勢」や「主体性」、「あきらめない姿勢」「粘り強く葛藤やダメージを乗り越えていける力」の育成という点から意識的に評価・育成しています。人との交わりのなかで職場に適応していく力を育てることで、離職せず、チームの一員として働いていけることをめざしています。

2 入職後3ヶ月・6ヶ月評価

(1) 自己評価、同僚評価、師長評価

　新人には入職後3ヶ月目と6ヶ月目、10ヶ月目に社会人基礎力評価を行っています。10ヶ月目では臨床実践能力評価も同時に行います。

　社会人基礎力の12の能力要素ごとに評価項目に対して「自己評価」「同僚評価」を行い、その後評価の決定として「師長評価」を行います（評価者となる同僚は本人が選ぶ）。

(2) 評価の決定（面接）

　面接は「師長評価」終了後に行います。本人と意見交換をし、合意のうえで評価を決定するようにしています。

　この評価を決定する過程で本人は「自己の行動」を振り返り、「他者からどのように見られ、評価されているか」を知ります。また「自分のできているところはなにか」「なにが足りなかったのか」「課題とすることはなにか」を「気づく」ための機会としています。

近年みられる
新人の離職傾向

まず、近年みられる新人の離職傾向にふれたいと思います。

1 若年者の早期離職

　近年は若年者の就業意識の変化に伴い、看護職に限らず若年者に「早期離職」の傾向がみられるようになっています。また、パートや契約社員などの非正社員の増加などにより長時間労働となる正社員が増すなど、職場環境の変化もみられるなか、労働時間の長さ、勤務体制、休暇制度、職場内での人間関係、責任の重圧など、労働条件をはじめとする職場環境に起因した事柄が、早期離職の理由に挙げられているようです。

　一般に、新卒者が就職する際に重要視する条件は、1位は「仕事の内容」(62.7%)、次いで「勤務地・交通の便」(52.3%)、「労働時間・休日・休暇」(34.4%)、「会社の将来性・安定性」(30.8%) となっています。また仕事の際に重要視する条件と離職理由の関係は、1位が「仕事の内容」(37.1%)、次いで「勤務地・交通の便」(15.2%)、「会社の将来性・安定性」(11.3%)、「労働時間・休日・休暇」(8.1%)、「採用後の年収」(6.9%) となっています[1]。

2 看護職の離職率

　さて、看護職はどうでしょうか。日本看護協会による調査では、新人看護職員の離職率は 2003（平成15）年度から 2007（平成19）年度までは 9.3 〜 9.2%と 9%台でした[2]。2008（平成20）年度から 2010（平成22）年度は 8.9%、8.6%、8.1%と 5 年ぶりに 8%台に、2011（平成23）年度から 2016（平成28）年度は 7.5%、7.9%、7.5%、7.5%、7.8%、7.6%と 7%台になり[3][4]、離職率はほぼ横ばいになってきています。

　その離職率は、看護配置の手厚い病院では低い傾向にあり、また新卒看護職の教育研修体制を十分に整備している病院では整備不十分な病院よりも、新卒看護職員の離職率が低いことが明らかとなってきました。しかしながら、依然として

離職率が高い病院もあります。

　新卒看護職の教育体制の整備状況については、①看護部門における教育研修責任者の配置の有無、②病棟・外来における教育研修担当者の配置の有無、③新卒看護職員研修の企画・評価組織（委員会など）の設置の有無の3点から把握されています。この3点ともに配置・設置している病院は離職率が低い傾向にあったようです。このように見ていく限り、まだまだ、新人の離職防止のための課題は多いようです。

3 就職に際しての新人の意識

(1) 当院の病院見学者の場合

　当院に病院見学に来た新卒予定者への調査では「就職に際して重要視すること」として、①卒後教育、②人間関係、③福利厚生、④労働条件、⑤看護体制に関することが上位に挙がりました。既卒となると、①仕事の内容、②看護体制・労働条件、③人間関係・資格支援、④福利厚生・将来性、⑤高度医療の順となりました。新卒予定者の「人間関係」を重視する優先度の順位は、年々高くなってきています。病院就職説明会でも「人間関係はどうか？」「職場の雰囲気はどうか？」などの質問が目立ってきています。「人間関係」に不安や自信のなさがうかがえます。また「職場に受け入れてほしい」という思いが強いともいえるのではないでしょうか。

(2) 一般的にみられる傾向

❶新入社員の仕事への不安

　社団法人日本能率協会（JMA）の「2011年度新入社員意識調査報告書」[5]によると、これから仕事をするうえでの不安について新入社員自身が感じている不安は、1位「仕事に対する自分の能力」、2位「社会人としての一般マナー」、3位「上司との人間関係」となっていました。性別差で見ると、男性に比較して女性の方が「不安」と感じる傾向が強く、特に「上司との関係」「同じ職場の人たちとの人間関係」といった人間関係に対する不安が高くなっているようです。上司・先輩が推測する新入社員の不安と新入社員自身が感じている不安とを比較してみると、「上司との人間関係」「同じ職場の人たちとの人間関係」「会社の雰囲気になじめるか」が新入社員より上司・先輩の方が高い結果となっており、意識のギャップがあるようです。

❷新入社員と上司・先輩との期待のギャップ

　また、新入社員にとって理想的だと思う上司・先輩については、「仕事について丁寧な指導をする上司・先輩」が最も高くなっています。上司との人間関係構築に有効だと思うことについては「飲み会への参加」が最も高い結果が得られ、次いで「昼食を共にする」「休日に仕事以外で集まる」「社員旅行」「Eメール」

などが挙げられていました。新入社員は上司・先輩との関係構築に意欲的な姿勢がうかがえます。

また、上司・先輩は積極的に働きかけるよりも、見守ることで新人が主体的に成長し、「自ら学ぶ・行動する」ことを期待しての行動を取る傾向があります。ここに、新人の期待との大きなギャップ・すれ違いが生じるのではないでしょうか。新人は上司・先輩のかかわりが少ないと感じ、もの足りなさ、関係性の希薄さと感じ取ってしまうように、上司・先輩の方が遠慮気味な傾向になってはいないでしょうか。

❸新入社員が自覚する社会人基礎力

2010年度同調査での新入社員の社会人基礎力調査[6]では、〈規律性（社会のルールや人との約束を守る力）〉（85.7％）、〈柔軟性（意見の違いや立場の違いを理解する力）〉（81.2％）、〈情況把握力（周囲の人々や物事との関係性の理解力）〉（80.8％）、〈傾聴力（相手の意見を丁寧に聴く力）〉（79.8％）について、いずれもほぼ8割が得意と回答しており、周囲との協調性に自信を持っていることがうかがえました。

一方、〈発信力（自分の意見をわかりやすく伝える力）〉（42.5％）、〈働きかけ力（他に働きかけ巻き込む力）〉（53.5％）を得意とする回答は半数近くにとどまり、他者とのかかわりにおいて受け身の姿勢がうかがえました。

新入社員には他者とのかかわりを自ら積極的に行うよう促すとともに、上司・先輩から積極的にコミュニケーションを働きかけることが大切であると思われます。

❹新入社員は「チーム・集団」による働き方を志向

2012年度同調査[7]では、新入社員が志向する働き方については「個人に任せられる職場」よりも「チームワークを重視する職場」を志向する者が多くを占めていました。また「自由だが、個人の責任と成果が求められる職場」よりも、「自由度が低いが、規律があり、組織的に動く職場」を好む傾向がみられました。

医療現場においては、チームでの活動が主体であることから好ましい現象ではあるのでしょうが、自由裁量を求められたときに〈創造性〉の発揮に苦慮するかもしれません。

なぜ、新人は辞めるのか

1 | 生活パターンの変化に適応しきれない

　学生時代には、学生の多くが「記録が大変」と表現します。しかし、大変とはいいながらも受け持つ患者は1人であり「情報収集→記録→カンファレンス」のように決められた時間で行動できます。また、時間管理の多くは臨床の指導者、教員によって行われているといっても過言ではないでしょう。

　これに対し、入職して臨床現場で働くようになると、複数の患者を受け持ち自律的な時間管理が求められるようになります。いかに先輩看護師が指導者として付いてくれていても、四六時中管理してくれるわけではありません。あまり手出しや口出しをせず、見守っている先輩看護師も多いのです。

(1) 自律的な時間管理・職務遂行のむずかしさ

　そんななか、新人はなにをどうしていいのかわからず、手も足も出せず、かといってSOSを伝えることもできず「ただ固まって刻々と時間が過ぎる」という状況になることもあります。記録も、パソコンの前に座って電子カルテに向かう時間が長い割に、一向に進まないことがしばしばあります。さらに、受け持つ患者が複数となるため、患者情報の把握にも時間がかかります。翌日の患者ケアに必要な情報がなにかがわからないため、患者情報を徹底的に収集しようとします。それが複数あるのです。「あっ」という間に数時間が過ぎてしまいます。学生時代に親しんだ「生活パターン」が大いに乱れるのです。

(2) 心身の疲弊がもたらすネガティブな感情・思考

　こうした状況では、休みの日でも仕事のことが頭から離れなかったり、「自分の時間」と思える時間を感じることができなくなったりします。つまり「常に仕事に束縛されている」という状態になるのではないでしょうか。これに夜勤のトレーニングなど「新たな生活パターン」も加わります。生活パターンの変化によって心身ともに疲弊している状況では、希望に満ちていた将来の看護師像など、想像すらできなくなります。そういったことも「看護をしている実感がない」「業

務に追われている」「楽しくない」「やりがいがない」「自分は本当に看護師になりたかったのか？」というネガティブな感情や思考を引き起こす「離職の誘因」となっているのではないでしょうか。

2 | 実習を通じた看護の仕事の実像理解が不十分

先の「2012年度新入社員意識調査報告書」によれば、一般に新人は働く目的について「自分自身の人間性を成長させること」が最も高く、次いで「仕事を通じて社会に貢献すること」が挙げられています。他方、看護職の場合、入職前に新人が「看護職を選択した理由」として挙げるのは「人の役に立ちたい」「やりがいがある仕事」「人とかかわるのが好き」「仕事を通して自分の人間性を成長させる」「手に職をつけたい」「家族・親族に看護職がいる」「家族・親族の入院のときや1日看護体験でなどの看護師の対応を見て」などが、定番の動機といったところでしょう。

看護職をめざす学生たちには、「看護という仕事のイメージ」をもつ機会として臨地実習があります。そのため、一般学生よりも仕事のイメージはつきやすいはずですが、これはあくまでも「イメージ・印象」といったもので、「現実の仕事の実像理解」といったものではないようです。

3 | 達成感が得られる体験・実感を早期に求める傾向

一般に、新人が仕事の達成感を感じるときは、「自分の力を最大限に発揮し、なにかを成し遂げたと感じられたとき」「自分の成長を感じられたとき」「視野が広がるよい経験をしたとき」「仲間と力を合わせてなにかをやり遂げたとき」「自分がリーダーとなってチームでなにかをやり遂げたとき」「周囲の人に褒められたり認められたりしたとき」「社会に貢献できている・人の役に立っていると実感できたとき」などです。近年はこの体験・実感を早期に求める傾向があります。

しかし、現実は先輩から指導を受けなければできない毎日で、自分で行えたという実感が得られにくく、失敗しては先輩や患者から注意を受けるという「できない自分」ばかりがクローズアップされる毎日なのです。

職場環境としては「気にかけている」「受け入れている」というサインを出すことが大切となります。受け入れた後、一歩進んだかかわりとして「小さな成功体験」「少し挑戦的な仕事」の提供をし、自信と意欲がもてるかかわりをします。「楽しい」「できる」を実感することを「期待させる」のではなく、看護の経験を通して「充実感」「やりがい」を感じられるように「やりたい看護を自ら実施できるようにするためにはなにが、どのような力が必要か」という課題を、新人自らが明確にできることが重要です。そのためには目標管理を効果的に活用していくことが大切です（本章9節と4章で詳述）。

4 働き続けるうえで不足がみられる能力とは

1 リアリティ・ショック以前の基礎的な能力として

(1) リアリティ・ショックは新人のほとんどが体験：〈柔軟性〉〈ストレスコントロール力〉など

日本看護協会調査[8]によると、新人看護師の早期離職の要因としては

- 基礎看護教育終了時点の能力と看護現場で求められる能力のギャップ
- 現代の若者の精神的未熟さや弱さ
- 従来に比べ看護職員に高い能力が求められるようになってきている

が上位に挙げられています。

また、勝原らの研究[9]によると、新人看護師にリアリティ・ショックが生じる原因には

- 医療専門職のイメージと実際の行動とのギャップ
- 看護・医療への期待と現実の看護・医療とのギャップ
- 組織に所属することへの漠然とした考えと現実の所属感とのギャップ
- 大学教育での学びと臨床実践で求められている実践方法とのギャップ
- 予想される臨床指導と現実の現実とのギャップ
- 覚悟している仕事とそれ以上に厳しい仕事とのギャップ
- 自己イメージと現実とのギャップ

があるとしています。

新人看護師のほとんどは、多かれ少なかれ、なんらかのストレスを感じています。勝原らが実施した調査では「対象とした新人14人は、すべてが入職後3ヶ月以内にリアリティ・ショックを受けている」という結果になっていました[10]。実際、当院で早期離職となった新人からもこうしたギャップが理由として告げられてきました。

しかし、これらのギャップは現在に限ったものではなく以前からありました。いつの時代にもリアリティ・ショックや先に述べたようなギャップは生じていたことと思います。これらのギャップを受け入れられる柔軟性や、ギャップを感じたときのストレスに対応できる能力の差によって、リアリティ・ショックによる

反応の差も出てくるのではないでしょうか。

(2) SOS が出せない（発信力、情況把握力）

　新人看護師の場合は、基礎教育のうちから臨地実習を行っていることから、一般の他の職種よりも職場となる現場の現実を知る機会は多くあるはずです。しかし、それにもかかわらず「ほとんどの新人がリアリティ・ショックを受けている」ということは、個々の精神的な弱さ、失敗体験を含めた「さまざまな人とのかかわり・経験の未熟さ」が関係しているともいえます。

　一方、先輩看護師たちは、新人看護師にそういう傾向があるにもかかわらず、SOS のサインを知る手段として「なにかあったら言ってね」と言い、なにも言ってこないので見守る、という行動をとります。また新人は、先輩から「大丈夫？」と声かけをされれば、多くの場合「大丈夫です」と答えてしまいます。このやりとりから SOS をキャッチすることは難しいのではないでしょうか。

　新人看護師は、対人関係能力の未熟さなどから思ったことを伝えられずにいることがあります（〈発信力〉に関係）。口では「大丈夫です」と言いながらも、なにが大丈夫なのかを意識していなかったり、本当は大丈夫ではないのにそのこと自体に気づかないことすらあります（〈情況把握力〉に関係）。新人看護師自身が「大丈夫でない」ことに気づいたときには、すでに立ち直れないダメージを受けていることがあります。

(3) 受入れ側の努力・工夫だけでは難しい新人の"自律・自立"

　早期離職につながる新人看護師は、そのギャップを受け入れられなかったり（〈柔軟性〉に関係）調整することができなかったり（〈計画力〉に関係）、考えられる選択肢をもたない（〈創造力〉に関係）ために、早期退職という選択をしてはいないでしょうか。

　当院ではリアリティ・ショックやギャップを最小限にする取り組みを、当院なりの工夫をしながら重ねてきました。新人の離職を経験した現場では「自分たちの新人へのかかわりはどうだったか」「受け入れの準備はどうだったか」「同じ状況を繰り返さないように」と、環境を整えるべく努力を続けています。皆さんの施設でもそのような取り組みを重ねてこられたのではないでしょうか。

　しかし、こうした努力を重ねてきて、思うことがあります。

　「新人のため」と、現場がさまざまな工夫の提供に力を入れることは「新人の自律・自立」につながるものでしょうか。

　どれだけの工夫や準備があれば、リアリティ・ショックを避けられるのでしょうか。

　「学生」から「専門職」への移行早期に求められる能力にギャップが生じることをすべて避けることは、困難なのではないかと考えます。

2 | あきらめない姿勢をもつために養うべき能力とは

(1) 短くなってきている "離職までのプロセス"

　最近の傾向として「ギャップを感じてから離職を決断するまでが早くなった（期間が短くなった）」と感じます。以前は、話を聞く時点では「どうしていいのかわからない」との「相談」であり、同じ離職に至る場合でも、そこからある程度の時間をかけて双方が思うところを述べ合う、いわば「退職に至るまでのプロセス」というものがありました。しかし近年は、そうした相談を受けて話し合うプロセス自体がないケースや、本人からのSOSが認識できないなか、ある日突然「離職すると決めました」との報告を受けるケースが増えたと思います。

(2) "成長・定着に至るプロセス" 形成の必要性

　これは、いったいなぜでしょうか。

　この間に、その職場を辞めるべきなのかどうかを逡巡したり、誰かになんらかのSOSのサインを出したり、相談をしたりするなかで、「1つひとつギャップやダメージを乗り越えていくというプロセス」が必要なのではないでしょうか。そして、このプロセスを形成するうえで必要な、まずは本人が「あきらめない」という姿勢がもてること、さらにその姿勢を養うために必要な能力・行動を私たちが明らかにすることが併せて大事になってくるのではないでしょうか。

3 | ダメージを乗り越えられる人、乗り越えられない人の差

　同じ環境下にいても、人によって受けるダメージは異なります。

　ダメージを乗り越えられる人と、乗り越えられない人がいます。

　その違いはなんでしょうか？

　それこそが「社会人基礎力として持っている力の差」ではないでしょうか？

　早期離職した新人たちの傾向から、先輩との関係の中で自分の感じたこと・思ったことをうまく伝えられていない（〈発信力〉に関係）、先輩がポジティブ・ストロークを投げてくれていても受け止められない・耳に入っていない（〈傾聴力〉に関係）、先輩の言っていることが人によって異なっていること自体が許せない・何を信じていいのかわからない（〈柔軟性〉に関係）、先輩が求めていることに応えられない（〈主体性〉に関係）など、忙しく毎日が新しいことばかりで日々の変化に追いつかない（〈ストレスコントロール力〉に関係）、このままではいつか失敗するのではないかと行動に移せない（不安ばかりが先にたつ）（〈実行力〉に関係）など、社会人基礎力のなかでも特に《前に踏み出す力（アクション）》《チームで働く力（チームワーク）》の差に影響されているように思われます。

5 当院実際例にみる「離職」と「社会人基礎力」の関係

　ここでは、残念ながら当院で定着に至らなかった早期離職の実際例をもとに、「新人の離職状況・理由とそれに関係する社会人基礎力」という視点から、早期離職を防ぎ「成長・定着」につなげていくために求められる基礎力、足りなかった基礎力についてご紹介します。

　なお当院における1年以内での新人の離職理由は、過去3年間ともに「健康上の理由」が最も多く、次いで「自分の適性・能力」が多く認められました。こうした理由は新人自身が退職時に記した「自己申告理由」ですが、それらは退職前に個々と面接した時に述べられた理由とは異なっていました。そのため本当の離職理由と思われるものに基づいて分析してします。

1 「インシデント体験を乗り越えられない」（主体性、課題発見力、発信力、ストレスコントロール力）

離職した新人に共通していたことが、2つあります。

- 多くが"インシデント"を体験していた
- その体験が"退職の1～2ヶ月前"であった

　新人が起こしたインシデントは皆、患者への影響度は低いものでした。病棟ではどのケースにおいても新人へのフォローを行っており、インシデントの体験は「新人なりに乗り越えているもの」と思っていました。

　しかし実際は、新人たちにはその「失敗体験」が大きな「ストレス」となって残っており、乗り越えることができていませんでした。これは、「また失敗するのではないか」と不安を抱えながらも先輩に伝えられず（〈発信力〉に関係）、「なぜ失敗したのか」を考えられず（〈課題発見力〉に関係）、またこの失敗を次に活かそうという思いにまではつなげられない（〈ストレスコントロール力〉に関係）、さらに失敗を恐れず自ら再チャレンジしようと一歩前に踏み出す（〈主体性〉に関係）ことができなかったことによるものと思われます。

　相互の認識にズレが生じていることに周囲は気づかず、新人が退職を申し出た時点で初めて気づくという状況でした。

2章　新人看護職の社会人基礎力の育成

2 | 「1人の先輩との人間関係に耐えられない」 （発信力、柔軟性）

「多くの先輩、プリセプターはよくしてくれるが、ほんの一部（1人）の先輩との人間関係がうまくいかず、耐えられない」と言って退職していった新人がいました。部署異動などすすめて引き止めましたが、聞き入れられませんでした。

退職時の自己申告では「健康上の理由」「自分の適性・能力」が離職理由として記されていました。責任の重圧や先輩との関係などから、結果的に体調を崩したため、そのように理由づけしたものと思われます。しかし、本当のところは「先輩との人間関係のつまづき」が直接の理由であり、先輩への思いをうまく伝えられず（〈発信力〉に関係）、また先輩の立場や考えを理解しようとする（〈柔軟性〉に関係）試みができなかったのでないかと思われます。

3 | 「楽しさを見出せない」（主体性、実行力）

少数ですが、早期に離職した新人のなかには「楽しさを見出せない」といって入職4ヶ月目で退職した新人がいました。数ヶ月の体験で「楽しさ」を実感できる職業は、そうはありません。しかし、それらの新人にはそうは思えなかったようです。管理者としては「楽しく、生き生きと仕事をしてほしい」という願いがあり、そのメッセージを新人たちに送っていましたが、新人にそう言わせてしまった体制が組織側にあったことも否めませんでした。楽しいと実感できることは個々により異なると思いますが、人から指示をされて行動するだけでなく、自ら主体的に取り組むこと（〈主体性〉に関係）や、同期とともに目標に向かって取り組める機会（〈実行力〉に関係）が少なかったのではないかと思われます。

また、新人が主体的に行動に移すことができるように自尊感情を高めるかかわり（承認など）をもつような組織としてのかかわりにも課題がありました。

4 | 「自分で決めた職業ではない」（主体性、課題発見力）

「自分で決めた職業ではなかったから」「なりたくてなった職業ではなかったから」と言って、離職した新人もいました。自分で決めたキャリアなら、少々の人間関係や業務上の失敗があったにしても乗り切ることができたのでしょうが、人に決められたキャリアでは、失敗したときや自分の価値観と異なることが発生したときに問題を人のせいにすり替えてしまい、乗り越えられなかったのだと思われます（〈主体性〉に関係）。

また、職業継続ができなかった理由を振り返り、「なぜできなかったのか」を考える（〈課題発見力〉に関係）こともできていなかったのだと思います。

5 「辞めてリセットしたい」
（実行力、課題発見力、計画力、情況把握力）

　退職したい理由を「辞めてリセットしたい」と表現した新人もいました。先輩からは「この時期の新人としては通常の成長をしている」と評価されていましたが、新人自身は「できている実感がない」と自己評価が低く、その評価を自分で変えることができずに早期退職に至ってしまいました。これは、新人としては「もっとできる」イメージを抱いていたのでしょう。

　新人が到達すべき目標設定（〈実行力〉に関係）と、そこに向かうためにどのようなことをしていけばよいのか（〈課題発見力〉と〈計画力〉に関係）、新人として自分が果たすべき役割は何か（〈情況把握力〉に関係）などについて、振り返る機会が足りなかったのかもしれません。

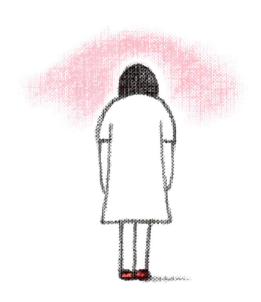

6 残された者の受けるダメージ

新人看護師の離職は、本人だけのダメージでは終わりません。

新卒者の入職に際しては、新人にとって働きやすい職場環境を整えるために、病院、配属部署、指導者、プリセプター、管理者が多くの時間と労力を使って準備を進めています。しかし、新人の早期離職との遭遇は「自分の力不足」「無力感」を感じさせるなど「その苦労が報われない出来事」として大きなダメージとなって残ります。

1 苛まれる自責の念、徒労感

たとえばプリセプターは「自分が十分に話を聞いてあげられなかった、かかわれなかったことが離職の原因になっているのでは」と自責の念にかられ、プリセプターをフォローする指導者もまた「プリセプターがかかわれなかったところを、自分がフォローしきれなかったからではないか」と悔みます。同期の新人たちは「自分が同期としてなにもしてあげられなかった」と心を痛めます。師長は離職しようとする新人に「離職を考える機会となった出来事はなにか、なんとか継続できる方法はないか」と、面接に多くの時間を費やします。しかしその費やした時間は報われず「辞めさせてしまった」という罪悪感に苛まれます。

2 退職の連鎖

時に、他の残させた新人たちが引きずられて、後を追って「退職の連鎖」になることもあります。新人にとっては、ぎりぎりの状態で耐えて頑張っている状況のときに、一緒に頑張ってきた同期が欠けるということは、心が挫けるきっかけになることがあります。

師長は残された新人、プリセプター、指導者一人ひとりのフォローのための時間をさらに費やすのです。そして、欠員となった後の対応のため、勤務表も修正しなければなりません。一般病棟においては看護要員として、1人欠けることは病棟運営にも経営上にも大きな影響を与えると、頭を抱えます。看護部長は、新

人が離職に至ってしまった経緯について母校の学校に説明をしながら、母校との信頼関係が崩れ、次年度からの就職に影響はしないかと不安にかられているのです。

3 新人が辞めないよう育てることが、両者のダメージを防ぐ

　新人が離職するということは、離職した新人だけでなく、それまでにかかわった、一緒に働いた多くの者たちに大きなダメージを与えていることでもあります。ゆえに、両者がダメージを受けないように「新人が辞めないように育成すること」が看護職全体として安定したケア提供体制をつくることにつながると思われます。また、やむを得ず辞めたとしても、辞めるに至った理由が互いに納得できるように、「どのような能力との関係があったか」を振り返ることが、その後の育成の機会や基礎力発揮の機会につながり、ダメージを防ぐことにもなると思われます。

7 新人自身による経験の意味づけに必要な基礎力

1 共通の価値観に向かわせるなかでの "プロセス" づくり

（1）「患者さんのために」という価値観

　早期離職を防ぐために必要なこととして、「この職場を辞めるべきなのかどうか」を逡巡したり、誰かになんらかの SOS のサインを出したり、相談をしたり、そのうえで一つひとつギャップやダメージを乗り越えていくといった「プロセス」の形成、さらに「あきらめない姿勢」がもてることを先に挙げました。

　このプロセス形成に必要なのが「患者さんのために」という看護職共通の価値観であり、「そこに向かうためにどうすればよいか」を新人に問い自ら考えてもらい「ダメージを乗り越えていくプロセス形成」を通じて成長をサポートする、ということではないかと思います。

（2）経験から体で覚える

　当院の看護のこだわりは「現場の実践を通して学び、経験の積み重ねにより看護を磨き、実践した看護の証を現場に残すこと」です。

❶「経験」を積み重ねて「技」とする

　従来の院内教育の方法は「知識注入型」を主としていました。しかし、経験を積んだエキスパートたちが新人に「知識」を注入しても、新人がそれらを自分の実際の行動に結びつけることは難しく、実践では手も足も出せません。

　他方、エキスパートであるナースたちの行動は「経験」に導かれて行われています。それらの行動について本人たちに聞いてみても、自身の優れた技とその価値には、案外気づいていません。「意識して身につけた」というよりも、「体で覚えた」「体に染み込んだ」ものとしてもっているようです。よくよく聞きだしてみると、それらは「さまざまな経験（もちろん、失敗・成功体験ともに）」が積み重なり「エキスパートな技」となっていることがわかります。

❷中堅が経験知を現場で見せ、新人に違いを体験させる

　臨床看護の現場教育をするうえで、知識注入型ではなく、この「経験知を現場で実施して見せ、新人の技との違いを言語化し、新人自身が体験を通じて違いを

図1 院内教育の体制

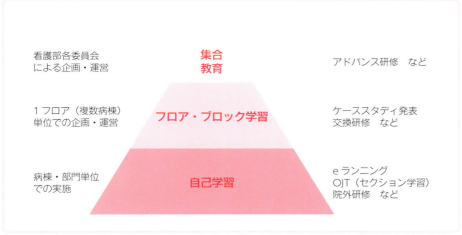

（聖マリアンナ医科大学病院看護部）

理解させ技を体に染み込ませていくこと」が大事なのではないでしょうか。

当院ではこれらを考慮して院内教育の体制を構築していますが、特に中堅のもつ「経験知」が新人教育に活かされることを意図したフロア・ブロック学習を取り入れています（図1）。この学習では、技術演習の講師やアドバイザー役として中堅に力を発揮してもらい、3〜4年目のプリセプターではフォローしきれない部分を埋めてもらうようにしています。

各フロアの教育責任者は副師長が担当、副師長は年間の教育計画と目標達成の状況を教育担当部署である「キャリア開発ネットワーク」に報告、育成・フィードバック・評価、目標管理の有機的な連携をはかり、中間層（指導者層）不足のデメリットを補う工夫をしています。

2 リフレクションに必要な基礎力（課題発見力など）

(1) 成長・定着に必要な、新人自身による"経験の意味づけ"

新人は、先述したさまざまなギャップのなかで過ごしています。新卒に最初から専門的な知識・技術を期待してはいません。しかし、失敗・成功という「経験」を積み重ね、さらにそれらの「経験の意味づけ」を積み重ねることが看護師としての成長につながると考えます。看護専門能力を高めるために、この経験の意味づけが重要な意味をもちます。

実践からの学びであり、「看護の存在価値」「自分自身の存在価値」「看護のやりがい」を見出すことができると思うのです。

(2) "リフレクション"で自己の課題を明確にする能力

この経験をするのは新人自身ですので、新人は主体的にエキスパートである先

輩を巻き込み、「なにをどのように経験するか」目標を立て、自分の課題を明確にしていく能力が求められます。ここで「リフレクション」が必要となります。

リフレクションとは、経験によって引き起こされた気にかかる問題に対する内的な吟味、および探求の過程であり、自己に対する意味づけを行ったり、意味を明らかにするためのものであり、結果として概念的な見方に変化をもたらすものです。看護職は専門知識・専門技術の能力習得だけでなく、「患者の健康課題」とともに「自己の課題」を明確にする能力も求められます。この能力は社会人基礎力の《考え抜く力（シンキング）》のひとつである〈課題発見力〉にもあたります。「自ら経験し、意味づけを重ねて成長につなげていく」というプロセスをつくるうえで、その土台となるのが、〈課題発見力〉をはじめとする社会人基礎力であるといえます。

3 │ 気づき、経験を意味づける "場" を意図的につくる

（1）失敗しない人はいない

仕事をしていて失敗をしない人はいません。失敗を通して成長していくものです。しかし、失敗をして平然としている人はおらず、落ち込んだり、悔やんだりするものです。失敗を学びとして次に生かそうとすることが必要です。落ち込んでばかりでは、次に進めません。先にも述べたとおり、看護職では新人のほとんどは多かれ少なかれストレスを感じており、入職後3ヶ月以内に調査した対象者全員がリアリティ・ショックを受けていたという調査もあります。

（2）ストレスの意味することはなにかを考える機会（場）をつくる

仕事に「ストレス」は付きものです。一般的な離職理由としては「仕事のストレスが大きい」が最も多いとも聞きます。仕事を続けるには「ストレスと上手に付き合う」ことが大事なのだと思います。単に「ストレスの発生に耐える」のではなく、意図的に「ストレスの意味することはなにかを考える機会（場）をつくる」ことが大事ではないでしょうか。そのことがストレスコントロール力を培う機会となります。

（3）失敗の経験を意味づける意味

❶失敗したときこそが大事な機会

看護の仕事では一度の失敗が患者の生命を脅かすことにもなることを、新人は知っています。だから、失敗をしたときに「怖い」のです。専門職としての責任の重さにつぶされそうになります。

しかし、その時こそが「大事な機会」になると思うのです。

❷"失敗の意味"を伝えられた、先輩との話し合いの場

以前、2年目になった看護師が新人に向けて送ったメッセージのなかで、「イ

ンシデント」を起こしたときに大きな精神的なダメージを受けたことを話していました。その看護師は、大きなダメージを受けたにもかかわらず、その後も仕事を続けることができました。それは、インシデントを起こしたあと、先輩とともに「次に同じことを繰り返さないようにするための話し合い」をし、その話し合いの場で「その失敗が意味すること」を伝えられ、考える機会を得たことで、「ダメージ」が「次に進むべき克服の機会」に変わったから、というものでした。

「失敗した経験を意味づけすることの意味」がここにあったと実感する事例でした。

（4）意味ある行動・看護だと気づくことがダメージ克服につながる

❶「できていない自分」だったのか？

多くの新人看護師や学生たちから「自分はなにもできなかった」「側にいることしかできなかった」「声をかけることしかできなかった」など、「できていない自分」についての言葉を聞きます。

本当になにもできていないのでしょうか？

本当に意味のないことだったのでしょうか？

なぜ、あなたは側にいようと思ったのでしょうか？

その患者を「放ってはおけない」と感じ「今、側にいることが患者にとって最善なことだ」と判断したからではないでしょうか？

❷意味ある行動、意味ある看護に気づく

そのときの患者の反応などを引き出してみると、「その行動が患者にとって意味あることで、意味ある看護であった」ことに気づくことができます。また、自分がとった行動が、自分が大事にしたい看護と一致していることなのかなど、自己の看護観の確立につながるものであったりします。いま、新人の身の回りで起きていること、自分がとっている行動はすべて意味あるもの、看護の力になるもの、基礎力につながるものであることに気づくことができるよう、支援したいものです。

2章　新人看護職の社会人基礎力の育成　77

8 人とのかかわりのなかで育つ基礎力

1 | 基礎力と専門力

　能力には、どのような職業についても共通して必要になる能力と、ある特定の職業に必要な能力とがあり、前者を「基礎力」、後者を「専門力」と呼びます[11]。基礎力には「対人能力」「対自己能力」「対課題能力」があり、これらは小学校段階から習得がはじまり、30代まで着実に成長していくと言われています。その後も伸びますが、それは基礎力に磨きがかかる部分だと言われます。専門力には「専門知識」と「専門技術」があります。能力を身につける時期には、個人差はありますが、標準的な時期というものがあり、これは発達段階に応じたものであり、仕事の中での役割期待に沿ったものでもあります。

（1）専門力も人とのかかわりのなかで磨かれる

　専門力は、学生時代にも学習を通して磨かれる部分もありますが、多くは社会に出てその職業に就いてから身につけます。看護職をめざす者は学生時代に専門知識・技術を学習しますが、それは一部分にすぎず、やはり職業に就いてから磨かれるものです。専門職への序章に過ぎません。基礎力は、人とのかかわりのなかで育まれるものですが、専門力も多くの人との出会い、経験の積み重ねにより磨かれます。十分な基礎力が身につかないままに専門力を身につけても、その専門力をうまく活かすことができません。活かし方は「基礎力によって培われる」といっても過言ではないでしょう。

（2）居場所をつくる　先輩の心をつかむ
❶親しみやすさと気配り

　対人能力のうち「親しみやすさ」「気配り」は、新しい環境のなかで居場所をつくり先輩の心をつかむうえで、とても重要な能力です。これらは、おおかた高校生までに身につけていることと思います。
❷うなずきや返事

　親しみやすさは「相手からの発信」に対して「うなずき」や「返事」など「相

手に興味を示している」と伝わるように反応を返すことにより伝わります。

❸愛嬌

　師長たちに聞いてみると、「愛嬌があることが職場の中で生き抜くために重要な要素である」と言っています。この愛嬌がある人・親しみやすい人の周りには、人が集まります。本人たちはそうでない人のところにも分け隔てなくかかわっているつもりなのですが、やはり愛嬌がある・親しみやすい人のところへは、先輩であっても近づく機会が多くなってしまうのです。愛嬌とは、人を惹きつける柔和な態度であり、高い地位につき人の上に立つ達人ほど、この愛嬌が重要であると言われています。

2 ｜ 人とかかわりチームで働く職業に重要な能力

（1）患者・家族、看護職、多職種とかかわる

❶自分と異なる価値観をもつ人とのかかわり

　「他者に興味を持つ」「共感する」「多様な価値観を尊重する」能力は、大学から新入社員の時期に身につけたい能力です。このような能力は、人とかかわる職業、チームで働く職業においては重要なもので、「自分とは異なる価値観をもつ人々と多くのかかわりをもち、それを積み重ねる」ことよって得ることができるものです。

❷自分から人に近づき、話を聴き、受け入れる

　こうした能力を磨く機会は、学生時代よりも社会人になってからの方が多くあります。患者・家族をはじめ、看護職の同僚・他の多くの職種など、幅広い年齢・職種の人々とかかわる機会を多くもつことを通じて、この能力が磨けるのです。しかし、そうした機会をもつためには「自ら人に近づく」こと、「人の話を聴く」こと、「相手を受け入れる」ことなど、社会人基礎力の〈働きかけ力〉〈傾聴力〉〈柔軟性〉などの能力が必要になります。

（2）日常的に能力を意識し、考え、行動する

❶人とのかかわりのなかでしか育たない

　これらの能力は「人とのかかわり」のなかで、「さまざまな経験を通して」しか育ちません。看護職は、学校で看護学・医学などの専門知識・技術を学びます。他方、社会人基礎力は座学での学び練習をすればすぐに身につくという代物ではありません。日々の生活や仕事のなかで、活動を通して徐々に身につきます。そのため、できるだけ早い時期に「社会人基礎力の各能力の意味を理解」し、それらを「意識しながら考え、行動する」ことが重要と考えます。人とのかかわりを通じてさまざまな経験を積み、この社会人基礎力を磨くことが、専門知識・技術の力を高め、磨くことにもつながります。

❷弱みとなる能力は意識して行動する

　社会人基礎力は他章で紹介されているように、大きく分けると《前に踏み出す力（アクション）》《考え抜く力（シンキング）》《チームで働く力（チームワーク）》の3つの能力があり、さらに12の能力要素から構成されています。すべての能力を身につけるに越したことはありませんが、すべての能力を持ち、それを発揮できている人は、そうはいません。それぞれに持っている能力に「強弱」があります。自分の能力の「強み」と「弱み」を知ったうえで、強みとなる能力を生かし、弱みとなる能力は日々の生活・仕事のなかで"意識して"向上させられるよう「行動」していくことが必要です。

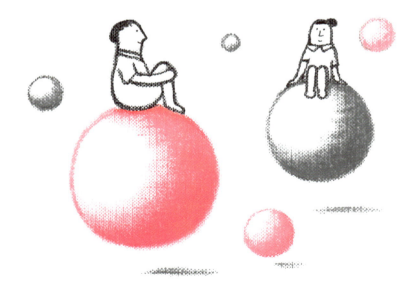

12の能力要素の意味と新人の鍛え方

　ここでは医療現場で働く新人看護職にとって、社会人基礎力の各能力要素がどのような意味をもつのか、どのような視点からの育成が望まれるか、周囲はどのようなかかわりからその能力要素を鍛えればよいかについて述べます（各能力要素の定義は経済産業省のもの：本項の内容をふまえた当院の定義と解説、新人3ヶ月目・1年目の行動指標（行動例）、発揮事例、育成のポイントなどを4章で解説）。

1 | 主体性

(1)「指示がなくても自ら行動する」のが主体性か？

　「物事に進んで取り組む力」と定義され、指示を待つのではなく、自らやるべきことを見つけて積極的に取り組むことなどをさします。企業では、最ももってほしい能力（採用時に重視する基礎力）として〈主体性〉と〈実行力〉を挙げています。たとえば、周囲が忙しそうに働いているとき、先輩から仕事の指示がなくとも積極的に手伝わないと「主体性がない」と言われます。「指示がなければなにもしない」「指示されたことだけをする」という人は一般に「指示待ち人間」などと呼ばれ、「マニュアルがないからしない」「マニュアルに書かれていないことは、自分で考えて行動に移せない」という人は「マニュアル人間」などと呼ばれます。

　しかし、環境に慣れない・仕事の内容も理解できない新人が「指示を待たずに×××ができる」などということがあるでしょうか？

(2) まず「指示されたことを正確に行う」

　新人にとっては、まずは「指示を受けて、その指示を確実に実行する」「マニュアルを見て、マニュアルを頼りに正確に・確実に行動する」ということから始めることが大事なのではないでしょうか。新人が主体的に行動できるようになること（主体性を育成すること）は、上司・先輩にとって期待すべきことです。しかし、新しい環境のなかでは最初からそのように行動できるわけではありません。新人のときの〈主体性〉とは「指示されずとも自ら行動する」ことではなく、「ま

ずは指示されたことを正確に行う」ことになるのです。

　ただ、いつまでも指示を受けてマニュアル通りに行動したままでは「マニュアル人間」と言われてしまいます。マニュアルを使った後に、次のステップとして「指示を待たずに、自らが、いま、この時に必要な行動がとれる」ようになるのです。

（3）患者、自分自身、組織の安全保持につながる行動

　さて、〈主体性〉を鍛えるにはどのような方法があるでしょうか。〈主体性〉を身につける行動の例をご紹介します。

❶自分の立場を客観的に理解する

　まず、新人が「自分の立場を客観的に"理解する"」ことです。ひとつには「自分がいまなにをすべきなのか」「周囲からなにを期待されているのか」を把握することが大事です。新人は、基本的な「専門知識・技術」を早く身につけて一人前になろうとします。一方、上司・先輩は「仕事の基本動作（報告・連絡・相談など）・社会人としての基礎力（アクション・シンキング・チームワーク）」など、「仕事をしていくうえでの基本的なこと」を中心に身につけてもらいたいと考えています。ここに、新人と周囲との認識に"ズレ"が生じます。

❷新人にかかわる全職員が認識のズレを修正する

　新人は「専門知識・技術に飛びつく」のではなく、まずは「仕事の基本姿勢を身につける」ことを期待されていると知ること、新人にかかわる全職員はこのことを認識し「"新人との認識のズレ"を修正しておく」ことが必要です。

❸決断する→行動する→自分のとった行動を評価する

　自分の状況を把握し、やるべきことが見えてきたら、2つ目には「新人が自分で考え、責任を持って"決断する"」こと、3つ目に「行動する」ことが大事です。「こうする」「これをやる」と決断し、やるべきことがわかっていたら行動することです。たとえば、新人ならばわからないことが当たり前ですから「自分にはわからない課題が発生している」と気づいたら、やるべきことは「いま、ここは先輩に聞くべきだ。先輩には聞きにくいけれど聞くぞ！」と決断することです。そうして、恐る恐るでも「先輩に確認するという行動」をとり、先輩の反応を「確認する」ことで「"自分のとった行動"を"評価する"」ことにつながります。

　こうした一連の行動が、新人の主体的な行動力・実行力を身につける機会となります。またこうした行動がとれることは、医療現場においては患者の、自分自身の、ひいては組織の「安全」が保てることにもなるのです。

2｜働きかける力（働きかけ力）

（1）仲間の協力や上司・先輩の支援を得る

　「他人に働きかけ巻き込む力」と定義されています。医療現場では同僚や多職

種と一緒に取り組む「チーム活動」が常です。一方的に指示を出して行うのではなく、目的・情報・方法を共有し、チーム間で協働して物事を進めるために必要となる能力です。チームをまとめるリーダーの人に特に求められますが、新人にとっては仲間の協力を、上司・先輩からの支援を得るために必要な力となります。

(2) リーダーシップ発揮の場を意図的に設ける

〈働きかける力〉を鍛えるには、まずは「自分が中心となって他者と一緒に取り組む経験をする」ことです。臨床現場での新人は、自らがリーダーシップを発揮する機会はどうしても少なくなります。ですから、新人同士の学習の機会でひとつの目的に向かって他者とともに取り組み、新人が中心となってリーダーシップを発揮する機会をつくることが必要です。このような経験を研修のなかに組み込み、また臨床現場でも身近なチームのなかでリーダーシップを発揮している人のそばに身を置き、観察する機会を設けることもよいかもしれません。

リーダーになってからつける力ではなく、新人のときからの積み重ねが必要です。

3 | 実行力

(1) 単に行動することは実行力ではない

「目的を設定し確実に行動する力」と定義されます。このことは、単に行動すればよいということではありません。自分ができることだけをやり続けることも、〈実行力〉があるとは言いません。また、言われたことを言われた通りにだけ行動することも、〈実行力〉があるとは言えません。設定した目的を達成するために行動・実行することが〈実行力〉であり、日々の経験の積み重ねからの創意工夫をして取り組むことが求められる性質のものです。

(2) 目標を設定する

〈実行力〉を鍛えるには目標を設定して取り組むことが大事です。新人からよく聞くのが「教わっていないので、できない」「やったことがないので、できない」という言葉です。自分の力不足を理解しているともいえますが、このままではせっかくの成長の機会をなくしてしまいます。「やったことがないので教えてください」「一緒に行ってください」と言えることがこの力を鍛える機会となり、さらには先輩を巻き込む力〈働きかける力〉をも鍛えることになります。

(3) 目標は身の丈に合ったものを

❶新人は高い目標を設定しがち

目標設定に際しては、新人はとかく、また思いのほか高い目標を設定しがちです。「身の丈に合った目標」の設定が大事です。しかし、新人は身の丈といって

も「もっとできるはず」と思っています。一方、実際に患者さんの前に行くと「患者さんから要求されるケアをどうやったらよいかわからない」というのが現状です。

❷ OJT で心配な気持ちを表現する機会をつくる

また、よかれと思って行動したことが失敗に終わることもあります。先にも述べたとおり、医療・看護では失敗は患者の生命に危険を及ぼすことを、新人であっても十分に理解しています。そのため「慎重になったり、失敗を恐れて行動に移せない」ということが起こります。「失敗が心配だ」ということをきちんと表現して、先輩に「一緒に行ってください。見ていてください」などと伝えることができることが必要で、これは新人にとっての〈主体性〉であると思います。そのため、このような発言につなげられる機会を OJT でつくることが必要だと考えます。

(4) 目標管理で鍛える

❶ 行動する前に目標を設定する

〈実行力〉で大事なことは、「行動する」ことの前に「目標を設定する」ことです。「いつまでに」「なにを」「どこまで」達成するかを明確にします。

❷ 確実に達成できる目標を立てる

初めのうちは確実に達成できる目標を、次第に、少しだけ高い、チャレンジできる目標を立てて行動します。目標を設定することは、その目標を達成するために行動を起こすことです。確実に目標を達成させるために「どう行動するか」計画を立てます。自分なりの経験と知恵とで、目標達成のための方策を導き出し、実行するのです。

❸ 成功経験の蓄積が実行力を磨く

目標管理は〈実行力〉を鍛える手段のひとつになります。目標が達成されたとき「達成した」という"成功経験"をすることが、次のさらに高い目標の設定につながり、「どうすれば成功するか」が経験を通して蓄積されこの能力が磨かれるのです。

4 ｜ 課題発見力

(1) 課題の解決が仕事の基本

❶ 目的達成のため課題を明確にする

「現状を分析し目的や課題を明らかにする力」と定義されており、目標に向かって、自らここに問題あり！解決が必要だ！と提案することなどをさします。どのような仕事でも「課題を解決すること」が仕事の基本となります。組織はその目的を達成するために、その課題となるものを明確にし、解決に向かうのです。現状に満足し、問題が起きていることに気づかず、課題を見つけられずに日々同

じことを繰り返しているだけでは、個人だけでなく組織としても発展がないといえるでしょう。

❷看護現場の改善、発展に役立てる

「これでいいのか」「このままで問題が発生しないか」「さらによくするにはどうしたらいいのか」と考えることで、看護の質の維持・向上、新しい看護技術の開発、仕事の効率化・向上など、看護現場でのさまざまな変化や改善、発展が期待できるのです。

(2) 課題について考える機会を設ける

〈課題発見力〉を鍛えるには、自分が行った看護や、いま自分が取り組んでいることなどについて「これでいいのか」と振り返り、評価する機会をつくることです。まずは「自己評価」をし、それを同僚や先輩に「他者評価」してもらったり意見交換することで、「重要な課題となるのか」「課題は解決されたのか」「異なる課題があるのか」などと考える機会となります。このような機会を積み重ねることでこの能力が磨かれます。

(3) 課題が提案できる環境・風土を整える

ときどき、現場で問題が発生したときに「やっぱり。そうなると思った」「問題だと思ったんだ」などと、自分からは提案もせずに「自分には関係ない」「他人事だ」というふうに話す人を見かけます。このような無責任な人には育てたくないものです。新人が些細なことでも「課題」としてとらえて発見したら、自分のところにとどめておくのではなく、新人が自ら提案できるような環境・風土を整えておくことも必要です。

5 計画力

(1) 現場では臨機応変な計画の修正・追加が必要

「課題の解決に向けたプロセスを明らかにし準備する力」と定義され、課題の解決に向けた複数のプロセスを明確にし、そのなかで最善のものはなにかを検討し、それに向けた準備をすることをさします。社会人にとって、この力も重要です。学生時代は、受け持ち患者の看護計画を立案・実施・評価することは経験しますが、医療現場では限られた時間のなかで複数の患者に看護を提供しなければなりません。仕事は順序よく訪れてはくれません。〈計画力〉は学生時代から鍛えられているものの、患者の状況・職場の状況により「課題」も時々刻々と変わります。臨機応変に計画を修正・追加することが求められます。

医療での実施の遅れは「患者のリスク」につながります。スケジュール通りにいかないのが"人"を対象とする医療現場の常です。計画を遂行する力とともに、計画通りにいかなかったときに柔軟に対応できる力も必要になります。

（2）自分の力量・限界を把握しておく

　計画力を鍛えるには、まずは「自分の力量を把握しておく」ことが必要です。自分に与えられた時間のなかでどこまでならできるのか、限界を知る必要があります。日々の業務のなかで計画・実施を積み重ね、立てた計画が「自分の身の丈に合った実行可能な計画なのか」を振り返ることが必要です。また、複数の課題に同時に取り組む機会をつくり体験することによっても、この能力を鍛える機会になります。自己の課題を明確にし、目標を設定して実行するなど目標管理なども鍛える機会になると思います。

6 ｜ 創造力

（1）現場の変化に対応したアイデアを提案する

❶既存の発想にとらわれない解決法

　「新しい価値を生み出す力」と定義され、既存の発想にとらわれず、課題に対して新しい解決法を考えることなどをさします。経験を積んだ人では「以前はこうだった」「毎年こうやっている」と、新しい方法を取り入れることに踏み切れない人を見かけます。また、新人が先輩の行っている方法に疑問を感じて尋ねると「いつもこうやっている」「こう決まっているから」と、新しい方法を考える機会をなくしている人もいます。

❷社会・医療現場の変化に対応した発想・提案

　社会は変化します。特に、昨今の社会・医療の現場は著しく変化しています。このような状況のなかで変化にいち早く対応することなく、組織として、個人として生き残ることができるでしょうか。変化に対応した「新しい発想」による新しい方法を常に考え「提案する」ことが求められます。それは、単なる思いつきやひらめきではなく「客観的事実に基づいた、現状の課題に即した新しい発想による提案」です。

❸日頃から広く興味をもち、考える

　いろいろな「アイデア」は突然舞い降りてくるものではありません。多くの場合、日々の積み重ねによって生まれるものです。いろいろなことに興味をもち、人の話に耳を傾け「よい方法はないか」などと常に考えているなかで、アイデアが生まれてくるのではないでしょうか。

（2）アイデアを出す機会を設ける

❶早い時期から多職種とかかわる

　創造力を鍛えるには、このように広い視野で興味・関心をもち、取り組んでいる「課題」に関する情報を広く収集し、取捨選択やいろいろな組み合わせを行って「アイデアを出してみる」ことです。新人にも、多職種とかかわる機会を早くからもたせて「多くの人との交流から情報を得る」「アイデアを出せる機会を設

ける」ことが必要であると思います。

❷自分で知恵を絞って解決策をたてさせる

　新人の仕事が時間内に終わらない場合、業務量を削減するなど管理者側が方法を決定し、新人にその方法を提供していないでしょうか？　新人に「なぜ、仕事に時間がかかるのか？」「なにが要因で、それを解決するにはどのような方法があるのか？」などと問いかけ、新人自身が考え、知恵を絞って対策をたてるという作業をさせているでしょうか？　こうした機会をつくることから新人が自分の力量を知り、その力量に応じた解決策が生まれるのだと思います。

7 ｜ 発信力

(1) わかりやすく伝える

❶相手に理解してもらう

　「自分の意見をわかりやすく伝える力」と定義され、自分の意見をわかりやすく整理したうえで相手に理解してもらえるように的確に伝えることなどをさします。「ただ単に発信する」のではなく、「相手に理解してもらう」ということがポイントです。「相手にわかりやすい発信」をするには、言葉だけによる伝え方のほかに、写真・図・文書などを添えた伝え方もひとつの方法でしょう。

❷正確に伝える

　医療の現場では多職種チームで活動することが多く、看護の立場から他の職種に対して意見を述べるとき、また緊急時に医師・同僚に情況を伝えるときなどは特に「正確で、相手にわかりやすい情報の発信」が重要です。

(2) 伝え方を鍛える

❶プレゼンテーションをしたり議事録を作成する

　〈発信力〉を鍛えるには、時間があるときには写真・図・文書などを作成して説明をするなどの機会をつくり、実践してみる（プレゼンテーション）ことがその機会となります。また、病棟の会議やケースカンファレンスなどの書記をして「議事録」を作成し、相手に伝わるかどうかを実体験することもひとつの方法といえます。

❷ SBAR を用いた報告を練習する

　緊急時の情報発信の場合は、図や文書を書いている時間はありません。的確に情況を伝える方法としては、日々の報告のなかで医師への報告を SBAR を使って報告する練習をしておくことも、能力を鍛える機会となります（4 章 p.156）。SBAR とは Situation（状況）、Background（背景）、Assessment（判断）、Recommendation and Request（提案と依頼）の頭文字をとった緊急時のコミュニケーションツールで、それぞれ「報告を必要とする問題状況」「問題状況の背景」「状況から問題と考えたこと」「どうして欲しいかの提案と依頼」を意味します。こ

れらを伝えることで、医師が患者の状態を的確に把握し、早期対応につなげることができます。ときどき「患者の状態を医師に伝えたものの、医師には緊急度が伝わらず、状態観察の指示が出される」といったことがあります。「的確な」情報を「相手にわかるように」伝えることがいかに重要か、このことからもわかります。

8 | 傾聴力

(1) 聴くだけでなく相手の思いや意見を引き出す

「相手の意見を丁寧に聴く力」と定義され、相手が話しやすい環境をつくり、適切なタイミングで質問するなど相手の意見を引き出すことなどをさします。「傾聴」については、学生時代にコミュニケーション技術を学習する過程で学んでいます。そのため、この言葉は学生時代からよく耳にし、言葉にもしてきています。しかし、ただあいづちを打ちながら聴くことが傾聴だと考えている場合もあります。大切なことは「聴く」だけでなく、「質問する」などして「相手の思いや意見を引き出す」ところまで行うということです。

(2) 他の力を使うことでも鍛えられる

この能力も他の能力と同様、多くの人とのかかわりをもち、多くの人の話を聴く機会を設けることで鍛えられます。ただ「聴く」だけではなく、相手の話に関心をもち、自ら質問するなどして働きかけ、自分が感じたことを伝えるといった行動は、〈働きかけ力〉〈発信力〉などの他の能力を使うことによっても鍛えられます。

9 | 柔軟性

(1) 異なる考え方、価値観の違いを理解する
❶違いの理解なしに仕事は進まない

「意見の違いや立場の違いを理解する力」と定義され、自分のルールややり方に固執するのではなく、相手の意見や立場を尊重し理解することなどが例とされます。「社会人となって仕事をする」ということは、「考え方や価値観が異なる多くの人とかかわりながら、職場ごとの使命を果たすべく仕事を進める」ということです。さまざまな考え方、仕事のしかたなど、その「違い」を理解したうえで仕事を進めることが大切です。自分の考えにこだわりすぎると先に進めず、学び、修得できる機会を失うことにもなりかねません。ここに〈柔軟性〉の必要性があるといえます。

❷患者・家族、多職種とかかわる看護では重要

企業では、最ももってほしい能力（採用時に重視する基礎力）として〈主体性〉

と〈実行力〉を挙げる場合が多いようですが、患者・家族や多くの専門職など、考え方・価値観が異なる多くの人とかかわる看護の現場では、「相手の立場を理解する」「相手の意見を尊重する」「新しい考えを受け入れる」など、〈柔軟性〉が看護をするうえで、また成長するうえで重要な能力であるといえます。

(2) 背景や職種、世代が異なる人とかかわる機会を設ける
❶多職種合同の事例検討会、意見交換会、懇親会など

そのような柔軟性を鍛えるには、自分と異なる背景をもった人、世代の異なる人、職種の異なる人などと、話しをする機会を設けることです。とかく看護職は教育・研修の場などで看護職どうしが集まり、多職種とのかかわりはある程度経験を積んでからということが多いようです。〈創造力〉の項でも述べましたが、新人が早期から多職種、世代の異なる人などとかかわる機会（多職種合同の事例検討会、意見交換会、懇親会など）を意図的に計画することが必要です。

❷ローテーション、院外研修など

また、ひとつの部署など、慣れた環境だけで長く勤務するのではなく、ローテーションなども他の部署の人とかかわる機会になります。また、院内だけでなく、院外の研修などにも参加し、院外の人とかかわる機会をもつことも、自分と異なる意見や考え、価値観をもつ人との出会いとなり、ものの見方や考え方を広げこの能力を高める機会になります。

10 情況把握力

(1) チームのなかでの自分の役割を理解する

「自分と周囲の人々や物事との関係性を理解する力」と定義され、チームで仕事をするとき、自分がどのような役割を果たすかを理解することなどをさします。場面場面によって、そのときの情況・そのときに存在する人々によって、自分の果たす役割は異なります。情況を察知して、情況に応じた対応ができればしめたものです。しかし、新人は慣れない環境のなかで「いま、一体なにが起きているのかわからない」といったところでしょう。

(2) 置かれている情況を理解する

この能力を鍛えるには、自分が置かれている情況を理解しようとすることが大切です。とかく一生懸命になると、周囲が見えなくなるものです。なにかに取り組む際は「自分のことだけに一生懸命になる」のではなく、「周りの情況に興味・関心をもつ」ことから始め、周囲の情況を理解するよう努めることが必要です。「自ら見ようとする・知ろうとする気持ち」がなければ始まりません。また、「部分」に視点を向けるのではなく「全体」を見るようにしないと、関係性を見ることはできません。

11 | 規律性

(1) 自らの行動を律する

「社会のルールや人との約束を守る力」と定義され、情況に応じて、社会のルールにのっとって、自らの発言や行動を適切に律することです。チームで働くために社会人としてもっていて当たり前のこと、一般的な常識といえます。このことは、社会に入る以前の幼少時から築いていくものですから、できて当たり前ととらえられます。職場の一員として受け入れてもらうためには職場のルール・マナーを守っていくのは当然のことといえます。「提出物の期日を守る」「遅刻をしない」など、決められたことは「守る」だけではなく、「職場内の情況を理解して、その時・その場の情況に応じて自分の行動を律する」ということです。医療現場ではチームで活動するわけですから、自分の行動によってはチーム全体の信頼をなくしてしまうことにもなりかねません。

(2) 日頃の行動を振り返る

ルールや約束を守ると同時に、仕事に対して真摯に取り組む姿勢も組織における規律性といえます。規律性を鍛えるには、日頃の自分自身の行動を振り返ってみることです。「自分の行動は社会のルールから逸脱していないか」「組織のルールに従っているか」「やるべき仕事に真剣に取り組んでいるか」など、振り返って確認することが大切です。特に医療現場では、決められたルールを守らないことが大きな事故につながります。自らが行っている看護行為が基準・手順から逸脱していないかを振り返り確認することは患者の、自分自身の安全を守ることにつながるのです。

12 | ストレスコントロール力

(1) ストレスと上手に付き合う

「ストレスの発生源に対応する力」と定義され、ストレスを感じていることがあっても成長の機会だとポジティブにとらえて、肩の力を抜いて対応することなどをさします。仕事をしていて「失敗」をしない人はいません。失敗を通して成長していくものです。しかし、失敗をして平然としている人はいません。落ち込んだり、悔んだりするものです。「失敗を学びとして、次に活かそう」とすることが必要です。落ち込んでばかりでは、次に進めません。

❶ストレスのない仕事はない

仕事にストレスがないことなどありません。一般的な離職理由として最も多いのは「仕事のストレスが大きい」ことだともいわれます。仕事を続けるには「ストレスと上手に付き合う」ことが大事なのだと思います。

❷耐えるのでなく、付き合う

とかく「ストレスに耐えよう」としてしまいます。耐えて、耐えて、その結果、耐える限界を超えてしまい、心身に大きなダメージを与え、前に進めなくなってしまうのです。「ストレスの発生に、ただ耐える」のではなく「ストレスとどう付き合うか」が大切になります。

（2）ストレスへの対応機会を意図的に設ける

❶軽いストレスを経験、対応させる

〈ストレスコントロール力〉を鍛えるには、最初から「大きなストレス」に直面させることをせず「軽いストレス」がかかる状況を経験する機会を設けることです。それに挑戦することで「取り組んだ経験」が「力」になります。「失敗する」こと、「指導・教育される」こと、「恥ずかしいと思う」こと、「怖いと思う」ことなどのさまざまなストレスは、そのストレスがかかることに「対応する」という経験によって、確実に鍛えられていきます。しかし、なかなか新人1人ではそのストレスに「対応できている」と実感できないものです。

❷対応について新人にフィードバックする

「ストレスと直面する機会を"意図的に"提供する」こと、「そのストレスにどう対応するかを"新人が考える"機会を提供する」こと、そして「新人がどう立ち向かおうとしているのか」「どう行動しようとしているのか」「行動の結果を新人自身がどう感じているのか」を把握し、フィードバックすることが大事です。

なによりも気持ちのもち方が大事です。ネガティブな気持ちは、くよくよ考え、マイナスなことを長引かせてしまいます。ポジティブな気持ちをもつことが大事です。

＊

これらの社会人基礎力を鍛えるうえでは、研修という機会をつくることも時に必要でしょうが、今まで述べてきたように、日々の人とのかかわりや看護実践を通して現場で学び、鍛える機会にすることがなによりも大事だと思います。そのためには、新人だけでなく「職員全員が自ら社会人基礎力を現場で発揮する」ことが求められます。

10 社会人基礎力の評価と結果の見方：当院の新人の自己評価より

当院で行った調査の一部から、新人看護師の社会人基礎力の傾向（自己評価）をご参考までにご紹介します。

1 入職3ヶ月目の傾向

新人看護師（新入職の新卒看護師）の入職3ヶ月後の社会人基礎力自己評価結果が図2です。

(1)《考え抜く力（シンキング）》が低い

3つの能力の平均点はそれぞれ《前に踏み出す力（アクション）》2.51点、《考

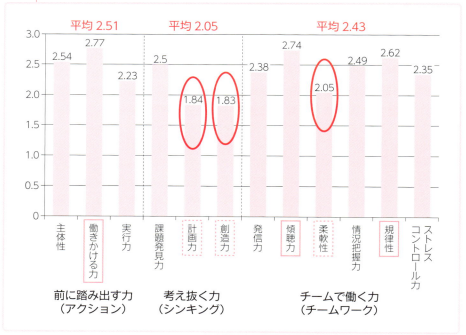

図2 社会人基礎力の自己評価結果（入職3ヵ月後）

え抜く力（シンキング）》2.05点、《チームで働く力（チームワーク）》2.43点であり、全体の平均点（12の能力要素平均）は2.36点でした。《考え抜く力（シンキング）》が平均以下となっていました。

(2)〈働きかける力〉〈傾聴力〉〈規律性〉が高い

12の能力要素のうち、高い得点だったのは〈働きかける力〉〈傾聴力〉〈規律性〉、次いで〈主体性〉〈課題発見力〉でした。〈働きかける力〉〈傾聴力〉〈規律性〉の得点が高いことからは個人による努力もうかがえます。

(3)〈計画力〉〈創造力〉〈柔軟性〉が低い

❶全体を見て予測することが必要な能力は発揮が難しい

平均点以下の項目は〈計画力〉〈創造力〉〈柔軟性〉でした。他と比べると低い得点であったこれらの能力は、いずれも現場で仕事をするうえで「全体を見る」ことや「予測性を加味する」ことが必要で、「経験」が重要となります。疾患の経過や病棟の流れ、システム運用の理解が追いついていないなかで、計画すること・創造力を働かせて行動すること、柔軟性を発揮することが困難であることの表れであると思います。

❷多重課題への対応・臨機応変な対応に苦慮

現場のなかで否応なしに求められる「多重課題」への対応・工夫、「臨機応変な」対応などでは〈計画力〉〈創造力〉〈柔軟性〉が求められます。新人にとって経験が少ないなかでの対応であり、苦しく、落ち込むことになります。看護学生3年生に調査した結果では、他の項目の点数は大きくは変わりませんが、〈計画力〉〈創

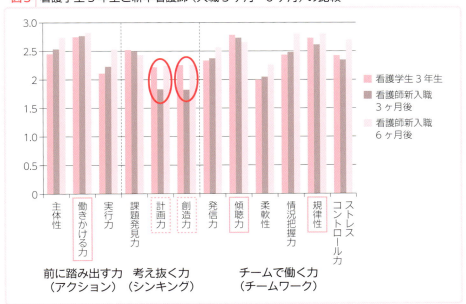

図3 看護学生3年生と新卒看護師（入職3ヶ月・6ヶ月）の比較

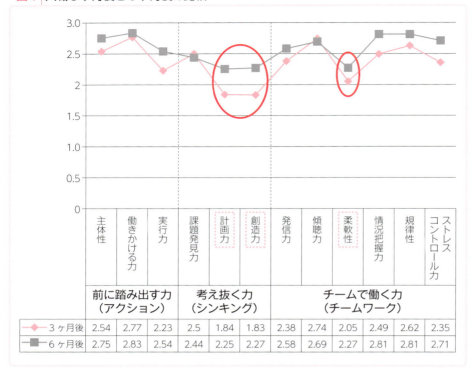

図4 入職3ヶ月後と6ヶ月後の比較

	主体性	働きかける力	実行力	課題発見力	計画力	創造力	発信力	傾聴力	柔軟性	情況把握力	規律性	ストレスコントロール力
3ヶ月後	2.54	2.77	2.23	2.5	1.84	1.83	2.38	2.74	2.05	2.49	2.62	2.35
6ヶ月後	2.75	2.83	2.54	2.44	2.25	2.27	2.58	2.69	2.27	2.81	2.81	2.71

前に踏み出す力（アクション） ／ 考え抜く力（シンキング） ／ チームで働く力（チームワーク）

造力〉は学生時には高い評価がされています（図3：p.93）。限られた実習体験のなかではこれらを「できる」と自己評価していますが、入職してみると複数の患者を受け持ち、自分の考えた計画通りには事は進まず、思い描いた理想の看護実践ができず打ち砕かれ、自信をなくすことがうかがえます。

2 入職6ヶ月目の傾向

〔〈計画力〉〈創造力〉〈柔軟性〉がアップ〕

　入職6ヶ月目の評価では、3ヶ月目の評価に比べ〈計画力〉〈創造力〉〈柔軟性〉の点数が高まっています（図4）。臨床での実践経験を積むことにより、社会人基礎力の点数が高まっていくと考えられます。「看護専門能力を高めるための経験」は、同時に「基礎力をも高める機会」になると考えます。このことを指導する側・受ける側ともに"成長過程"ととらえ、焦らず経験を積める職場環境・指導体制を整える必要があります。

　師長をはじめ臨床で指導に当たる者は「目標や課題を見失わない、あきらめない支援」「社会人基礎力の発揮を意識した支援」が大切となります。

■ 引用文献
1) 独立行政法人労働政策研究・研修機構：若年者の離職理由と職場定着に関する調査, JILPT 調査シリーズNo. 36, 2007, p.3・50.
2) 社団法人日本看護協会：日本看護協会調査研究報告 No.83 (2010) 看護職員実態調査 2009 年, 2010, p.31.
3) 公益社団法人日本看護協会：2015 年病院看護実態調査結果速報, p.4, 2016.
4) 公益社団法人日本看護協会：2017 年病院看護実態調査結果報告, p.8, 2018.
5) 社団法人日本能率協会：2011 年度新入社員意識調査報告書, 2011, p.40・46・47・64.
6) 社団法人日本能率協会：2010 年度新入社員意識調査報告書, 2010, p.8.
7) 社団法人日本能率協会：2012 年度新入社員意識調査報告書, 2012, p.3.
8) 社団法人日本看護協会：2004 年新卒看護職員の早期離職等実態調査, 2005.
9) 勝原裕美子・ウイリアムソン彰子・尾形真実也：専門職のキャリア発達に影響を与えるリアリティ・ショックの実態　看護学生から看護師への移行プロセスにおけるプロフェッションフッドの変容に焦点を当てて, 経営行動科学学会抄録, 2004.
10) 勝原裕美子：看護師のキャリア論, ライフサポート社, 2007, p.38.
11) 前掲 8).

■ 参考文献
○ 大久保幸夫：キャリアデザイン入門［Ⅰ］基礎力編, 日本経済新聞出版社, 2007.
○ 陣田泰子：看護現場学への招待・エキスパートナースは現場で育つ, 医学書院, 2006.
○ インターフローソリューション事業部 市場開発部 居合玲子：厳しい"就活"は, 新入社員を積極的にした？ 2011 年度新入社員調査結果報告レポート, 組織行動研究所, 2011.
○ 社団法人日本看護協会広報：2009 年病院における看護職員需給状況調査 結果速報, 2010.
○ 経済産業省編著：社会人基礎力育成の手引き 日本の将来を託す若者を育てるために, 朝日新聞出版, p.2-33, 2010.
○ 経済産業省経済産業政策局産業人材政策室：社会人基礎力に関する研究会「中間とりまとめ」(平成 18 年 1 月 20 日).

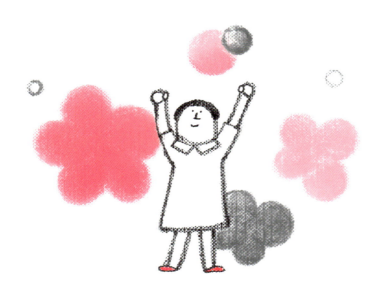

2年目以降の看護職の社会人基礎力
中堅看護師に期待される役割・行動との関係を中心に

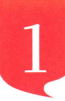

生涯を通じて誰もが必要な社会人基礎力を意識し続ける

1 社会人基礎力を誤解していませんか？

❶本来、誰もが必要とする力

　2006（平成18）年、経済産業省は「職場や地域社会で多様な人々と仕事をしていくために必要な基礎的な力」[1]について「社会人基礎力」と命名しました。この力は生涯を通じて誰もが意識し続けることを想定・期待されているものです。他方、その開発・提示にあたっては、若年者が学校卒業時に実際に身につけている能力と社会が期待する能力の間にみられる乖離、就業意識の変化、早期離職の傾向などへの対応、そのための能力開発の必要性が背景にあり、若年者への育成に力が注がれました。日本看護協会が新人看護職員研修努力義務化を導入し、新人看護師に焦点をあてた対策を講じてきた状況とも重なるものです。

❷自分自身の問題でもある

　さて、こうしたこともあり、社会人基礎力は「新人看護師にのみ不足している力」だと思っている方はおられないでしょうか？　職場や教育の場でそのような認識が高くなってはいないでしょうか？

　実際、筆者が社会人基礎力の育て方・かかわり方に関する研修をするなかでは、社会人基礎力を「自分の問題」ととらえるよりは「新人の問題である」と認識する方が多いと感じます。しかし、それは誤解なのです。筆者は「この誤解を解く必要がある」と考え、研修参加者には社会人基礎力の自己評価をしてもらっています。こうすることで「自分自身の社会人基礎力を意識する必要がある」ことに気づき始めます。

　この誤解に気づくことこそが第一歩といえます。

2 社会人基礎力の原点を見失わない：自分の力で考え、選択し、行動する

　社会人基礎力を発揮しているか否かは、他者の目から見てもわかる「行動」で評価します。決して「知っている」（知識がある）ことで評価はしません。社会

人基礎力を知ったからといって「社会人基礎力が身についた」わけではなく、また「社会人基礎力の評価結果で平均点だった」などと導入・活用したことに満足してはならないのです。社会人基礎力の原点は、あくまでも「自分の力で考え、選択し、行動する」[2] ことにあります。

3 | 日常の職場でさまざまな人と仕事をするなかで、自身の行動を意識する

〔意識するのは自分自身〕

　社会人基礎力を"意識的に"育成するうえで、実際にこれを日々意識するのは自分自身です。ですので、それは個人に委ねられることになります。その際、社会人基礎力の《前に踏み出す力（アクション）》《考え抜く力（シンキング）》《チームで働く力（チームワーク）》の3つの能力（12の能力要素）という構成要素を用いることに価値をおき、ある程度納得したうえで、「やはりこれは必要な力だ」と自分自身が腑に落ちる体験を得ることが基本です。

〔他者に関心をもつ〕

　また、チームで働くためには、特に「今どきの新人」や「ゆとり世代のコミュニケーションスタイルのあり方・特徴」といった現代の若者気質を理解することで、対象となる新入職者の行動の意味を解釈でき、日々の仕事でのジレンマを軽減することや、アプローチ方法を工夫することにもつながります。相手の行動を観察していないと、社会人基礎力を活用するには至りません。「意識する」とは、「他者に関心をもつ」ということでもあります。

〔新人にみられがちな問題〕

　臨床の場では、次のような問題が生じています。ある日、新人看護師は先輩看護師のサポートのもと、受け持ちをしていました。受け持ち患者さんから、退院前に家族に話があると言われました。「いつでもいいですか？」と聞かれ、「はい、先生はいつでもいますので、いいですよ」と自分の判断だけで答え、先輩看護師に報告・相談を行わず、話を進めました。その結果、情報を共有できず、いつ誰が決めたのかなど、後になって対応に困難が生じました。つまり、受け持ち患者さんのことではありますが、自分で考えたことを先輩看護師に相談したうえで回答する。このようなことが先輩看護師やチームメンバーとして期待された行動なのですが、実行されなかったのです。

　そこで、患者さんから相談された内容に対する自分なりの考えを先輩看護師へ報告するという〈働きかけ力〉の意識的な実行と、患者さんからの質問を適切に先輩看護師へ伝える〈発信力〉の発揮が不足していたという事実を新人看護師にフィードバックし、再度同じことが生じないようかかわりました。

〔2年目以降にみられがちな問題〕

　2年目以降の看護職に現場でみられがちな問題としては、次のようなものがあ

ります。たとえば、AチームとBチームで病棟業務を行っているときに、Aチームが忙しくしていても、Bチームの人たちは座って話をしていたりして手伝ってくれません。Aチームの人たちは、心のなかで「どうして手伝ってくれないのかしら？」と不満感をもつことがあります。もちろん逆の場合もあります。

　手伝ってくれないことを相手に伝えず、不満を口にする、あるいは心のなかで思うだけでは、ストレスの発生源を明確にして対処しているとはいえず、〈ストレスコントロール力〉の発揮につながりません。手伝ってほしいことが何であるのか、状況を理解できるように〈発信力〉を用いて伝え、より仕事をしやすくする行為が先輩看護師に求められます。「気づく」とは、「気づいた人に責任が生じる」ものだと思います。気づいた人が動かなければ、「気づいていない」ことと同じです。

　ちょっとしたことでも意識して対応すると、職場は働きやすくなります。多様な人々と仕事をしていくために意識的に行動することが、職場の風土をつくり、組織の文化の醸成につながります。今、かつては当たり前の力とされたものを、「社会人基礎力」という共通言語として用いて意識的に育てることが必要になっているのです。

4 ｜ 社会人基礎力の原点と自立した看護職に求められる共通点

　自立した臨床の看護職に求められることは、「自ら学び、自ら考え、自ら行動できる。自分のキャリアを自分で意思決定し、人とかかわる力を養い、自ら能力を身につけ、チームでイキイキと活躍できる」ことです。つまり、社会人基礎力の原点である「自分の力で考え、選択し、行動する」ことと一致しています。

中堅看護師に期待する役割・行動と社会人基礎力

1 部署内でのチームリーダーとして役割を果たすこと

❶中堅看護師の役割とは

　当院の考える中堅看護師の役割は、「部署内のチームリーダーとして、チーム内の調和を保ちながら、効果的に業務を遂行する」ことです。その達成のための目標は、「日常業務の定型業務、非定型業務の処理における業務遂行能力を備え、新たな課題を発見し、課題解決のために積極的に取り組むことができる」ことです。

〔定型業務〕

　私たちが行っている仕事の中身を客観的にみると、おおよそ規則的に繰り返し実施する定型業務があります。これらは患者情報の収集、看護記録の記入、看護必要度の測定など、タイムスケジュールのなかでほぼ同一の時間・週・曜日に繰り返し実施されることが認識できます。これらには一定のパターンがあり、マニュアル化、標準化できる特徴があります。

〔非定型業務〕

　もう一方の非定型業務は、定型業務以外の飛び込み業務として認識され、患者の急変、緊急入院、師長からの急な指示、後輩のミス、患者さんからのクレームなど、計画外の出来事が対象です。日常の時間管理のなかで、定型業務を効果的に進めることで、飛び込み業務への対応力を身につけていきます。

❷業務遂行に求められる社会人基礎力とその発揮

　これらを遂行するためには、「今よりも、よい仕事の仕方はないか」というように、問題を自分のこととしてとらえ、《前に踏み出す力（アクション）》のなかでも〈主体性〉の発揮が基本になります。そのうえで《考え抜く力（シンキング）》を発揮し、昨日との違い、実施者による違いなどから、客観的な視点で〈課題発見力〉を養い、自部署の問題解決に向けた〈計画力〉が必要とされます。

　また、非定型業務の対応には、《チームで働く力（チームワーク）》のなかでも、〈情況把握力〉〈柔軟性〉〈ストレスコントロール力〉を発揮しています。チームリーダーとしての考えがあったとしても、後輩や多職種の意見を聞きながら判断

するためには、特に〈柔軟性〉が必要です。もちろん、さまざまな状況に応じ、他者に働きかけて巻き込んで、解決を図ります。

2 「よい看護」の実践者であること

社会人基礎力は「多様な人々と仕事をしていくために必要な」力[3]といわれ、地域社会や職場で育ちます。つまりこれは、地域社会や職場を構成するメンバー同士が影響を受け合うということです。

❶先輩・同僚との職場環境が新人の社会人基礎力に影響する

当院では、看護実践能力（クリニカルラダー）評価の評価の際に社会人基礎力評価を判断基準に加えていますが、その評価結果からは、職場全体の得点で〈計画力〉が低い職場では、新人看護師の〈計画力〉も低いなどの傾向がありました。**つまり、社会人基礎力は「新人看護師に不足している力」と思いがちですが、「先輩を含め、同僚との職場環境が大きく影響する力」であることに気づきます。**

❷よい看護とは何か

では、職場ではどのような目的をもって、看護が実践されているのでしょうか。「質の高い看護」「よりよい看護」などはよく聞く言葉ですが、「よい看護」とは何であるのか、みなさんはどのように考えていますか。大切にする看護を職場ではどのように共有しているでしょうか。最も重要な「看護の目的」を共有できなければ、目的を達成するための《前に踏み出す力（アクション）》《考え抜く力（シンキング）》《チームで働く力（チームワーク）》を意識的に活用することは難しくなります。

〔患者さんのもっている力を引き出すこと〕

「よい看護とは何か」という問いに「患者さんのもっている力を引き出すこと」と、陣田泰子氏は明確に答えています。「患者さんは病気があっても力をもっている」「ナースのよいかかわりがあれば、入院時にそれを引き出すことができる」と、強い信念に基づいた言葉であることが、大串[4]より紹介されています。看護マネジメントの目的は、「よい看護の実践」ともいえるわけです。

〔単なる仕事場から看護する実践の場へ〕

陣田[5]は「病院の質は、全職員の6割以上を占めるナースの質で決まる。そしてナースの質は、多くのエキスパートナースの存在によって決まる。エキスパートナースによって提供された看護が、患者の回復をより促進させるのである」と述べ、ベナー[6]は「エキスパートナースの知は、教科書では学べない。実践共同体の中で培われていく」と述べています。また、「中堅以上の看護師の育成には『帰納的方法』が効果的である」[7]とも述べられているように、臨床の現場のあり方も、単なる仕事場から看護する実践の場へと、「実践共同体」として変化することが期待されています。

3 │ 仕事をするうえでの考え方のコツ

❶日常的に「よい看護」を意識する

医療現場で日常的に中堅の看護師が「よい看護」の実践を意識することができれば、職場は変わります。日々メンバーの実践能力を把握し、担当の患者さん、即日入院の患者さん、退院患者さんの指導、難渋しているケースのコンサルテーションなど、目的を達成するために、メンバーの体調を含め、実践能力を把握し、調整するなど、挙げればきりがないほど、やるべき仕事はみえてきます。

❷自分なりの「型」をつくる

仕事とは、質が高く、楽しく、無理をせず続けられる、「自分なりの型」をつくることです。結果だけでなく、何をどのようにしたか、「質」に対する「こだわり」が求められる時代です。そこには〈主体性〉として、「職場をどうしたいのか」などの自身の看護観が影響します。

4 │ 役割を達成するための行動と社会人基礎力の発揮

本節の冒頭で挙げた中堅看護師の役割を達成するための目標では「新たな課題を発見し、課題解決のために積極的に取り組むことができる」としています。具体的には、今日のチーム状態から〈課題発見（力）〉し、〈計画力〉を用い、ゴールに向けて計画します。そして、一人ひとりに〈働きかけ力〉を用い、〈発信（力）〉します。また、ゴールに向けた経過をみるうえでは、《チームで働く力》の〈情況把握力〉を発揮することで、成果につながります。

つまり、一人ひとりが仕事をするうえで、何が成功するために必要か、自分のなかに原理原則をつくることです。その原理原則に、社会人基礎力の12の能力要素を用いることを勧めます。

〔原理原則と、用いる社会人基礎力の能力要素の例〕

筆者の原理原則は、次の6点です。

- ①一日2回考える時間をつくる。朝に計画を立て、夜は一日を振り返り、3行日記をつける。（〈課題発見力〉〈計画力〉）
- ②考えはとにかく書くこと。できるだけ図示してイメージを具体化する。（〈創造力〉）
- ③考えていることは人に喜ばれることか自問する。考えを深める。（《考え抜く力（シンキング）》）
- ④自分なりのメッセージをもつ。自分の考えていることは人を元気にすることか。「理論と結びつけ」を意識する。（〈発信力〉）
- ⑤必ず感謝の気持ちを伝える。（〈柔軟性〉〈ストレスコントロール力〉）
- ⑥時間を意識する。時間には「投資」「消費」「浪費」がある。考えることや、他者と交流して意見を得ることは、きわめて意識が高い時間の使い方であり、

「投資」ととらえる。

〔自身の基礎力を意識し、スタッフの能力を引き出す〕

　自分自身の社会人基礎力の「強み」と思える能力要素と「弱み」と思える能力要素を意識することが重要です。そのうえで、「よい看護」の目的を達成するために、患者さんのもっている力を引き出すことと同様に、スタッフ一人ひとりの能力を引き出すことにもアプローチしてほしいと願っています。そのためには日々の小さな成功体験の積み重ねが必要です。職場で"看護の証"を手にするためにも、社会人基礎力を意識してみましょう。

学生や新人看護師を指導する役割を担う人の社会人基礎力の発揮方法

本節では、学生や新人看護師を指導する役割を担う人の抱える課題を明らかにすることを通じて、(その人たちの) 社会人基礎力の発揮について考えてみましょう。筆者が担当した研修を題材に述べます。

1 | 臨地実習指導者が日常の現場で抱えていた7つの課題

専任教員と臨地実習指導者を対象に、社会人基礎力の育て方・かかわり方の研修を担当したときのことです。研修目的は「専任教員と臨地実習指導者相互の役割を理解し、連携・協働して学生を育成する力を高める」というものでした。

事前に、専任教員または臨地実習指導者一人ひとりに、自施設および自己の当面の課題についてレポートを提出してもらい、計56枚を分類。課題として書かれた文章の一部を〈 〉でくくって抜き出し、これらの文章の意味や趣旨(「全体感」ともいわれる) が似ているものを2〜4枚程度ずつ集め、「表札」として一文につづり、【 】でくくってシンボルマークとしました。

質的統合法 (KJ法)[8] を用いた結果、まず臨地実習指導者が日常の現場で抱えている7つの課題が明らかになりました。

- 実習指導者として自己の役割認識を高め、効果的にスタッフが指導できるようにする支援方法を探る (実習指導者の役割:A)
- 職場風土 (実習指導環境) の整備が追いついていない (B)
- 指導者と教員が共通認識のもとで実習するための課題の明確化 (C)
- 学生・若者の行動にはどのような意味があるのかわからず戸惑いがある (D)
- 狭義の指導から広義の指導へのあり方 (E)
- 患者中心の視点で考えられる学生の育成方法とは (F)
- 指導者として学生のロールモデルを意識 (実習指導者の役割:G)

2 | 臨地実習指導者の7つの課題の関係性

それらの関係性をまとめたものが図1 (p.106) です。

図1 臨地実習指導者の課題の質的統合法（KJ法）による展開図

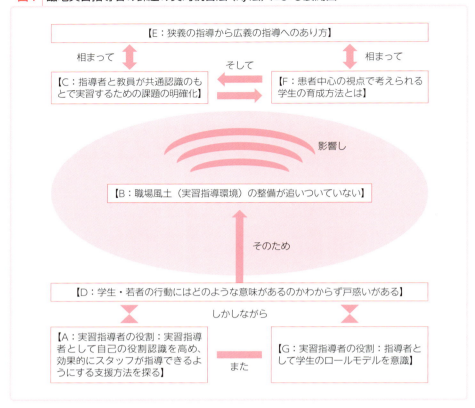

　〈学生が実習場において過度の緊張をしている〉〈学生がスタッフとコミュニケーションが取れない〉〈今の若者の気質とは？〉など、【D 学生・若者の行動にはどのような意味があるのかわからず戸惑いがある】という臨床現場での現状の課題が挙げられています。こうした職場では、〈在院日数の短縮〉〈指導者が実習期間中に継続的に指導にあたることができていない〉〈学生の成長に関する情報提供は指導者に委ねられている〉〈指導に関心のあるスタッフは3割と少ない傾向〉など、【B 職場風土（実習指導環境）の整備が追いついていない】という状況が課題として残されていました。

　現状のなかで指導者は、〈看護師教育上の課題〉〈領域ごとの実習目標の理解〉〈学生の到達目標の理解〉〈指導計画書の作成方法の理解〉〈スタッフへ指導目標を効果的に伝えること〉に難渋し、【A 実習指導者の役割：実習指導者として自己の役割認識を高め、効果的にスタッフが指導できるようにする支援方法を探る】など、指導者としての自己の課題に向き合う姿勢が表出されていました。また、〈指導者として自己の看護ケアを通して〉【G 実習指導者の役割：指導者として学生のロールモデルを意識】しながら、〈主体性を引き出す方法〉〈学生のできないことばかり見ていた〉〈集団指導はできるが個別指導が難しい〉など、【E 狭義の指導から広義の指導へのあり方】という新たな課題と向き合っていました。

このような課題から、【C 指導者と教員が共通認識のもとで実習するための課題の明確化】というように、臨床指導者の役割を果たすことを指導者としての成長の機会ととらえ、連携強化を意識している姿勢がうかがえました。〈指導者となり知識不足を感じ、ケア方法の統一が図れていない〉こと、〈共通認識をもつ必要がある〉こと、〈それぞれの役割を理解する必要性〉があることが再認識されていました。両者が連携強化するうえで、〈学生が患者に行いたいことを優先させる場面が多く、患者の状態に応じた看護の視点で考えることが難しい〉ため、【F 患者中心の視点で考えられる学生の育成方法とは】何か考えることも課題として挙がりました。患者中心とはいいつつ、実習の場では学生を否定しないように、学生中心のケア計画を通さなければならず、臨床のジレンマの一因であることが読み取れます。

事前課題の提出により、どのような問題のなかにいるのか展開図を用いることで、全体像をつかむことができました。そのなかでどの「ツボ」を押すことで、全体の改善を見込むことができるのか。今回の研修では、【D 学生・若者の行動にはどのような意味があるのかわからず戸惑いがある】に焦点化し、導入講義として現代若者気質や社会背景について説明し、学生自身が自分で考えて行動できるように、社会人基礎力の必要性を講義しました。

3 | 専任教員の臨地実習指導における７つの課題

臨地実習指導者と同様に、専任教員より提出されたレポートから課題を分析した結果、臨地実習指導で感じている７つの課題が明らかになりました。

- 現代学生の気質・社会人基礎力の特長を理解した育成方法（A）
- 教員としての看護実践能力の向上（B）
- 日々変化する指導者と教員の連携のあり方（C）
- 学生への理解を示せない指導者（D）
- 具体的な教授法を指導者と共有、活用する方法（E）
- 実習場での看護の楽しさの発見の困難性（F）
- 新人教員―教員同士―臨地実習指導者の育成（G）
- 学生の留年者・退学者の増加（★）

4 | 専任教員の７つの課題の関係性

それらの関係性をまとめたものが図2（p.108）です。

〈先入観から学生の力に期待をもてない指導者〉〈学生の内面やもっている力を引き出すかかわりの不足〉〈学生の学ぶ姿勢への否定的な態度〉など、【D 学生への理解を示せない指導者】に関する課題が、学生自身の〈ストレスコントロール力の不足〉もあり【★ 学生の留年者・退学者の増加】を招いていました。

図2 専任教員の課題の質的統合法（KJ法）による展開図

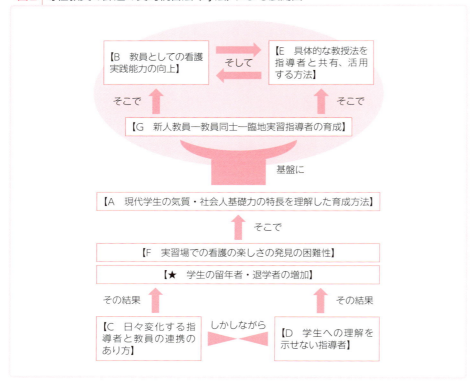

　〈実習病棟の雰囲気や指導者との関係がよいと、学生は意欲向上を示し、学習効果が上がる〉こともあります。半面、〈患者とのかかわり、看護実践の楽しさ、達成感が得られていない〉など、【F 実習場での看護の楽しさの発見の困難性】を問題と感じている教員は、こうした背景を理解するために、【A 現代学生の気質・社会人基礎力の特長を理解した育成方法】について学び、これを基盤にすることの必要性を感じていました。そうすれば、【C 日々変化する指導者と教員の連携のあり方】【G 新人教員―教員同士―臨地実習指導者の育成】【E 具体的な教授法を指導者と共有、活用する方法】といった課題において、好循環をつくり出せるのではないかと考えていました。これは、臨床実習指導者の課題からみえた、全体の改善につながる課題【D 学生・若者の行動にはどのような意味があるのかわからずとまどいがある】に重なる状況でした。そこで、両者にとって重要な「ツボ」になると考え、その改善を意図して若者の気質と社会人基礎力育成を共通テーマに導入講義を実施したのです。

5 臨地実習指導者・専任教員自身の社会人基礎力の発揮

❶〈主体性〉は「役割の意識」「責任の自覚」から

　看護師の役割は「患者さんの力を最大限に引き出す」ことです。同時に、臨地

実習指導者と看護教員にとっては「学生の力を最大限に引き出す」ことも役割といえます。この「役割を意識する」ことが《前に踏み出す力（アクション）》であり、特に「自分の責任を自覚する」ことが〈主体性〉をもった行動の基盤となります。また、働きかける対象にかかわるとき、できなかった自分を思い出し、「できない他人」として"自分の外"にいるのではなく、「過去の私」として"自分の内"にいるとした見方、つまり「価値感受性の共感」の"人を育てることを軸"とした姿勢・態度を整えます（4章〈主体性〉〈働きかけ力〉参照）。

❷自身のかかわりは学生の自尊感情を高めているか

　患者さんの問題解決と、そこにかかわる学生の準備状況や技術面・実習態度などの課題を把握し（〈課題発見力〉〈計画力〉などに関係）、学生が、より患者さんのことを考えられるように、課題発見と解決のための計画、必要時修正することも計画であること、その患者さんへの看護を実践するうえでの学生としての想いに気づかせる（〈創造力〉〈計画力〉などに関係）ことで《考え抜く力：シンキング》を育みます。特に「患者さんへのかかわりを振り返り、自己の課題に気づきが得られるようにかかわる」（〈働きかけ力〉〈課題発見力〉などに関係）ことは、さらなる学生の〈主体性〉の強化にもなります。

　ていねいなかかわりの意味は、あくまでも学生に「自信」をもたせることにあります。指導者や教員は、自身のかかわりが学生の「自尊感情」を高めるかかわりにつながっているか自問しながら責任をもつことが大切になります。具体的には、ポジティブなフィードバックを用いた「承認」が重要です。そうすることで、小さな成功体験を積むことができ、学生自身が課題解決に向けた行動の意味・意義を習得します。

＊

　看護は一人ではできません。チームで行ううえでは、さまざまな人とのかかわりを通して、思考を深める機会をもち、自身の意見や考えを意識的に他者に伝えることで、自分の考えに気づくことがあります。他者が自身の考えを引き出してくれるという経験を通して、よりチーム活動の重要性に気づくことでしょう。グループメンバーに「共感」をもつことで〈傾聴力〉〈情況把握力〉などが自然に引き出されることも経験できるはずです。これは、臨地実習指導者・専任教員自身にもいえることでしょう。

　「社会人基礎力」を育むことは、個々の「強み」を自覚し、「弱み」は克服することで自己実現に向かうこととなります。相手に自信をつけ自尊感情を高めることは《前に踏み出す力（アクション）》をつけることで、すべての基盤となる〈主体性〉を育む鍵といえます。自尊感情を高めるためには他者からの「承認」が重要ですが、目指すは「他者の承認を得ずとも自分で身につけるべき力として意識できる」ことです。

社会人基礎力の育成方法
5段階ステップモデル

1 学生・スタッフの成長を引き出す

❶知っているだけでは活用できない

　社会人基礎力の3つの能力と12の能力要素は、どのようにして高めていくことができるのか。その方法として、社会人基礎力教育の5段階ステップモデルが紹介されています[9]。

　社会人基礎力はさまざまな人とのかかわりのなかで発揮される力です。また、意識しないと低下する力です。つまり、一度知識として習得したかのように思えても、無意識に活用することは難しいのです。「みんな社会人基礎力は知っているのに、なぜできていないのか」と、心のなかで周囲を非難する人がいるかもしれません。しかし、実際に共通言語にするまでは、意識的な活用が必要であることを強調しておきたいと思います。

❷意識し続け習慣化するためのステップをふむ

　「昨年は社会人基礎力を研修したのですが、今年は実施しなかったら、評価の点が下がりました。一度学習すればよいというわけではないのですね」と、教育企画を担当した人も納得していました。このような特徴を理解する必要があります。習慣化され、当たり前の力になるまでは、時間がかかります。

　学生や新人看護師などの若者の場合は特に、社会経験の未熟さから自信をもてず、前に踏み出すことができないといわれています。そこで役立つのがステップモデルです。他者からの承認を得て、自尊感情を高め、《前に踏み出す力》に自信をもつことから始めます。最終的には、他者の承認を得ずとも、自分で自分の行動を認め、自信をつけることにつながると考えられます。学生やスタッフの能力を引き出す方法として、また自分自身の成長に生かすうえでも、知っておきたいものです。

　それでは、第1ステップから第5ステップへの流れを確認しましょう。

2 | 第1ステップ：《前に踏み出す力》を育てるかかわり

〔自尊感情を高めるための仕事や課題を出す〕

　第1ステップの目標は、《前に踏み出す力》を育てることです。自信をもてない対象に対し、自信をつけて、もっとやってみようという《前に踏み出す力》を育てることを目指します。そのために先輩や上司から仕事の依頼や課題出しをしてもらい、その取り組みを承認するということが必要です。

　こうしたかかわりの意味は、人からの依頼は期待ともいえるということです。人の期待に沿い、人の役に立つことは、自分の行動が「自己満足」ではなく、「他の人や社会に通用する必要なこと」であるという感覚が得られ、自尊感情を高め、次の行動に必要な〈主体性〉につながります。12の能力要素で、その基盤となる能力が〈主体性〉[10]です（図3）。

〔ポジティブなフィードバックをする〕

　〈主体性〉につなげるためには、仕事や課題を与えたままにせず、提出された資料などにコメントを記したり、アンダーラインを引いたりするか、最低でもサインだけはするなど、必ずポジティブなフィードバックをすることが大切です。コメントを記す際には、「自分の行動は相手が自信をもつことにつながっている

図3｜社会人基礎力の構成と関係性

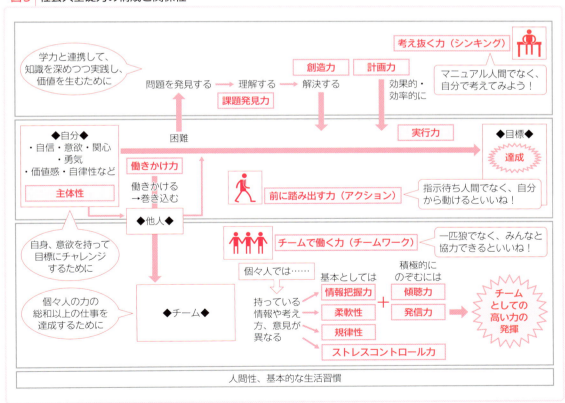

か」自問し、意識的に行うことが大切です。また、その後に相手の受け止め方を確かめることで、しっかり思いが伝わっているか、確認と修正ができます。つまり、双方向のコミュニケーションを活発に行うことが重要なのです。

〔ほめる〕

　ほめて育てるためには、相手に関心を寄せて、「何がその人にとってうれしいことなのか」を知っておく必要があります。その際に他人と比較しないで、その人をほめることがポイントです。

　ほめることの効果は、科学的にも証明されています。前頭葉の帯状回前皮質というところにある神経細胞「スピンドルニューロン」[11]は、幸せを感じて伸びる特徴があるのです。人はほめられることにより、この神経細胞が伸び、めげない心をつくります。さらに「私は……」と、I メッセージを伝えてほめることがコツです。

　スピンドルニューロンが伸びると得られるメリット[12]は、

- 心が強くなる
- やる気が出る
- 気持ちが前向きになる
- 自信がつき、ストレスに強くなる
- 我慢強くなる
- 前向きに考えるようになる
- 想像力が豊かになる

といわれます。長野は「目的を明確にし、モチベーションを上げることができ、簡単には折れない人に育てることができる」と述べているように、社会人基礎力の３つの能力に含まれる、〈主体性〉をもった《アクション》、《考え抜く力》としての《シンキング》、チームで働くために必要な〈ストレスコントロール力〉を中心に、チームワークを意識することなどに影響します。

　ほめて育てることは、社会人基礎力を育成し、職場に必要な風土ではないでしょうか。

3 ｜ 第2ステップ：《考え抜く力》を育てるかかわり

　第2ステップの目標は、《考え抜く力》を育成することです。マニュアルに依存しやすく、自身で考えることを苦手とする傾向が強い人には、問題解決のプロセスであきらめずに考え、自分の弱いところ、理解の足りないところを見つけて、再チャレンジすることを支援します。

〔考える機会としての成功・失敗のプロセスを大切にする〕

　経験を積んだ看護師は、「何が課題であるか」を考えるプロセスを省略して行動し、短時間で問題解決に取り組みます。そのため、本人より先に課題を提供しがちです。この「省略したプロセス」に、課題に取り組むためのヒントがたくさ

ん隠れているのですが、そのプロセスの中身が伝わらないと、「やらされている」という気持ちになり、「自分の課題」として考えられません。

これは、失敗と成功の繰り返しを通じた目的達成のプロセスで、課題発見が繰り返されるということを意味します。つまり、問題や失敗を「考える機会」ととらえ、課題に繰り返し取り組み、目的が達成できるように実行することです。この結果、〈課題発見力〉が高まり、〈創造力〉も使われ、解決に活かされるため、《前に踏み出す力》も、より高い達成レベルとなります。

注意したいのは、あくまでも本人が取り組むべきと考えて、課題をみつけることなのです。やらされているという意識に至らないようにすることがポイントです。

4 | 第3ステップ：《チームで働く力》を育てるかかわり

〔グループ活動をとり入れる〕

第3ステップは、《チームで働く力》を育てるため、参加型の研修などグループ活動の機会を活用します。チームには2人以上が存在します。自分の意見や考えを"意識的に"他者に伝えることで、自分の考えがわかりやすくなります。また、話すことは自分の考えに気づく機会となります。他者が自分の考えを引き出して取り上げてくれることや、模造紙を用い、思いを絵や文字にすることは、考えを深めるうえで効果的です。

もし話に夢中になって時間をとり過ぎているメンバーがいたら、〈情況把握力〉が不足している状況です。フィードバックするときに「一人で10分話していましたよ」などと事実を伝えるようにし、他の人からの話を促しましょう。こうすることでグループメンバーに共感をもつようになり、〈傾聴力〉〈情況把握力〉などが自然に引き出されます。他者との関係のなかで学ぶ機会を意識的に活用しましょう。

5 | 第4・第5ステップ：振り返りと気づき

第4・第5ステップでは、自分の行動を"意識的に"振り返ることで、自ら気づきに至ることを目指します。さまざまな経験を通して、社会人基礎力を高める必要性に気づき、実感をもって納得し、価値づけができるようになります。

●第4ステップ

活動した経験から大事だと思われる知識や能力、行動に気づき、それらを理解できるようになるとともに、社会人基礎力の重要性も理解し定着させていくのが第4ステップです。

上床[13]は、気づき（awareness）が得られたとしても、行動を変えるか変えないかは、その気づきのレベルによるととらえています。「awareness」の頭文字「a」

を用いて、仮にその気づきのレベルを「a^1」（aの1乗）〜「a^3」（aの3乗）と表した場合、行動につながる要件は次の3点のように示せるとしています。

- ①aの1乗　一般的な気づき：「そうか、なるほどなぁ！」というレベル
- ②aの2乗　積極的な気づき：「確かにその通りだ。これは重要なことだぞ！」というレベル
- ③aの3乗　切実な気づき：「大変なことだ。すぐになんとかしなくては！」というレベル

たとえば、「超過勤務を短縮しないと皆が疲弊してしまう」という課題について、部長や副部長から早く帰るように言われたことに対して、現場のスタッフが「aの3乗」という切実な認識や気づきをしていても、組織の中間管理者である師長は「確かにその通り」という「a＝2乗」の気づき、あるいは「そうか、なるほど」という「a＝1乗」の気づきである場合もあるのです。なかには「a＝0乗」という職員もいるでしょう。

また、気づきのパターンにもいろいろあり、ある日突然ドーンと気づき、「目からうろこが落ちる」「世界がパッと広がる」ようなこともあれば、じわーっと断続的にものを見ているうちに、次第にはっきりする気づきもあるといわれています。

さて、あなたはどのレベル、どのパターンを経験したでしょうか。「気づき」は「人に言われなくても行動を変える機会」だといえます。

❷第5ステップ

第5ステップは、振り返りや気づきの場を経験や活動の最後の段階だけでなく、それらの途中にも用意して、日常的に社会人基礎力の向上を図ります。日々意識して振り返るなかで、より社会人基礎力の重要性を認識し、必要性を納得して、意識的に自ら高めていこうと納得し、腑に落ちているレベルです。

振り返りは、一人で行うことも大事ですが、他者の力を借りることも有効です。ただ、特に第4・第5ステップでは、サポートする立場の人の考え方・スキル・生きざま、そして教育支援体制などが大きく影響します。サポートをする側の人自身に、社会人基礎力の能力感覚への納得感がなかったり、必要に迫られた経験がないと、実感をもって話せず、相手に伝わりにくいという点は注意すべきことです。これは、臨床や学校のガイダンスなどで社会人基礎力の説明ブックを用いて定義を説明する機会などでも同様です。サポートする立場の人自身がどのような経験をし、なにを感じてきたかが重要になります。それらを加味して実感のあるサポートができることが期待されます。

■引用文献
1）経済産業省HP　http://www.meti.go.jp/policy/kisoryoku/index.html
2）花田光世：「社会人基礎力育成の好事例の普及に関する検討委員会」委員長からのメッセージ〔経済産業省経済産業政策局産業人材政策室編：「社会人基礎力育成の好事例の普及に関する調査」報告書，2014.〕
3）前掲1）
4）陣田泰子編著：看護現場学の方法と成果　いのちの学びのマネジメント，医学書院，p.61，2009.

5 ）日本看護協会編：平成 19 年版 看護白書，日本看護協会出版会，p.110，2007.
6 ）パトリシア・ベナー編著，早野真佐子訳：エキスパートナースとの対話　ベナー看護論・ナラティブス・看護倫理，
　　照林社，p.202，2004.
7 ）パトリシア・ベナー著，井部俊子監訳：ベナー看護論　新訳版　初心者から達人へ，医学書院，p.25，2005.
8 ）山浦晴男著：質的統合法入門　考え方と手順，医学書院，p.100-105，2012.
9 ）経済産業省編著：社会人基礎力 育成の手引き 日本の将来を託す若者を育てるために，朝日新聞出版，2010.
　　p.104-143.
10）前掲書 1 ）p.38.
11）長野雅弘著：校長先生，企業を救う，日本実業出版社，p.37-41，2015.
12）前掲書 11）p. 39.
13）上床訓弘：私学職員を活性化する "気づき-行動" の方程式　K・レヴィンおよび M・P・フォレットが提唱した
　　ものと，その統合，私学経営，（427），p.11-12，私学経営研究会，2010.

3章　2年目以降の看護職の社会人基礎力

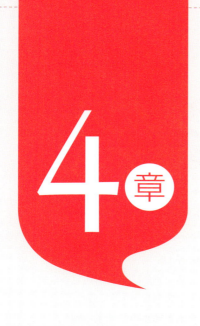

4章

看護職としての社会人基礎力と3ヶ月・1年目・中堅の行動指標

3つの能力・12の能力要素とその発揮事例、育成のポイント

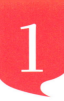

「セルフマネジメントできる人」を育てる

1 どんな行動が「自律した姿勢」につながるのか

　看護者のキャリア開発は「生涯を通して自己実現していく過程を大切にすること」[1]であり、この自己実現欲求は「人に認められないと表れない」[2]という特徴があります。1年間辞めずに続けることが困難となっている現状では、「生涯を通じて」という"時間"が問われることになります。

　日本看護協会の調査結果[3]が示すように、入職後1年以内の離職率7.6％という報告は「看護職のキャリア中断」という問題にも通じることです。この自己実現に向かうことができるためには「自分を自分でマネジメントできる（セルフマネジメントできる）人の育成」が中核になるでしょう。「自分を自分でマネジメントできる」ための行動を可視化することは、「"自律した姿勢"とはどういう行動がとれることをさすのか」という問いへの答えにつながるものと考えます。その基盤となるのが、社会人基礎力の3つの能力・12の能力要素を意識して行動することだと思います。

2 一人ひとりが自律的に看護できるよう、支援する

(1) 目標達成し続けるチームの"人財"に

　マネジメントは「多様な知識と技術を持つ人たちが共に働く事業すべてに適用される」もので[4]、特にマネジメントとは「人間に関わることである」とドラッカーは述べています[5]。同様に、看護管理者である私たちは、自分が看護を実践する（「プレイヤー」である）ことよりも、他者を動かして成果を出す（「マネジャー」である）ことを再認識し、他者である看護師が"自律的に"看護できるように、短期的には「組織目標の達成の成果に向ける」こと、長期的には「目標を達成し続けるチームづくりをする」ことに役割と責任があります。これはつまり、新人看護師を「組織にとってなくてはならない"人財"に育てる」ということです。

（2）社会人基礎力は一人ひとりの自律を支える力

「ジンザイ」を、みなさんはどのように書くでしょうか。「人財」「人材」「人在」と3つのジンザイがあると筆者は考えます。「人」は同じですが、その「中身」が違うということです。「財」は「主体性の高い人」を意味し、「材」は「言われたらやる人」、「在」は「言われたこともできない、ただい（居）る人」となります。「人在」から「人材」へ一歩育て、「人材」から「人財」へとさらに育てることが管理者の仕事といえるでしょう。

要するに「管理者は一体"なにを"管理するのか」といえば、「一人ひとりが"自分を自分でマネジメント（セルフマネジメント）していく能力を高めていくことを"管理する」のであり、これが管理者の管理すべき中核ではないでしょうか。そして、その能力のひとつが社会人基礎力であると考えます。

3 │ "人財" 育成の指標として

「社会人基礎力に関する研究会」を経済産業省が2005（平成17）年7月に設置、翌年2月に「社会人基礎力」を定義し、育成・評価・活用などのあり方について整理した「社会人基礎力に関する研究会『中間取りまとめ』」を発表しました。当院で「"人財育成の指標"になにか必要である」と考えている時に「これ！」とつながり、かつ、看護界のなかだけでの評価ではなく、多くの企業が取り入れている点から、産業界の多くの職種との比較ができる点も魅力でした。さっそく2008（平成20）年より12の能力要素をさらに臨床実践能力7段階に応じて分類、「基礎（入職3ヶ月）」を加えた8段階とし、各段階に求められる「行動指標」を作成しました（1章表2：p.36）。

本章では、当院の考える看護職に求める3つの能力と12の能力について、経済産業省の定義をふまえ、入職3ヶ月目・1年目の新人看護師・中堅看護師に期待する行動指標や発揮事例などを示して解説します。

2 当院の考える社会人基礎力：3つの能力・12の能力要素

　当院の社会人基礎力の構成を再掲します。

　〈主体性〉〈働きかけ力〉〈実行力〉の能力要素で構成される《前に踏み出す力（アクション）》、〈課題発見力〉〈計画力〉〈創像力〉の能力要素で構成される《考え抜く力（シンキング）》、〈発信力〉〈傾聴力〉〈柔軟性〉〈情況把握力〉〈規律性〉〈ストレスコンロトール力〉の能力要素で構成される《チームで働く力（チームワーク）》、計3つの能力・12の能力要素からできています。

　また、当院で実施した調査「社会人基礎力を含めた臨床実践能力評価の実際」（2009、2010、2011）の結果に加え、当院附属の看護学生1年生と3年生、新卒看護師3ヶ月と1年目の社会人基礎力評価（2011）の結果では、《考え抜く力（シンキング）》の平均値は《前に踏み出す力（アクション）》と《チームで働く力（チームワーク）》より全体に低く、なかでも「新入職3ヶ月目」に最も低値を示したこと（図1）、さらにその能力要素の〈計画力〉〈創造力〉〈柔軟性〉が

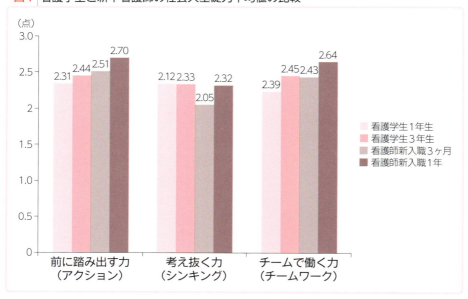

図1 看護学生と新卒看護師の社会人基礎力平均値の比較

新入職看護師3ヶ月目に低値を示したことから、キャリアの導入・移行期である「入職時から3ヶ月間」を一つの区切りとして社会人基礎力の評価時期を設定することは価値あることであることを教えられ、気づくことができました。

　社会人基礎力の3つの能力のうち、残り2つの《前に踏み出す力（アクション）》《チームで働く力（チームワーク）》は学生から新卒1年目までに徐々に平均値が上昇していましたので、やはり課題は《考え抜く力（シンキング）》といえます。

1 ｜ 前に踏み出す力（アクション）

〔定義〕
- 「一歩前に踏み出し、失敗しても粘り強く取り組む力」

（1）考え方・育成のポイント

❶ いかに自信をつけさせるか

　この能力は、経済産業省の打ち出した3つの力の中で最初に挙げられています。それは、人間が生きるうえで最も基本となるものが「体力」であり、そしてなによりも「意欲・やる気」であることに大きくかかわるためとされます。ところが近年、日本の若者に「自信のなさ」が指摘されており、その自信のなさが「意欲・やる気の低下」につながっているといわれています。自信のなさが「前に踏み出す」ことを躊躇させているのです。「いかに自分に自信をつけさせるか」が重要です。

❷「できそうな目標」を設定する（目標管理、師長面接の活用）

　当院では、目標管理を通して「自分の課題」と「達成度」を師長との面接の場面で語り、「できそうな目標設定」により「達成感」を得て、「意欲・やる気」という個人の内発的動機づけを高めるようにしています。実際には「目標達成」という、誰もが理解できる効果が外に表れるレベルまで、能動的行動をめざします。

（2）自己評価結果からみる当院の傾向：学年・経験年数が増すほど上昇

　〈主体性〉〈働きかける力〉〈実行力〉の能力要素で構成される《前に踏み出す力（アクション）》の平均値は、看護学生1年生2.31点、看護学生3年生2.44点、新入職看護師3ヶ月目2.51点、新入職看護師1年目2.70点で、学年・経験

表1 ｜ 前に踏み出す力（アクション）の能力要素別得点と平均値

	看護学生1年生	看護学生3年生	新入職看護師3ヶ月目	新入職看護師1年目
主体性	2.32	2.46	2.54	2.75
働きかける力	2.46	2.76	2.77	2.83
実行力	2.17	2.12	2.23	2.54
平均値	2.31	2.44	2.51	2.70

の年数が増すほど上昇していました（**表1**：p.121）。〈実行力〉が〈主体性〉〈働きかける力〉に比べて低く、〈働きかける力〉は看護学生3年生と新入職看護師3ヶ月目、1年目ともに高く、学生時代は実習で、卒業後は新人として、未知の体験を余儀なくされる環境のなかで周りに働きかけながら実習や業務が進行している状況となり、「実習環境」は教室では学べない主体性を育てる場となっているともいえます。これは当院が大切にしている「看護現場学」といえます。

2 ｜ 考え抜く力（シンキング）

〔定義〕
- 「疑問をもち、考え抜く力」

（1）考え方・育成のポイント
❶看護職にとって非常に重要な力
　経済産業省の行った「社会人基礎力に関する研究会『中間とりまとめ』」では、取り組むべき課題として「社会人基礎力の育成には、学校から就職、入社後の職場での人材育成等を通じて、長期的、継続的に取り組む必要性がある」と明言されています[6]。また、これを受けて行われた「企業の『求める人材像』調査2007 社会人基礎力との関係」（経済産業省2008）では、企業規模を問わず《前に踏み出す力（アクション）》を重視する企業が多いなか、技術系・専門系職種は《考え抜く力（シンキング）》を最も強く求めていました[7]。看護職においては、社会人基礎力の3要素のなかでも《考え抜く力（シンキング）》は非常に重要です。
❷患者・家族の健康問題を考えるために
　看護師にとって「患者・家族の健康問題を考える」という役割は重要です。具体的に求められることは、「対象の身体面、心理・社会的側面をふまえて現状を分析する」ことができ、「対象に必要な健康上の問題について明らかにする」ことから始まります。そのうえで、対象の健康上の問題を解決するために「その個別状況に即した具体的・実践的な解決の方法を明らかにする」こと、対象の個別状況の変化や看護実践の成果をふまえた看護実践を、より効果的・発展的に展開するために「感性を生かした新たな介入方法を提案する」ことが求められます。
　当院では、看護部の理念である「コア・ケア・キュア・いのち」（p.44 **図2**）の実現に向け、「非指示的なアプローチ」と「身体を通したケアのプロセス」を通して患者自身が自己の健康の回復のためになにをするのか、という「学習の成立」が、看護ケアの提供の基本であることを示しています[8]。

（2）自己評価結果にみる当院の傾向：一番低い能力
　〈課題発見力〉〈計画力〉〈創造力〉の能力要素で構成される《考え抜く力（シンキング）》の平均値は、看護学生1年生2.12点、看護学生3年生2.33点、新

表2｜考え抜く力（シンキング）の能力要素別得点と平均値

	看護学生 1年生	看護学生 3年生	新入職看護師 3ヶ月目	新入職看護師 1年目
課題発見力	2.43	2.53	2.5	2.44
計画力	1.88	2.22	1.84	2.25
創造力	2.07	2.26	1.83	2.27
平均値	2.12	2.33	2.05	2.32

入職看護師3ヶ月目2.05点、新入職看護師1年目2.32点でした（表2）。社会人基礎力の習得の順としては《前に踏み出す力（アクション）》《考え抜く力（シンキング）》《チームで働く力（チームワーク）》と進む、ともいわれています。しかしながら当院の傾向では《考え抜く力（シンキング）》が最後となり、特に3ヶ月目の〈計画力〉が低い傾向にありました。

　医療現場の複雑性と緊急性、優先順位の選択を日々迫られる現状では、全体経過の予測を立てる〈計画力〉が低いことは新入職者の現状を表しているといえます。6ヶ月後の結果（2章図4：p.94）からは〈主体性〉の高まりが〈計画力〉〈創造力〉を高めているといえ、「指示待ち」ではなく「自らやるべきことを見出す」ことができるように支援することが「考える力／考え抜く力」の育成にもつながると考えます。入職時には新しい環境で目の前の仕事を確実に覚えることが重要であり、先を見通し計画したり、創造したりする余裕がないことがうかがえました。

3 ｜ チームで働く力（チームワーク）

〔定義〕
- 「多様な人々とともに、目標に向かって協力する力」

（1）考え方・育成のポイント
❶チーム医療の実現に向けた情報の共有
　医療の現場では看護師のみならず、さまざまな職種の人々が“医療チーム”として一人の患者・家族にかかわります。それぞれは専門職の立場で患者・家族をとらえています。看護師は回復を促進し、患者・家族の人生や生活への障害を最小限にとどめたいと考えています。生活の質を落とすことなく回復に向けるために重要なものは、多職種間の「コミュニケーション」と「情報の共有」です。なかでも、専門職同士が知り得た情報を共有するためのカンファレンスの場を設定し、「単なる情報交換」ではなく「患者にとってなにがよいことであるかを対話する」ことが重要です。看護師は「患者自身がなにをすることが回復を促進するか」「そのために自らも参加できるか」との視点で議論し、調整することが求められるのです。

表3 | チームで働く力（チームワーク）の能力要素別得点と平均値

	看護学生 1年生	看護学生 3年生	新入職看護師 3ヶ月目	新入職看護師 1年目
発信力	2.53	2.34	2.38	2.58
傾聴力	2.71	2.79	2.74	2.69
柔軟性	2.02	2	2.05	2.27
情況把握力	2.37	2.44	2.49	2.81
規律性	2.44	2.74	2.62	2.81
ストレスコン ロトール力	2.32	2.43	2.35	2.71
平均値	2.39	2.45	2.43	2.64

❷多職種間での議論・調整に必要な能力

そのためには、個々人が

- 自分の意思をわかりやすく伝える力
- 相手の意見を丁寧に聴く力
- 意見の違いや立場の違いを理解する力／自分のルールややり方に固執しないで相手を尊重する力
- 自分と周囲の人々や物事との関係性を理解する力
- 社会のルールや人との約束を守る力
- ストレスの発生源に対応する力／ポジティブにとらえて肩の力を抜く力

という、6つの能力要素を身につけることが望ましいといえます。

(2)当院の傾向：入職3ヶ月目に下がり1年目に上昇

〈発信力〉〈傾聴力〉〈柔軟性〉〈情況把握力〉〈規律性〉〈ストレスコンロトール力〉の能力要素で構成される《チームで働く力（チームワーク）》の平均値は、看護学生1年生2.39点、看護学生3年生2.45点、新入職看護師3ヶ月目2.43点、新入職看護師1年目2.64点でした（表3）。この力の平均値は入職3ヶ月目にやや低下しますが（図1：p.120）、入職1年目には看護学生時代の値より上昇がみられます。「チームの一員としての基礎力」は、卒業後1年目につくと判断できるといえます。

次ページ以降では、以上3つの能力を構成する12の能力要素について、入職3ヶ月目と概ね1年目（当院ではそれぞれ「基礎」「新人」）、さらに中堅に焦点をあてて解説します。「定義」には、経済産業省のものに「看護実践の視点」を加えています。そしてどのような考え方から作成したのかを「解説」で説明します。「行動指標」は「（現場で期待される／求められる）行動を評価する視点」から作成しており、入職3ヶ月の行動指標はそれ以降のラダーレベル（概ね1年目～師長）の行動指標の基盤となるようにしています。どのような考え方からそれぞれの指標を作成したかを説明します。

| 12の能力要素 | 前に踏み出す力（アクション） |

主体性

物事に進んで取り組む力／指示待ちではなく自らやるべきことをみつける力

解説 意欲や自信を支える「自尊感情」を含み、「自律性」から「積極性」、さらに「自己理解」「管理・評価能力」までカバーする力です。**人間が生きていくために欠くことのできない、本質的な力です。他の社会人基礎力の11の能力のベース**となります。この力が高まることが〈働きかける力〉や〈実行力〉を生み、考え、チームの一員として行動することにもつながることから、他の力は主体性の影響を受け、ある程度培われていきます。主体性をもつとは、自分でしたことの責任を自分でとることができる、自らの行動は自分で考えて行うという意味です。

人間は「目標」を生み出す存在です。自己実現に向けて目標を達成するために、自らの強み・弱み、行動・思考・感情を自覚し、「やればできる」「自分が働きかければ効果が表れる」などと「目標達成」を実感できることが「自己効力感」につながります。そして、また次の目標に向かうという好循環が生まれることにもなります。

［ 意識したい行動・考え方 ］

❶自分の立場を客観的に理解する

やるべきことを明確にしましょう。「自分のしたいこと」と「自分の果たすべき役割」「周囲から期待されていること」との間にズレがある場合は、修正しましょう。

❷決断・行動する機会を設ける

やるべきこと（課題）への取り組みを始めましょう。

❸自分で考え、責任をもって決断する

「なんでもいい」「お任せします」は、自分が決断することの放棄にほかなりません。

候補を出すだけでもよいので、ぜひチャレンジしましょう。

❹行動する

「こうする」「これをやる」と決断し、あとは行動あるのみです。

4章　看護職としての社会人基礎力と3ヶ月・1年目・中堅の行動指標

基礎（入職３ヶ月目）の行動指標（行動例）	あいさつや仕事の準備・かたづけを自ら進んでしている

　入職３ヶ月目の行動指標として取り上げていることは、新しい職場で実行可能な内容といえます。いかがでしょうか。ごく当たり前のことで「指標にする必要があるのか？」と感じた方も多いかと思います。

　ここでのねらいは、「やればできる」ことの"体験コース"いってもいいでしょう。この〈主体性〉が発揮できれば他の能力へも自然と影響することを述べました。「自分でできる」と感じるこの"小さな成功体験"を積み重ねることが、自信にもつながります。

［ 主体性を発揮した具体的な行動例／事例 ］

→ 「毎日遅刻しない」「休まない」「あいさつする」など、容易に達成可能な範囲での目標を"自分との約束"として挙げ、実行する

・さまざまな機会をとらえて"小さな成功体験"をつくるようにしています。たとえば聖まり子（仮名、以下同。本節内の事例ではすべてこれを用います）さんには入職１ヶ月目に「毎日遅刻しない」「休まない」「あいさつする」という容易に達成可能な目標を"自分との約束"として挙げてもらいました。そして、それらが守れたことを３ヶ月目のフィードバックの際に評価しました。本人は「恥ずかしい。こんな目標だったの」と再確認していました。

→ 朝、休憩前後、仕事の終わりにと、あいさつする

・３ヶ月くらい経つとこのようにあいさつができるようになります。ただし、それも職場の雰囲気にもよるようです。あいさつをしたけれども返事がないとひどく疎外感を感じたり、チームになじめなくなるきっかけにもなります。

・ある病棟で新人看護師が「辞めたい」とあまり毎日のように言うので、師長が「今日の辞めたい度は何％か」と聞いているという話を聞きました。直接本人に「辞めたいか」と聞くことはタブーのように思っていたので（ちょっとひどいのではないか）とびっくりしました。しかし当の新人看護師は「今日は50％です」と答えているというから驚きです。

・要するに大切なのは「新人看護師に関心を向ける」こと、「どのような言葉を使ったか」ではなく「コミュニケーションをとる機会」であったことがわかりました。結局、その新人看護師は今も辞めずに仕事を続けてくれています。

・あいさつのしかたひとつで、その人の健康状態がわかるようになります。（あれっ！）と思うことがあります。その機会を逃さず確認し、支援することができます。

新人（1年目）の 行動指標（行動例）	あいさつや仕事の準備・かたづけを自ら進ん でしている

入職3ヶ月目と同様の行動指標にしています。あいさつを重視するのは人間関係構築上の基本であり、社会人基礎力の他の能力への影響を考えてのことです。また、入職3ヶ月目までは新入職者としての自覚や気分も続いていると思いますが、夏休みが入り、少しづつできることが増え、やるべきことも増えたとしても「基本を忘れずに実行できるか」が問われていることだからです。また、先輩看護師の対応で、あいさつもしない（返さない）などの問題行動は、このあいさつから変化が起きているともいえるから大切なことですね。

[主体性を発揮した具体的な行動例／事例]

→ 看護チームメンバー以外の、医師や職場に出入りする薬剤師、リハビリ担当者にも、患者さんのケアを通して質問する
・徐々に、こうした場面を見るようになります。

→ 「○○さんと検査に行ってきます」など、所在を明確に伝える
・検査に出かけるときにこのように伝えることは "チームの一員" であることを実感できる機会です。

育成にあたっての Point

〔行動目標の明示〕

4月の「行動目標」がわかりやすいように、キャリアパスには①身だしなみを整えることができる、②あいさつができる、③病棟メンバーを覚える、④病棟配置物品の位置を覚えることができる、⑤勤務表の見方がわかる、⑥病院の概要がわかる、⑦わからないことを調べたり相談することができる、⑧PC使用後のログオフができる、⑧職員ハンドブック・看護手順の活用ができる　と示しています。

〔小さな目標で成功体験の機会を〕

また、先に述べたように（p.126）"小さな成功体験" ができる機会の設定が重要です。入職1ヶ月目のメンタルヘルスケアの研修を活用した際は、その日までの "自分との約束" を記載してもらい、1ヶ月後にコメントを入れてフィードバックしました。新人看護師にとっては目標を自分で決めること、どのように実行するかについて責任感をもつ機会となり、周囲にとっては新人看護師がどのような思いか、個々の認識はどのようなものかを理解する機会となります。

中堅の行動指標 （行動例）	人が嫌がる仕事や困難な仕事を進んで引き受けている

当院では、p.36-37の表2で示すように、基礎（入職3ヶ月）・ラダーⅠ（新人・

概ね1年目）の行動指標で示す「あいさつや仕事の準備・かたづけを自ら進んでしている」をはじめ、ラダーⅡの「与えられた役割や業務について疑問があるときは質問し理解しようとしている」、ラダーⅢ（一人前）の「物事に対して肯定的で、他人のせいでこうなったと不平、不満を口にしていない」を達成したうえで、ラダーⅣ（中堅）の「人の嫌がる仕事や困難な仕事を進んで引き受けている」状況が求められます。つまり、中堅看護師に求められる力は、評価表に挙げた中堅の評価項目のみではなく、それ以前のラダーの項目を含有していることとして理解する必要があります。

　「単に人の嫌がる仕事や困難な仕事を引き受けている」ということではなく、その背景に「役割を認識した主体的行動があるかどうか」がポイントです。「進んで取り組む姿勢や態度」が大きく関与します。「やらされている意識はないかどうか」、その人の発言を注視し、姿勢と言動が一致していることを確認します。

〔このほかの行動指標（行動例）〕
→ 自分が深めたい専門領域の学習を自ら深めている
→ 院内外の研修に自主的に参加している
→ 多職種との合同カンファレンスに積極的に参加している

[主体性を発揮した具体的な行動例／事例]
→ 自部署の新人教育に役立てたいと、感染管理の院内研修の受講を自ら決めた。研修中に新人、さらには2年目以降のスタッフへの血流感染予防の指導を行った結果、遵守率のアップにつながった。
　・当院では、専門的な看護スキルアップのため、院内の認定 Marianna expert Nurse（マリアンナ・エキスパート・ナース）コース〈MEN（メン）コース）〉を設けています。その時々に応じ、クリティカルケア、セルフケア、感染管理、退院支援と、コース内容を修正しています。
　・入職5年目を迎えた聖まりこさんは、感染管理MENコースに申し込むことを自ら決意しました。おもな目的は、自部署の血流感染予防の遵守率アップにつながる新人指導です。感染管理の知識不足を感じていたことと、前年度に感染リンクナースを経験して感染予防に興味をもったことがきっかけで、病棟師長の勧めも背中を押しました。
　・研修期間中は、血流感染予防チェックリストを作成し、新人看護師3名に対して個別に習熟度チェックを行いました。新人向けオリエンテーションの際には、輸液セット挿入・混注時の3つの約束などのオリジナル資料を作成し、毎月行動を追跡、評価をし続けました。主目的は新人指導でしたが、2年目以上の看護師の遵守状況のチェックも併せて実施しました。
　・このような働きかけの結果、6月・7月は未実施項目が多くみられたものの、8月ごろから実施が定着し始め、11月には新人3名全員が実施できるようになっていました。2年目以降の看護師の遵守率は、前年度の20％から、

先の 11 月には 100％にアップするという成果を得ました。自らモデルになる必然性から、より遵守を意識するようになったようです。

・ひとりの看護師の〈主体性〉とこれに基づく働きかけ（〈働きかけ力〉に関係）が、部署内に好循環をもたらし、血流感染予防の遵守率を高めることができた事例です。職場全体に「よい仕事」、つまり「感染予防の強化」への共感と協働を生み（《チームで働く力》に関係）、教育効果の高まりにつながりました。その根本をたどると、p.111 の図 3「社会人基礎力の構成と関係性」に示されるように、まり子さんの一歩《前に踏み出す力》が、チームとしての力の発揮につながったといえます。

育成にあたっての **Point**

〔中堅看護師自身の自己実現・キャリア形成を支える「自尊感情」〕

3 章の「5 段階ステップモデル」の解説のなかで、「第 1 ステップ」での〈主体性〉を育てるうえでは「自信」と「自尊感情」が大事であることを述べました。「自信」をもつには「成功体験」が重要です。「自尊感情」は「自分を肯定し、大切に思える感情」であり、「自己肯定感」ともいえます。「自信」にも近く、「自分はこれでいい」「今のままで生きる価値がある」といった感情です。

大岡[9]は、四国地方の 2 施設の大学病院に勤務する看護職に行った社会人基礎力に関連する要因に関するアンケート結果から、対象となった平均年齢 33.65 ± 10.48 歳、平均経験年数 9.52 ＋ 9.01 年の看護職の社会人基礎力に関連し、「自尊感情」と「職業キャリア成熟」に強い正の相関がみられたことを報告しました。

仕事のなかで、目的意識をもち、自分の意志で行動することが〈主体性〉です。筆者は、〈主体性〉を高めることが看護師としての専門性を高め、人としての自己実現や成長発達につながると考えて人材育成に携わってきました。特に、「自尊感情」を高めるための「承認」は重要と考え行ってきました。先の調査結果から、中堅看護師が自己実現をめざし、個々のキャリアを形成するうえでも、〈主体性〉を軸にすえた社会人基礎力の育成が重要であるとの示唆を得ることとなりました。

12の能力要素 前に踏み出す力（アクション）

働きかける力

他人に働きかけ、巻き込む力／やろうと呼びかけ目的に向かう力／
他者との協同に不可欠な、客観的積極性を生む力

解説 〈主体性〉によってその背景となる意欲・やる気が保証され、**自らの考え
に自信をもてるようになり、行動できるようになった後に発揮できるよう
になるのがこの力です。積極的態度を実際の行動に移そうとするときに重要**とな
ります。仕事をするうえでは「他人になにかを頼んだり、他人を巻き込む」こと
が必要になります。昨今の**チーム医療**では、看護師の立場から、ともに働く医師
や他の看護師、他職種、さらに在宅や地域社会の幅広い人々に働きかけなければ
なりません。この場合〈主体性〉とともに「他者への信頼」や「共感できる能力」
を高めること、自分の考えを客観的に理解し直すことで、自分の考えの正当性を
論理的に説明できるようになります。

[意識したい行動・考え方]

❶目的を明示し、リーダーシップを発揮する

　リーダーシップを身につけるには、自分が中心となって他人と一緒になにかに
取り組み、自ら声を出す経験をすることです。気持ちを奮い立たせるためにも、
仲間に呼びかけることから始めましょう。

❷働きかけ、働きかけられる場に身を置く

　身近なリーダーの傍らでテクニックを観察し、真似てみましょう。

❸リーダーシップ発揮の場を意図的に設ける

　自分が中心となって他者と一緒に取り組む経験をしましょう。

基礎（入職３ヶ月目）の行動指標（行動例）	新人であることを自覚し、指導に対して、感謝の言葉を示し返事をしている

　入職して３ヶ月間は「職場のルール」を理解し、実践することが大切になりま
す。組織のなかのルールには規定や看護基準、そしてそれぞれの職場のルール
があります。職場のルールは"暗黙の了解"的に「言葉」や「雰囲気」で伝えら
れ、記述されていないために定着しないことが多くあります。新人看護師にとっ
て、看護基礎教育で実施できた技術項目や習得できた項目はわずかです。しかも、
たとえば同じ「寝衣交換」であっても、点滴のルートを複数管理している場合な

どには習得に課題があります。そのため、当院では看護技術習得の支援として「技術チェックリスト」にサインを受けることで自信をもって実践できるしくみ（ルール）をつくっています。

〔自覚する〕

　先輩に見てもらうためには「働きかけ」が必要となります。「働きかけるのは自分である」ことを"自覚"し、「一緒に行ってください」「見ていてください」などと表現することが働きかけとなります。指導を受けることを通して、翌年度は自分が指導を受けたように後輩を育ててほしいと願います。

〔感謝の言葉を示す／返事をする〕

　"人と人との関係"により育まれる社会人基礎力です。先輩看護師にとっては技術を再確認する機会でもあり、立場や役割の違いのなかで「教えることが学ぶことになる」と気づくこともあります。新人はもちろんですが「お互いが感謝できる」関係が望ましいでしょう。また、以前新人看護師を教えているときに、わかっているのか、わからないのか「返事」がなくわからないということがありました。こうしたことから関係の成立を表す働きかけとして「明確に言葉で感謝できる」ことを行動の指標としたのです。

　近年は、感謝をメールに託したり絵文字などを使うため、きちんと言葉にできていないこともあります。心のなかで思っていても、言葉として伝えないとその認識は他者には伝わりません。感謝の心を「言葉で」伝えましょう。

〔 働きかける力を発揮した具体的な行動例／事例 〕

→ プリセプターや先輩看護師に技術の確認を求める

　・聖まりおさんは、以前は先輩に声をかけられるまで黙っていましたが、「技術チェックリスト」の確認をする予定日に、チェック項目へ日付を入れ、患者さんに実施するときに注意をイラストでメモ欄に記入し、技術の確認を求めてくるようになりました。

新人（1年目）の行動指標（行動例）	自分のできていること、できていないことを受け止めて、説明している（患者・家族、指導者、チームメンバーに）

　入職3ヶ月を過ぎた頃には、少しずつ業務の範囲も拡大していきます。その際に「どこまでできているのか」を伝えることが大切です。「どこがわからないのか」「できていないのか」を新人自身が自覚することから始まります。1年近く経ってもできない技術項目や状況設定が違う場合の自分のできる範囲を確認して「できないことを他者に依頼する」ことは、「適切に依存する」ことで、"自律"のために必要な行動です。

［ 働きかける力を発揮した具体的な行動例／事例 ］

→ 急変時にリーダーナースや医師に応援を要請する

- ・病棟で通常通りにネブライザーを行っていた患者さんが急変し、聖まり子さんが発見しました。即座にその日のリーダーナースや医師に応援の要請を行い、速やかに救命処置が実施され、患者さんの"いのち"が救われました。

- ・新人看護師が急変時に対応が困難であることを、多くの先輩は承知していると思います。ところが、まり子さんは「自分ではなく先輩看護師であれば、人を呼ぶことなくその場で助けることができたのではないか」と、後悔していました。その後、このときの患者さんを病棟で再びケアさせていただくことになったとき、まり子さんは患者さんに働きかけ、その思いを伝えました。

- ・患者さんは「あのときあなたがいてくれて、皆を呼んでくれてありがとう」とまり子さんに言いました。その言葉をきっかけに、「あの時、自分にできる精一杯のことは、先輩へ報告することであった」こと、「少しでも遅れれば急変への対応の処置も遅くなっていた」ことを受け入れ、「自分がすぐに報告できたことは、自分にできる適切な方法であった」と自分の行った行動を正当化でき、自分のとった行動の意味づけもできたのです。

育成にあたっての　Ｐｏｉｎｔ

〔「どこがわからないのか」がわかるように〕

「わからないことがあったら聞いてね」。

これが、新人看護師が一番困ることです。なにがわからなくて、どこまでわかっているのかが言えれば自分で解決できたも同然です。「全体のなかで、今はどこなのか」を考えながら、焦点をあて、全体のどこがわからないのかが気づけるように指導しましょう。資料は行動レベルで記載、全体像がわかるように１枚に収める工夫がされるとよいでしょう。当院の技術習得のためのチェックリストは、項目別に「準備」「説明」「実施」「かたづけ」「記録」と行動レベル別で示し、自分で追記できる工夫をしています。

〔できなかった自分を思い出す〕

大切な心構えについてです。できない新人にかかわるときに「かわいい後輩」と思えないことがあります。そこでは「自分自身のできない時代」を忘れている場合が多いのではないでしょうか。このようなときには「できなかった新人時代の私」を思い出す必要があります。目の前にいる新人は単なる「できない他人」として"自分の外"にいるのではなく、「過去の私」として"自分の内"にいる、としてみる見方が大切です。これは当院の"人を育てるを軸"にした主任学習会における岸信行先生の言葉です（参考：岸信行：「人を育てる研修」のための大原則 主体的「関わり」の原理について，主任＆中堅＋こころサポート，20(5)，

2011）。「かわいい後輩と思える」ことが大切です。

中堅の行動指標 （行動例）	チームの問題や課題に対して、メンバーとともに、悩み、喜んでいる

　当院では、p.36-37の**表2**で示すように、基礎（入職3ヶ月）の行動指標で示す「新人であることを自覚し、指導に対して、感謝の言葉を示し返事をしている」をはじめ、ラダーⅠ（新人・概ね1年目）「自分のできていること、できていないことを受け止めて、説明している」、ラダーⅡの「業務遂行上困難なときその他のメンバーに協力を依頼している」、ラダーⅢ（一人前）の「納得してもらうための方法を駆使し、わかりやすく説明している」を達成したうえで、ラダーⅣ（中堅）の「チームの問題や課題に対して、メンバーとともに、悩み、喜んでいる」状況が求められます。つまり、中堅看護師に求められる力は、評価表に挙げた中堅の評価項目のみではなく、それ以前のラダーの項目を含有していることとして理解する必要があります。

　特に「自分を知る」ことを第一に心がけましょう。一人でできる仕事は限られています。「自分の足りない部分」「苦手なところ」をしっかりと理解したうえで、自分の足りない部分をほかの仲間に補ってもらうことが大切です。

〔このほかの行動指標（行動例）〕

→ チームの後輩・同僚に声をかけ、共に部署内課題に取り組む

→ 先輩や上司に声かけし、課題解決の助言を引き出す

→ 業務の効果・効率化を図るためにメンバーに声かけする

→ 新人が困っていないか自ら声かけする

→ 自分がもっている専門領域の情報を多職種に提供する

[働きかける力を発揮した具体的な行動例／事例]

→ チームリーダーに任命されたが「役割」がわからず、経験者の先輩に尋ねた。先輩からチームとして行った看護の体験と思いを聴いたことで、チームリーダーとしてやっていくための学びと準備状態ができた。

　・チームリーダーの役割を任命された聖まり子さんは、「チームリーダーとはなにをすればよいのか」がわからず、困っていました。そこで、すでにチームリーダーを経験したA先輩に働きかけ、なにをすればよいか尋ねました。

　・A先輩は、ある脳梗塞の患者さんについての体験談を話してくれました。患者さんは自宅に帰ることを目標にされていたので、退院に向けて受け持ち看護師が家族に自宅の間取りを確認したところ、平屋で、布団での生活であることがわかりました。病院は、ベッドでの生活です。麻痺が残存している患者さんには、介護の面で不安がありました。そのため、家族から

受け持ち看護師に「退院後の生活を考え、入院中から、布団での介護の練習をしたい」と要望がありました。

・受け持ち看護師はこの思いに応えたいと、リーダーナース（A先輩）に相談・提案しました。A先輩はこれを尊重し、提案を師長に伝え、実現できるよう調整しました。その結果、病室の一角に布団を準備し、家族が介護の練習を行うに至りました。

・まり子さんは先輩の話から、「チームリーダーとは、よい方向へ導き出す指南役」であり、大事なのは「なにが一番よい方法であるかを考え、実行すること」であると学びました。もし、まり子さんが「チームリーダーとはどうあるべきか」疑問をもたず、「どうすればよいか」と先輩に働きかけ尋ねることがなければ、手にすることはできなかった事例との出合いです。A先輩と直接その体験をしていなくても、先輩がチームリーダーとして「メンバーの提案を尊重すること」を大切にしていたことがわかり、まり子さんのそののちの視座となっています。

・そしてなにより、患者・家族を思って行動した受け持ち看護師や、先輩のリーダーナースに感動を覚え、チームリーダーの役割を先人（先輩）からの学び、準備状況を整えているといえます。今後のチームリーダーとしての活躍が期待できますね。

育成にあたっての **Point**

〔専門職は、専門職による承認こそが力になる〕

「働きかける」ということは、そこに対人関係が成立します。ある新人看護師は、「先輩の時間をわざわざ私のために使わせている。申し訳ない」と、心の内を話してくれました。先輩看護師は「なんでも聞いてね」と新人に伝えているものですが、新人にはかなり遠慮が潜んでいること、働きかけることには勇気がいることが理解できます。「専門職」である看護職は、同じく専門職である人に認められる（承認される）ことで動機づけが高まります。そして、そのなかで「専門家同士のやり取り」が生まれるのです。「先輩に聴く」という一歩を踏み出し承認を得るためにも、「思いやりのある職場」が基本ではないでしょうか。

12の能力要素 前に踏み出す力（アクション）

実行力

目的を設定し、確実に行動する力／失敗を恐れず粘り強く行動に移す力／
小さな成果を粘り強く積み重ね、目標を実現する力

解説 「目標」は実現できてこそ意味をもちます。「大きな目標」としては「専門・認定領域で活躍できる看護師になりたい」などをもちます。しかし、新人看護師として入職すると「自分には向いていないと思います」などと縮こまってしまいがちです。このように大きくもある目標を、日々の「小さな目標」として、たとえば「患者さんの前では笑顔を絶やさない」などと具体的にしてみます。大切なことは、この目標を達成していくことに「喜び」を見出すことです。ここで生じた感情が「達成動機」となります。実行したことによって得られた成果は「自信」となります。そして、次の「行動」につながるのです。

あきらめない「粘り強さ」には、能力と資質に加えて「必ず実現しよう」という意志や価値観が含まれてくる点がポイントです。この実行力には、先に述べた（p.156）セルフマネジメントするための力として、自分の行動の意味、思考、感情を理解し制御する力（自己理解・制御力）も含まれています。

［ 実行力を伸ばす考え方・行動 ］
❶目標を設定する
目標は実現できてこそ意味をもちます。身の丈にあった、達成可能な小さな目標を設定しましょう。
❷目標達成のために粘り強く行動する
実行可能なアクションプランを立てましょう。取り組みには創意工夫を盛り込みます。
❸次はちょっとだけ高い目標を設定する
徐々にレベルの高い仕事をめざしましょう。
❹成功経験を蓄積する
経験を積めば積むほど、高いレベルの実行力が身につきます。
❺目標管理を活用する
目標管理で基礎力を伸ばしましょう。

4章　看護職としての社会人基礎力と3ヶ月・1年目・中堅の行動指標　135

基礎（入職 3 ヶ月目）の行動指標（行動例）	失敗したことをいつまでもくよくよせず、やらせてください、教えてくださいと表明している

新人看護師が離職する理由として、仕事を始めてからの医療安全における「インシデント（ヒヤリ・ハット）」がきっかけになっているものが多くありました（p.69）。「また、同じような間違いを起こしてしまうのではないか」と不安が募り「安全に実施するための努力が中断されてしまう」ということがありました。たとえば、注射の点滴の速度調整がうまくいかず、予定時刻よりも早く点滴が終ってしまった場合、「どこに問題があったのか」「滴下速度の計算方法は正しかったのか」「患者さんへの説明はわかりやすかったのか」など、再び同じ状況になったときには正しくできるように、失敗の経験をそのままにせず、「一歩踏み出す気持ちで自分の思いを表明する」ことが必要です。

つまり、失敗をした過去にとらわれず、前を向いて行動する姿勢として「自分の言葉と行動で示す」ことを行動指標としました。

［ 実行力を発揮した具体的な行動例／事例 ］

→ 業務が重なって忙しいときに、自分の名前を名乗らず排泄介助をしていたことに気づき（失敗だった）と思ったが、その後はくよくよせず、名前を名乗って笑顔で対応を続けた

・聖まりおさんは眼科病棟に配属となりました。視覚障害をもつ患者の歩行介助で最も多いのが「トイレ誘導」です。まりおさんは、リーダーナースより、前日に受け持った患者 B さんの言葉として次のように伝え聞きました。

「聖まりおさんは、名前を言ってから案内してくれたので安心だった」

・実は、聖まりおさんはこの頃、受け持ち時間内の排泄介助の回数が増えていました。そのため他の点眼の時間などと重なるときは、自分の名前を言わずに誘導してしまうことがありました。リーダーナースの言葉でそのことに気づいたのです。

・「業務が重なって余裕がないときは、自分の名前を名乗れていなかった。失敗だった」と思いました。しかし気持ちを切り替え「忙しくても、これからは必ず患者さんに名乗ってかかわろう」と考えました。そして
「○○さん、受け持ち看護師の聖まりおです」
「お手洗いまでご一緒します」
と、笑顔の対応を続けるようになりました。

・病棟の特徴として、視覚障害をもつ患者は高齢であり「加齢に伴う排尿回数の増加」「残尿感」などに伴う排泄介助は日常生活援助として多くなります。こうした病棟の特徴である「排泄介助場面」にまりおさんが丁寧に

かかわろうとすることができているのは、先輩看護師がBさんの言葉を「まりおさんがかかわったことの評価として、口に出して"言葉で"伝えている（フィードバックしている）」ことも大きいです。社会人基礎力が「職場のなか、人のなかでこそ育つ」とは、このようなやりとりのなかでの気づきによるものといえます。

新人（1年目）の 行動指標（行動例）	同僚が困っているときに、私にできることはないか声をかけている

　3ヶ月が過ぎ、チームでの行動をするようになり、少しずつ任される仕事も増えます。誰がいつ、どこで、どのような仕事しているのか、自分の仕事のしかたがわかれば、他の人がどのような仕事をしているのか考えることができます。予測して行う範囲ですので、この状況ができたら上級です。たとえば、入院時の業務内容を把握していれば、この後は病棟のオリエンテーションや採血、看護計画、入院診療計画書の作成など推測できます。そのなかで、一つひとつを確認して手伝うことができれば、仕事はよりスムーズにいきますが「せめて"なにか手伝うことはないか"声をかけることを実行しましょう」というのが1年目の指標です。

[実行力を発揮した具体的な行動例／事例]

→ 自分が同僚に対してできることがないかと考え、具体的な選択肢を示して発言、声をかけた

・聖まり子さんは同期のFさんと久しぶりに勤務が一緒になりました。「私、入院がなかったから記録が早く終わりました。Fさんの受け持ちの患者さんのリハビリのお迎えに行きましょうか。それとも16時の体位変換に行ったほうがいいですか」と声をかけました。

・これは脳神経外科病棟でのやりとりです。セクションの状況から、役割を果たすうえでの自己の課題を明らかにしたうえで（〈課題発見力〉の発揮）、看護や医療チームの目標に向けて、自分のできることはなにか考え発言しています。まり子さんは、職場で定型的に行う業務内容が把握できるようになっており、「Fさんの業務としてなにがあるか」が把握できていたため、時刻に応じた行動を、しかも選択肢を準備して発言、声かけができたと思われます。

育成にあたっての　Ｐｏｉｎｔ

〔師長の見る目〕

　失敗はあります。しかし、失敗が意味するものには個人差があります。

　「失敗しても大丈夫な人がいる」と、ある師長が語っています。それは「自分

が失敗した」ということ自体を気にするよりも、まず素直に（反射的に）「患者さんは大丈夫だったのでしょうか」と言える人だといいます。この第一声を聞くとその瞬間に「△△さんは大丈夫」と確信するそうです。他者、特に患者の痛みをわが事のように思える人は、放っておいても（もちろん見守ります）自分で解決できる力、「患者中心に」考えることができる力をもっているのです。こうした"師長の見る目"がスタッフの〈実行力〉を支えていると思います。

| 中堅の行動指標
（行動例） | （目的や目標を設定するときに、）少なくとも代替案をもって柔軟に対応している |

　当院では、p.36-37 の表2 で示すように、基礎（入職3ヶ月）の行動指標で示す「失敗したことをいつまでもくよくよせず、やらせてください、教えてくださいと表明している」をはじめ、ラダーⅠ（新人・概ね1年目）「同僚が困っているときに、私にできることはないか声をかけている」、ラダーⅡの「うまくいかないことはその原因や方法について調べている」、ラダーⅢ（一人前）の「決められた計画は率先して実行している」を達成したうえで、「（目的を達成するためには、1つの方法にとらわれず、ラダーⅣ（中堅）の「（目的や目標を設定するときに）、少なくとも代替案をもって柔軟に対応している」状況が求められます。つまり、中堅看護師に求められる力は、評価表に挙げた中堅の評価項目のみではなく、それ以前のラダーの項目を含有していることとして理解する必要があります。

　これらの行動指標は、仕事をするうえでの「目的意識」を明確にするためのものです。「なんのためにやっているのか？」がはっきりしないと、人はなにかを始めたり、継続することは難しいからです。

〔このほかの行動指標（行動例）〕

➡ 自己のキャリアデザインに沿って行動している

➡ 部署の目標達成に向けて行動できる

➡ 自己の年間目標にチャレンジ目標を設定して行動している

［ 実行力を発揮した具体的な行動例／事例 ］

➡ 夜勤明けの看護師が、前日夕方撮られたレントゲン写真と今朝のものとを見比べて、合併症防止の観点から、看護による改善の度合を確認した

　　・ある日、看護師聖まり子さんが看護学生をある病棟へ案内すると、ちょうど夜勤明けの看護師Dさんがレントゲンを確認しているところでした。夜勤は16時間と長時間に及び、申し送りが終わり、かたづけに入っていました。「今、なにをしていたのですか」と声をかけると、Dさんは電子カルテのレントゲン写真を見ながら「昨日の夕方のレントゲンがこれです」と示しました。写真の心臓部分の白く映っているところに心肥大がありま

した。そして、「夜間の看護によって、どの程度の改善ができたのか、朝のレントゲン写真と見比べていたところです」と言いました。合併症を防止するという観点から、夜間の看護の評価を自分で行っていたのです。

・日々の看護の専門性を追求する姿を知ることができ、看護実践の〈実行力〉を実感しました。新人など他のスタッフにとっては、このような現場で看護ができることが、身近に「ロールモデル」を感じて仕事ができるということです。

育成にあたっての Point

〔目標管理するときは"心のロウソク"に火をつける〕

　「達成できない目標」を評価することは、苦痛でしかありません。失敗を恐れないことが実行力で求められていることではありますが、やはり避けられるならば失敗に至らないようにすることが必要でしょう。目標を設定するときには、「その人が本当に手に入れたいと思っている心のなかの想い・願い」に気づき、その「炎」に気づかせ、"心のロウソク"[10] を燃やすように動機づけすることで、その個人が「自分の問題」として取り組むことが大切でしょう。

12の能力要素	考え抜く力（シンキング）

課題発見力

現状を分析し、目的や課題を明らかにする力

解説 　問題解決の第一歩は「問題点の発見」から始まります。人が社会的活動を
する際には、どのような状況・小さな場面においても「問題点を発見し、
それを理解し、解決のための方策を生み出し、評価・検証しつつ実行に移してい
く」という問題解決のプロセスをたどります。問題点を発見するには「現在の状
態」と「目標の状態・あるべき姿」を明確にする必要があります。両者のギャッ
プが「問題点」、ギャップを埋める方法が「解決策」となります。また、現在の
状況から「目標に対してどのような状況であるのか」を明らかにしていくことも
必要です。いずれの場合にも〈発信力〉や〈傾聴力〉を高めつつ、他者から解決
策のヒントを得ることが有効です。

　知識・情報の獲得・収集の段階では、「驚きや感激を感じられるかどうか」も
重要です。これは、当事者意識をもち「これは自分の問題である」と自覚するこ
との重要性を意味します。

〔患者の健康問題解決の視点〕

　私たちが対象とするのは患者・家族です。対象の身体面、心理・社会的側面を
ふまえて現状を分析することができ、対象に必要な健康上の問題について明らか
にすることができる力として〈課題発見力〉が必要です。そのためには、チーム
医療を実践するうえで

- 指示されたこと・指導されたことはまめにメモする

ことから始まります。また「わからないことは人に聞いたり、本で調べたり、手
順を調べる」など〈主体性〉を基本に実行し、それらは"患者の健康問題の解決
のために行う"という視点で連動することを意味しています。

〔組織での役割・課題を見つける視点〕

　また、組織としては

- 看護や医療チームの目標に向けて、自分のできることはなにか考え発言する
- セクションの状況から、役割を果たすうえでの自己の課題を明らかにする
- 自ら実行している目標達成に向けて進捗に問題があるときは機を逃さず上司
  に相談したり、提案している

ことも指標となります。「問題」はとどまっていることばかりではありません。
むしろ、活動過程で絶えず変化しているととらえたほうがよいでしょう。そのた
めこの〈課題発見力〉は、一朝一夕に身につく力とはいいがたいのです。

[課題発見力を伸ばす考え方・行動]

❶「これでよいのか」と自問自答する

常に現状を分析しましょう。

❷周囲を観察し課題を探る

他人や仲間が取り組んでいることも観察し、課題はないか探ってみましょう。

❸課題を誰かに話してみる

誰かに聞いてもらうことで、その課題は重要なのか、的外れなのかを検証してみましょう。それにより、解決策の模索に発展します。

❹課題提案の機会を設ける

課題を提案できる職場環境・風土を整えましょう。

| 基礎（入職3ヶ月目）の行動指標（行動例） | 指示されたこと、指導されたことは、まめにメモしている |

「メモができる」ことは「概念化できる」ことにつながります。課題を見出すために「なにを、どのように把握しているか」を知る方法として「メモ」は適切な方法です。また、複数の人間で仕事をするうえでは、指示した内容が実行されなければ安全・安心・信頼が途絶えることになります。この点からも「メモもとらずにいる態度」が問題として取り上げられました。そこで「まめにメモしている」ことを行動指標としたのです。

ただ、この指標の表現には、まだ足りなかったと感じていることがあります。メモをとっていても、とり方がグチャグチャで「これでは、なにをどうすればよいかわからないだろう」というメモに出合うことがあります。それがその人の認識である、とみるには役立ちますが、本人が課題を見出すのに役立つメモにはなっていません。いわゆる「東大ノート」など「ノートのとり方」も技術になるでしょう。

[課題発見力を発揮した具体的な行動例／事例]

→ 「腹部のアセスメントが不十分だった」ことが課題だとわかり、不足している知識を自己学習する

- 聖まり子さんは、75歳の女性、胃がん術後3日目で経口摂取が開始されたEさんを受け持ちました。食後2時間ほどしてEさんから「おなかが痛い、冷や汗が出ている」と訴えがあったため訪室し、症状の経過を聞きましたが、なにが原因かはわかりませんでした。ただ、苦しんでいる患者さんがいるので先輩看護師には「患者さんが変です」と報告をしました。
- このような場合、本来は腹部を診察し「いつから、どのような痛みなのか、考えられる原因はなにか」を問診したうえでアセスメントの結果を報告することが望ましいことはもちろんです。しかし、3ヶ月目の受け持ちの場

4章　看護職としての社会人基礎力と3ヶ月・1年目・中堅の行動指標　　141

合、その診察や問診によって時間がかかり対処が遅くなる可能性もあります。患者の苦痛が長引くことを考えると、「いつもと違う異変に気づいてチームリーダーへ報告することができた」ことを評価したいと思います。

・そして、その後「腹痛を訴えているときの観察とアセスメント」について振り返りをしたり「胃がん術後の合併症を勉強しましょう」と課題を与える前に、まず「よかった点」と「課題」を挙げ、「なにが問題であったか」を明らかにしましょう。

・「すぐに報告できた」ことはよかった点、「アセスメントが不十分であった」ことが課題といえます。課題がわかったことで腹部の観察方法について自発的に診察方法を学習するようになると、社会人基礎力の〈課題発見力〉と「専門知識の不足」が結びつき、さらなる自己学習につながります。

新人（1年目）の 行動指標（行動例）	わからないことは人に聞いたり、本で調べたり、手順を調べている

　ここでは、わからないことをそのままにせず、人に聞いたり、本を用いたり、院内の看護手順などを確認して調べて明らかにすることが求められます。「わからないことを明らかにする過程」が「課題発見のプロセス」となります。関心テーマを見出すことにつながることでしょう。

[課題発見力を発揮した具体的な行動例／事例]

→ 患者さんが終末期の入院生活を送るうえでの願いを叶えるために、介入の限界に気づくことができた

・白血病患者のFさんは、慢性期から終末期に移行しており、抗がん剤治療後の副作用から体力が消耗、食事も満足に食べることができませんでした。

・Fさんは、治療中の食事制限が厳しいときに「ラーメンが食べたい」と話されました。聖まりおさんは、日々のかかわりからなんとなく、Fさんが自身に残された時間が長くはないことを悟っておられるように感じ、そのことに悩みました。「どのような方法でラーメンを食べることが実現できるのか」方法が浮かばず、新人看護師としての介入に限界を感じていました（自身の仕事を行ううえでの「課題発見」）。

・そこで、先輩看護師に相談し（〈働きかける力〉の発揮）、その先輩から担当看護師へ状況の説明がなされた結果、Fさんが昼食時にカップラーメンを食べることになりました。「いやーおいしいね」とFさんの笑顔を見ることができました。

・患者さんの願いである「ラーメンが食べたい」。その願いを解決するためにどうすればよいか、考え続けた結果、課題を発見し、他者へ働きかける

ことで打開できています。実は、「課題発見」しているつもりでも、中途半端で終わることが多いものです。疑問をもって考え続けた結果、〈働きかける力〉も発揮できたことで、患者さんの笑顔を手にすることができ成功体験も手にできたようです。

育成にあたっての **Point**

〔コルブの経験学習モデルの活用〕

　当院では 7 ヶ月目にシミュレーション研修を実施しており、その振り返りの方法としてコルブの「経験学習モデル」を用いた学び方を取り入れています。これは「実践・業務（Active Experimentation）」「具体的経験（Concrete Experience）」「省察（Reflective observation）」「概念化（Abstract Conceptualization）」の 4 段階からなる学習サイクルを中核としたものです[11]。経験の意味づけの点から〈課題発見力〉を伸ばすことにつながると考えます。

中堅の行動指標 （行動例）	現状とセクション目標や役割の双方から自己の課題とチームの課題を抽出している

　当院では、p.36-37 の表 2 で示すように、基礎（入職 3 ヶ月）の行動指標で示す「指示されたこと、指導されたことは、まめにメモしている」をはじめ、ラダー I （新人・概ね 1 年目）「わからないことは人に聞いたり、本で調べたり、手順を調べている」、ラダー II の「チームの目標に向けて、自分のできることは何か考え、発言している」、ラダー III （一人前）の「セクションの状況から、役割をはたすうえでの自己の課題を明らかにしている」を達成したうえで、ラダー IV （中堅）の「現状とセクション目標や役割の双方から自己の課題とチームの課題を抽出している」状況が求められます。つまり、中堅看護師に求められる力は、評価表に挙げた中堅の評価項目のみではなく、それ以前のラダーの項目を含有していることとして理解する必要があります。

　課題発見は、普段何気なくできているようで、途中で見失ってはいないでしょうか。このスキルを身につけるためには、もう一歩「日常のあたり前を疑う」ことを意識しましょう。

〔このほかの行動指標（行動例）〕
→ 部署の役割と達成すべき目標と現状から、部署の課題を明確にし、提案できる
→ 部署内での自己の役割と目標達成状況から、自己の課題を明確にできる
→ 部署内のデータを分析して課題を提案できる

[課題発見力を発揮した具体的な行動例／事例]
→ 行われているケアに疑問をもち、認知症ケアの基本に立ち返り、現状の問題

点を見つけた

- チームリーダーの聖まり子さんは、病棟異動して間もなく、患者さんへのケアの提供方法に疑問をもちました。それは「認知症の患者さんをナースステーションにお連れし、全員で見守る」ことでした。
- 看護師は皆よかれと思って行っているケアでしたが、まり子さんには、患者さんはむしろ、落ち着きのない様子に見えました。
- 患者さんにとって、特に認知症の患者さんには、「さまざまな人が出入りする不安定な環境」よりも、「なじみの顔、なじみの物のなかで安心できる環境」をつくるケアが大切だと学んできたことを思い出しました。そこで、まり子さんは勇気を振り絞り、「認知症の患者Gさんに、個室に移動していただく」ことを同僚に提案しました。また、Dさんにとって「一番思い出になる写真」をお持ちいただくよう、ご家族に働きかけることとしました。
- これらを実際に行ったところ、Gさんの不安そうな表情がやわらぎ、うれしそうに写真を見て家族の話をしてくれるようになったのです。
- 「このままでよいのか」と、疑問に思ったことをそのままにせず、また、本来の認知症ケアの基本をもとに、課題を発見することに至っています。学んだことを現場で活かしていることを感じた事例です。

育成にあたっての **Point**

〔問題状況をラフなイラストで関係性を図示してみる〕

　後輩との関係、先輩との関係などで悩んだとき、自分と登場人物を「○」や「△」で示し、その位置関係を図のなかで客観的に確認してみます。「いったい自分はどのように介入するべきか」「誰に相談するべきか」「介入や相談は、誰に対してするべきか」などを考えるヒントになります。また、人から相談を受けたときには、関係性を理解し合うための「見える化」のツールとして活用してみてください。図にすると、不思議と対応策が浮かんできます。

12の能力要素 考え抜く力（シンキング）

計画力

課題の解決に向けたプロセスを明らかにし、準備する力
複雑な物事をも実行可能にし、成功に導く

解説 問題が明らかになり、解決策が見出されたら、実際に「問題解決に向けて行動する」ことです。大きな目標は、小さな目標にすること。看護学生が実習で、1日の行動計画を立案していることは重要で、あらかじめなにが起こるか想定して見通しを立てておく、段取りをつけておくことは、成功の秘訣といえます。目標管理の進め方など、目標解決へのプロセスが示されている資料は参考になります。

[計画力を伸ばす考え方・行動]

❶自分の力を把握する

自分ができる範囲や、限界に近いのはどこなのかを知ることで、実行可能な計画立案につなげましょう。

❷多重課題に挑戦する

限られた時間のなかで複数のことを同時に進め、失敗しないためのスケジュールと工程を考える機会にし、成功するコツをつかみましょう。

❸実力以上の目標に挑戦する

スケジュール管理や工程管理が身につき、遂行する力もアップします。

❹目標管理でチャレンジ目標の設定支援をする

チャレンジ目標が成功したときのイメージを話し合ってみましょう。目的、めざすものがみえてきます。

基礎（入職3ヶ月目）の行動指標（行動例） 3ヶ月目の到達目標に沿って、自分が準備するべきことについて目標管理シートに列挙している

新人看護師の1年間の目標「指導を受けながら看護実践できる」に向け、技術習得に関して、ルールに従い、チェックシートに経験の月日や注意点を記述するなど、実行していることが含まれます。

4章　看護職としての社会人基礎力と3ヶ月・1年目・中堅の行動指標　　145

[計画力を発揮した具体的な行動例／事例]

→ 1日の時間割表をつくり、どの患者に、何時にどんなことをしなければならないかが一覧できるよう工夫した

・翌週から受け持ち患者を4人にすることが決定された聖まり子さんは、4人の受け持ち患者の計画をしてきました。そして、4人の患者の予定と自分自身の行動を「1日の時間割表」として作成し、患者の点滴や内服、検査や処置の時間を書き入れました。「どの患者に、何時にどんなことをしなければならないか」が一目でわかり、1日の流れを整理できるようになりました。

・仕事は時間を定めて行うことが多くあります。検査時間などは、1人の受け持ち患者で遅れてしまうと、その後の人にまで影響します。一目でわかる表の準備は、実は先輩からの教えです。まず「計画書」を準備することがインシデントの防止に役立ち、患者の訴えや追加情報を記入する工夫を生みます。

新人（1年目）の 行動指標（行動例）	与えられた課題について計画を立てている

[計画力を発揮した具体的な行動例／事例]

→ 小児科で求められるケア（プレパレーション）について、自分が得た情報をもとにリーダーに相談、計画を立てた

・小児科の手術に関しては、患児や家族の不安を最小限にするために、プレパレーション（子どもが納得して治療が受けられるように心理的準備をすること）を実施しています。聖まり子さんは、初めてのヘルニアの手術で入院してきた6歳の男の子Hくんを受け持ちました。Hくんはサッカーが好きで一日中遊んでいること、負けず嫌いであることなどの情報を母親より得ました。そこで、チームリーダーにプレパレーション方法について相談し、「具体的に遊びを取り入れて体験するたびにスタンプをサッカーボールに変えて行う」ことで、一つひとつの場面の体験によって不安を軽減しようと提案してみました。

・病棟で実施している特有のケア（プレパレーション）に共通の価値をもち実践している姿は、病棟のケアの標準化が進められた結果でもあります。また、手術室との連携により、病棟の計画と手術室との連携により成果が生まれる場面といえます。

育成にあたっての **Ｐｏｉｎｔ**

〔GROW モデルを活用したコーチング〕

　〈計画力〉を伸ばすにはコーチングスキルを活用します。「GROW モデル」[12] が役立ちます。まず「G（Goal）：目標）」を明確にします。そのために「達成したい目標はなにか」と尋ねます。次に「R（Reality）：現状」を把握します。「理想の状態を100%とすると、今は何%くらいか」確認します。さらに「O（Options）：方法」を選びます。「ギャップを埋めるためのアイデアはなにか」を確認します。また「ベストな方法はなにか」思いつくことをすべて挙げるようにしましょう。「助けてくれる人は誰か」も確認します。最後に「W（Will）：目標達成の意思」の確認をします。「なにから始めますか」「やる意思はありますか」と尋ねます。そのうえで「いつまでに、なにを実行するか」確認し、日にちと内容を決めて、行動をサポートします。

中堅の行動指標 （行動例）	（課題解決に向け）無理のない適切なゴールを設定し、段階的な方策を立てている

　当院では、p.36-37 の**表2**で示すように、基礎（入職3ヶ月）の行動指標で示す「3ヶ月の到達目標に沿って、自分が準備するべきことについて目標管理シートに列挙している」をはじめ、ラダーⅠ（新人・概ね1年目）「与えられた課題について計画を立てている」、ラダーⅡの「与えられた課題について計画を立てている。進捗に影響を及ぼさないようにしている」、ラダーⅢ（一人前）の「セクション内の会議や係の活動の準備を周到にしている」を達成したうえで、ラダーⅣ（中堅）の「（課題解決に向け）無理のない適切なゴールを設定し、段階的な方策を立てている」状況が求められます。つまり、中堅看護師に求められる力は、評価表に挙げた中堅の評価項目のみではなく、それ以前のラダーの項目を含有していることとして理解する必要があります。

　目標に対し、計画的にすすめるための方法や順序を考えて行動することができます。しかし、途中で方法の変更など修正することもこの計画力となります。

〔このほかの行動指標（行動例）〕

→ 不測の事態を想定した業務計画を立案できる
→ 自己実現のためのキャリアデザインを立案できる
→ 部署内の目標設定・実行計画を立案できる
→ 部署内の業務改善計画を立案できる
→ 後輩の教育計画にかかわることができる

［ 計画力を発揮した具体的な行動例／事例 ］

→ 神経精神科の患者さんが、薬の自己中断を原因とする入院をせず地域で生活

していけるための取り組みが実現するよう、具体的な行動を計画・準備し、実行した

- ・筆者が神経精神科の病棟師長をしていたとき、「師長さん、この患者さん怠薬で、コントロール目的で入院したいのだけど」という言葉を聞くことが多くなりました。筆者は、この"怠薬"という表現が嫌いです。医師側からの目線であり、患者さんからの目線がないからです。
- ・そこで筆者は、看護師から"怠薬"という言葉が口をついて出たときには、にらみをきかせ、「"自己中断"ですよね」と、修正をし続けていました。
- ・このような状況から、薬を自己中断されることによる入院が生じないよう、看護師ができる支援として「病棟の看護師が外来に出向いて、外来看護も担う」ことを提案しました。この新しい取り組みに対し、リーダー看護師・聖まり子さんが共感しました。
- ・まり子さんは、この取り組みを現状への解決策と考え、具体的な行動を計画しました。外来看護の経験がなかったので、これを経験することから始めました。そして「自分たち（病棟の看護師）が、初回の外来でお話を聴きます」と、入院患者さんに説明することとし、実行したことで、退院を決意する患者さんが増えました。医師との協働もあり、精神科医療の方向性が「入院中心」から「地域生活中心」に移行しつつあります。患者さんにとって「きちんと薬を飲みながら生活していく」ことは、QOLの維持・向上に直結すると認識してのチャレンジでした。
- ・外来でのかかわりは、患者さんの症状・内服状況・生活状況を把握し、看護介入することを大きな柱として、退院2週間後、同4週間後、同6週間後、同8週間後と計画的に支援を継続していました。つまり、この間の入院を阻止でき、「地域での生活が実現できた」ということです。
- ・また、外来での面接は30分でしたが、病棟を離れるときには、受け持ち患者さんのケアを他の看護師へ依頼し、仕事の調整をしました。30分間責任をもって患者さんの話を聴き、看護介入できることは、ナースコールがない状態で看護に集中できる時間であったことから、個々の看護師の自己実現の機会ともなっていたことがわかりました。患者さんと看護師の両者にとって成功体験となった事象でした。

育成にあたっての **Point**

〔目標管理はSMARTに！〕

目標は「SMART（スマート）」に沿って立ててみることをお勧めします。たとえば、新人の目標では以下のような具合です。

- ● S（Specific）：具体的である

  社会人基礎力の3つの能力12の能力要素を含める
- ● M（Measurable）：計測ができる

例：「○○を 1 回以上行う」

- A（Agreed upon）：同意している

　　先輩と新人が事前に話してから目標を決める

- R（Realistic）：現実的である

　　「新人」として「できるようになる」を味わえる内容か

- T（Timely）：期日が明確である

　　基本的には 1 週間程度とする

〔不十分な目標例〕

「患者さんに依頼されたことを確実に実行できる」

- S　→◎（《前に踏み出す力（アクション）》の〈実行力〉を意識しており、具体的である）

- M　→×（計測しにくい）

- A　→×（同意の有無が不明）

- R　→×（依頼される内容を実行するまでには、内容の理解、どのようなことを依頼されるのかわからないなどから、あいまいさが生じやすい）

- T　→×（1 週間以内で習得できる内容というより、毎日確認する内容といえる）

これを以下のように修正すると、SMART に沿ったものとなります。

〔適切な目標例〕

「患者さんからの依頼事項には、自分の判断を先輩看護師に相談してから実行に移すことができる」

- S　→◎（〈主体性〉〈働きかける力〉〈計画力〉〈発信力〉を活用）

- M　→◎（最低でも 1 日 1 回は先輩看護師に）

- A　→◎（患者さんへは自己判断で返事をしない）

- R　→◎（報告・連絡・相談ができる）

- T　→◎（1 週間以内に習得する内容）

| 12の能力要素 | 考え抜く力（シンキング） |

創造力

新しい価値を生み出す力／既存の発想にとらわれない

解説 問題解決にあたり、解決法が十分でない、あるいは見出せないとき、この力が必要になります。問題を解決するための知識や情報が少なかったり、それらの獲得が難しい場合には「既存の知識や考え方」の組み換えなどを試行錯誤して、この力を発揮することが必要です。「知識」で強化された〈創造力〉は、多くの能力要素の発揮に使われます。

看護における〈創造力〉とは、対象の個別状況の変化や看護実践の成果をふまえ、看護実践をより効果的・発展的に展開するために、感性を生かした新たな介入方法を提案することができる力のことです。

患者さんに、同僚に、また組織内においても「付加価値のあるサービス」が求められます。この「付加価値」を生み出すために必要となる力です。そして、この能力を育むには、専門的知識・技術を使うこと、一見異質な考えも積極的に取り入れる姿勢、間違いも許す自由な雰囲気づくりも重要です。

[創造力を伸ばす考え方・行動]

❶日頃から広く興味をもち、人の話に耳を傾ける

アイデアは突然舞い降りてきません。積み重ねのなかから生まれます。

❷興味があること、取り組みに関する情報を貪欲に取りにいく

社内外の人とネットワークをもつことも大事です。

❸楽しみながら考えられることから始める

あれこれと頭を悩ませ、知恵を絞る作業が大事です。

❹アイデアを出す機会を設ける

多職種との交流の機会を設けましょう。

| 基礎（入職３ヶ月目）の行動指標（行動例） | 自分が大切にしている看護について説明している |

私たちが行っている看護ケアの場では、対象である「人」と看護する「人」とがかかわり合うことにより、回復の証をもたらします。目黒はこのような関係を「常に互いが相手を感じながら動いているような関係を『相互性』と呼ぶ」と表現しています[13]。そこで、看護する者が人と人の相互性を保ちながらかかわる

とき、「自分が大切にしている看護について説明する力」をもつ必要があります。

[創造力を発揮した具体的な行動例／事例]

→ 対象にかかわるときは「相手の話をじっくり聴いて役に立ちたい」と表現する

→ 自分にできることは「傾聴すること」と表現する

・実は、3ヶ月の頃は、この指標について尋ねると、意外と簡単に答えています。理想的な看護師像を語ることが多く、言葉にして表現できています。

新人（1年目）の 行動指標（行動例）	**看護部の方針、セクションの特徴と大切にしている看護の双方から、患者・家族に看護の役割を説明している**

　1年が経過した状況の行動指標は、新人看護師としては、病棟目標を推進するうえでも、係のメンバーとして、少しずつ「チームの一員」になっていきます。行動指標に挙げたような活動を通して、病棟に入院してくる患者さんたちの不安を取り除き、どのようなケアを行うか、その結果と効果についても説明を加えるようにすることです。

[創造力を発揮した具体的な行動例／事例]

→ 患者さんが遠慮しているように見えた場面で「安心して言ってくださいね」と説明している

・これは、ある師長が面接で、聖まり子さんの実践場面として引き出してくれた言葉です。1年目を迎える頃の新人看護師は、3ヶ月目に比べると「自分はなにもできていない」と答え、自分ができている看護について語らなくなることが多いようです。いったいどういうことなのでしょうか。

・聖まり子さんは「どのようなことができているのか」「できていないのか」がわからないようであったため、この師長は「たとえば……」と場面を設定して尋ねたところ、ようやくこのように答えてくれたのです。

・理想の看護師像を抱いていた頃と比べると、1年が経ち"等身大の看護師"としての自分を見つめている気がします。

・現場でできていることを見逃さない、看護師へのかかわりをもつ師長が「カギ」になると思います。

育成にあたっての **Point**

〔振り返りで育む〕

　〈課題発見力〉の育成のためにコルブの経験学習モデルを活用していることを前述しましたが（p.143）、日々の実践から学ぶことができれば、当たり前のよう

に行っているケアの「意味づけ」ができ、個々の看護師の「こだわり」へとつながることを、陣田は「看護現場学の方法と成果」のなかで述べています[14]。このこだわりが「看護観」を育みますが、その創造に必要なのが〈創造力〉であると位置づけています。当院では新人看護師に、1年間で「忘れられない患者さん」を記述してもらい看護観を育成する機会としていますが、この振り返りが〈課題発見力〉や〈創造力〉の育成にもつながります。

中堅の行動指標（行動例） （新しい価値を生み出すために、）自己の看護師としてのあるべき姿を表現している

当院では、p.36-37の**表2**で示すように、基礎（入職3ヶ月）の行動指標で示す「自分が大切にしている看護について説明している」をはじめ、ラダーI（新人・概ね1年目）「看護部の方針、セクションの特徴と大切にしている看護の双方から、患者・家族に看護の役割を説明している」、ラダーIIとIII（一人前）の「日常業務の一つひとつにもっとよいやり方や効率的な方法はないかといった視点で取り組んでいる」を達成したうえで、ラダーIV（中堅）の「（新しい価値を生み出すために、）自己の看護師としてのあるべき姿を表現している」状況が求められます。

つまり、中堅看護師に求められる力は、評価表に挙げた中堅の評価項目のみではなく、それ以前のラダーの項目を含有していることとして理解する必要があります。

新しいものを生み出すためにはマニュアルにとらわれない自由さが必要です。それは、その人その状況に応じて最適かを判断しながら考えの幅を広げましょう。

〔このほかの行動指標（行動例）〕

→ 日常業務の一つひとつに、もっと効率的・効果的な方法はないか工夫点を考えている

→ 既存の手順書の改定に携わっている

→ 自己の専門領域の研究を深めている

［ 創造力を発揮した具体的な行動例／事例 ］

→ 「泣きたくても泣けない」といううつ病の患者さんの話を聴き、どうしたら泣いてもらえるだろうかと自分なりに考え、理念に立ち帰ると、（自分には泣くことしかできない）との思いから患者さんに向かい合い椅子に座り泣いたことが、患者さんが泣けることにつながった。

　・当院の看護部理念は、アメリカのリディア・ホールのコア・ケア・キュアモデル[15]を基盤としており、大学の理念である「生命の尊厳」の重要性から「いのち」を中核に、「その人らしさ」を大切にしています。そして、迷いが生じたら「理念」に戻ることを強調してきました。

・実践している看護について、先の理念モデルを用いて事例検討を繰り返していた頃、Iチームリーダーの聖まり子さんは、50代のうつ病の患者Jさんに出会いました。Jさんは、夕食のメニューが浮かばず、お嫁さんとの関係もうまくいかず、「泣きたくても泣くこともできない」と、心労を吐露していました。

・ある日、師長が病室を訪問すると、「あの看護師さんのおかげで、泣くことができたのです」と報告を受けたのです。いったいなにが起きたのか尋ねると「聖まり子看護師さんが、私の前で涙を流したのです」と言います。もう少し様子を聞くと、まり子さんは、Jさんがベッドの横に座っていたので、それに向かい合って椅子に座り、なにも言わずに、涙を流したというのです。「しばらくして、その涙に誘われるように、私も泣くことができたのです」と語ってくれました。

・泣きたくても泣けない患者さんへのケア方法が、看護手順に記載されているでしょうか。そのようなことは載っていません。まり子さんに真意を尋ねたところ、「"その人らしさ"を追求し、その場でなにができるのか考え、自分が泣くことしかできないと思った」と教えてくれました。理念に立ち返ることで〈創造力〉を発揮し、その2人のなかでつくり上げたケアであったと思います。

育成にあたっての **Point**

〔真似ることから始める〕

〈創造力〉は、既存の概念やマニュアルにとらわれない力です。「模倣を繰り返すことによって個人差はあるが、特定の領域で物事の成り立ち、時間の流れ、歴史的必然性を理解しようとすることで生まれる力」[16] といわれています。学ぶためには「ロールモデルの行動を真似る！」ことから始めてみましょう。「型」がなければ「型破り」はできません。

〔たとえば、こんなときに、真似てみよう〕

● 自分らしいことをしたいとき
● 特定の分野で突き抜けたいとき
● スキルアップを図りたいとき
● 新しくスキルを身につけたいとき

人のよいものを"真似る文化"をつくることができるとよいですね。

| 12の能力要素 | チームで働く力（チームワーク） |

発信力

自分の意思をわかりやすく伝える力

解説 聞き手の意向をくみながら、自分の意思を説得的に伝える力です。日本人は苦手とされています。〈傾聴力〉と同じくスキル的側面が強く、一般的にはその発揮が競争力向上のために求められる力とされます。潜在的知識をわかりやすく可視化すること、すでにある個人や組織の知識をわかりやすく、かつ説得的に相手に伝えられることが重要です。組織をスムーズに運用するために「報告・連絡・相談」を怠らないという、いわゆる「ホウ・レン・ソウ」レベルも含まれるとされます。看護では多職種との話し合いの場面で、対象に起きている問題について自分の意見を論理的に整理し、相手が理解しやすいようにその反応をみながら、スピードや言葉遣いに配慮し、筋道を立てて伝えることができる力のことです。

[意識したい行動・考え方]

❶受け手にわかる伝え方の工夫をする

相手の反応をみながら行いましょう。写真・図・文書なども活用しましょう。

❷申し送り・緊急時等の報告訓練を日頃より実行する

訓練にはSBARなどが役立ちます。

❸相手に伝わったか確認をする

❹プレゼンテーション・議事録の作成の機会を設ける

相手に伝わるか、実際に体験しましょう。

＊自分から情報を発信し続けると、自然に情報や人が集まります。

この循環ができると、発信するモチベーションが上がり、よりよい発信につながります。

| 基礎（入職3ヶ月目）の行動指標（行動例） | プリセプターに心配事やわからないことを相談している |

「自分から他者へ働きかけることで、自分自身の抱えている状況を伝えることから始めましょう」と言っています。先輩や上司が気遣いはしますが、個人に生じている問題を自分から発信しないことには、理解し合うことは困難です。

この行動指標を作成したのは、私たちは、誰にも相談しない新人看護師に出会

い、「せめていちばん身近な自分たちに、心配事やわからないことを相談してほしい」と思ったからです。

また、仕事を始めると、各セクションにはさまざまなスタッフや臨床指導者・副師長・師長がおり、それぞれ役割の違いがあります。組織として機能していくためには、誰に、いつ、どのような内容を報告・連絡・相談するのかが重要で、それを考えて行うことが仕事をする人たちの義務でもあります。第一歩は「相談」から始めましょう。

この指標では「報告・連絡・相談」が反映しきれていないところがありますので、それらの具体的場面は、以下の行動で示します。

［ 発信力を発揮した具体的な行動例／事例 ］

隣のベッドの患者より「Kさんが苦しそうだ」と、ナースコールを受けました。

→ 場面1「急いで病室へ行きましたが、呼吸が停止していて、呼びかけても返答がありません」と、すぐに応援要請と報告をした

→ 場面2「Kさんが急変しました。どうしたらよいでしょう」と、相談した

→ 場面3「Kさんが急変したので、部屋の位置を変えました」と、連絡した

　・これらはチームワークでの〈発信力〉に関する場面です。「報告・連絡・相談」は大切で、「ホウ・レン・ソウ」という呼び方まで工夫されています。しかし、実際には、この3つは使い分けができていないことも多いのが現状です。

　・場面1は報告です。「できなかったこと、どのように対処したのか」を伝えます。「対処した結果」も報告となります。場面2は相談です。急変の場面でどうしてよいかわからない場合などに「指示や判断を仰ぐ／聞く」ことです。場面3は連絡です。「他者へ周知させる」ときに用います。

新人（1年目）の 行動指標（行動例）	チームカンファレンスなどで発言している

入職3ヶ月目からカンファレンスに参加しますが、その場所にいることで精一杯という新人が多くみられます。1年経過してくると、受け持ち患者のニーズを把握するようになり、発言する発信力が育ちます。

［ 発信力を発揮した具体的な行動例／事例 ］

→ 受け持ち患者の立場から「マットを変えることはできないか」と発言する

　・聖まり子さんはそれまでチームカンファレンスに参加することで精一杯で、自分から意見を述べることはほとんどありませんでした。しかしある日のカンファレンスで意見を述べました。「Lさんを昨日受け持ったとき、"一日中寝ていてかなり腰が痛い"と言われていました。実は、自宅では

硬いマットにしていたそうです。マットレスを変えることはできるのでしょうか」。この意見に他の看護師からも工夫の声が出ました。

・1年間の仲間づくりも手伝って、チームの一員となった様子がうかがえます。参加するだけで、なにを話し合っているのかわからないままの3ヶ月目とは違い、受け持ち患者のケアの遂行にとどまらず、カンファレンスの場で、自分の意見を患者の立場から発信するまでになっています。

・このことはレイブとウエンガーの言うように、仕事のなかの学び−正統的周辺参加モデル[17]として、「いい仕事」＝「自分の担当業務をうまく遂行した」（受け持ちの患者のニードを把握する）という個人レベルのことではなく、「共同体全体にとっての活動目的を達成した」（その病棟における患者の回復は看護の証であるという価値）という組織レベルのものとなっているといえます。

育成にあたっての **Ｐｏｉｎｔ**

〔SBAR を活用した報告〕

　看護師には「報告」する機会がとても多くあります。医師やリーダー看護師、師長など対象の違いもあります。「いつもうまく伝わらないな」「なにが言いたいかわからないと言われる」などの経験はありませんか？　その解決方法の一つに「SBAR（エスバー）」を使った伝達があります（p.87）。この方法を使うと非常にわかりやすく伝わります。当院では新人看護師研修で使い方を説明しています。

　報告をする前にはまず、「本当に報告する必要があるか」を確認します。しばらく休暇があり自分だけが知らないことだったのか、すでに医師へ伝えられている情報であったのかなど、これまでの経緯を確認したうえで報告をします。

〔報告例〕

● S（Situation：状況）：発生している問題や収集した情報を伝える

その1「言いたいこと（発生している問題）」について最初に伝えます

「○○さんが、呼吸困難なので報告します」

「○○さんの SpO_2 が90％以下でコールの指示があり、現在 SpO_2 88％が持続しているので報告します」

その2「収集した情報（データ＝根拠）」を次に伝える、もしくは"自分が気になること"を伝えます

「SpO_2 が急激に低下しています」

「突然、胸痛を訴え出しました」

● B（Background：背景）：詳細な情報や事態の背景を伝える

データや気になること以外の情報について伝えます

「この患者は、慢性呼吸不全で在宅酸素使用中です」

「皮膚が冷たく湿潤しています」

● A（Assessment：判断）：看護師が、考えたことや臨床判断を伝える

看護師がこうではないかと考えたことを伝えます

「私には、患者の状態は不安定で徐々に悪くなっているように感じます」

「問題はわかりませんが、患者の状態は悪化しています」

- R（Recommendation and Request：提案と依頼）：看護師が、必要だと考えることを伝える

看護師が、必要だと考えることを提案または依頼します

「この患者をリカバリールームへ移動しましょう」

「すぐに患者を診てくださいませんか」

以上のように、状況把握をしたうえで（〈情況把握力〉p.169）、このような流れで系統化して「結果」から「看護としての提案」をしてみましょう。

中堅の行動指標 （行動例）	（自分の意思をわかりやすく伝えるために、）患者・家族や同僚、多職種の感情を害することなく自分の考えを伝えている

　当院では、p.36-37 の表2 で示すように、基礎（入職3ヶ月）の行動指標で示す「プリセプターに心配事やわからないことの相談をしている」をはじめ、ラダーⅠ（新人・概ね1年目）の「チームカンファレンスなどで発言している」、ラダーⅡの「結論と経過、（事実と？）自分の意見を区別して説明している」、ラダーⅢ（一人前）の「セクションの検討すべき問題や検討時期について提案している」を達成したうえで、ラダーⅣ（中堅）の「（自分の意思をわかりやすく伝えるために、）患者・家族や同僚、多職種の感情を害することなく自分の考えを伝えている」状況が求められます。つまり、中堅看護師に求められる力は、評価表に挙げた中堅の評価項目のみではなく、それ以前のラダーの項目を含有していることとして理解する必要があります。

　「意見をいうこと」と「自分のいいたいことをいうこと」は違います。あくまでも建設的な議論をすすめるため、多様な意見があることを知ってデータと事実に基づいた分析などを論理的に伝えることです。

〔このほかの行動指標（行動例）〕

→ 部署内の人々に、部署内の課題について自己の考えをわかるように伝えることができる

→ 職種が異なる人々にもわかるように情報を伝えることができる

→ 事例や客観的なデータを用いて具体的にわかりやすく伝えることができる
　など

［ 発信力を発揮した具体的な行動例／事例 ］

→ 新人看護師が理解しやすいように、ビデオという媒体で育成教材を作成した
　・総合周産期母子医療センターの中の NICU において、先輩看護師が新人

看護師の育成のためにわかりやすいビデオ教材を作成してくれました。NICU は、現場に入ってから学び始めることが多いと思います。どのように触れたらいいのか、抱き方一つでも泣き止む方法が違います。低出生体重児が多いなど、環境の設定は重要です。

・当院の NICU の教育方針は、「見せて、聞かせて、やらせてみて、できたら褒める N-education」とあります。学び合う風土があることで、このように「新人看護師である受け手がわかりやすいのは、映像を用いることだ」と考えたのでしょう。

育成にあたっての **Point**

〔コミュニケーションスキルのアサーティブネスの活用を〕

　アメリカの心理学者ジョセフ・ウォルピは、人と人とがかかわるときの姿勢を「攻撃的」「非主張的」、その中間の「アサーティブ」という 3 つに分類して紹介しています。アサーティブは、最終的にハッピーエンドに終わるかかわり方を指し、感情的にならないことに注意を払う必要があるとされています。「攻撃的なかかわり」は、「自分が OK ならば、相手は OK でなくてもよい」という、一方的でわがまま・勝手なかかわり方を指します。「攻撃的でないかかわり」とは、中傷をせず、「相手が OK ならば、私は OK でなくてもよい」と、いいたいこともいわず、相手を尊重して遠慮がちに常に相手を立てるかかわりを指します。「アサーティブなかかわり」とは「私も OK。あなたも OK」とするかかわりで、さわやかな自己表現をすることです。このようにありたいものです。

12の能力要素	チームで働く力（チームワーク）

傾聴力

相手の意見を丁寧に聴く力

解説 チームで働くときの基本は「コミュニケーション」です。なかでもこの力は基本であり〈発信力〉の前にまず大切になるものとされます。「人の話を聴く」という側面からは、インタビュー技法、コーチング技法などのスキルで身につく能力とされています。チームで働くうえでは「自分の頭のなかで相手の言ったことを再構築し、理解できるか」「相手の発言のなかからその人の言いたいこと・伝えたいことを引き出してあげられるか」さらに「相手が自分の考えを整理していくために力になってあげられるかどうか」であるとされます。また、こうしたかかわりができるためには、チームメンバーに対する共感や、メンバーと一緒に「ひとつのものをつくり上げたい」という気持ちがあることが必要とされます。看護では、他者の知り得た情報として相手の発信を促す質問をしたり、あいづちを打つなど、自らの表情や聴く姿勢を配慮して話しやすい雰囲気をつくり、相手の意見や考えを最大限引き出し、丁寧に聴く力のことです。

[意識したい行動・考え方]

❶**自分の意見・感想を伝え、効果的な質問をする**

幅広い知識と物事に対する自分の考えをもってこそできます。

❷**日頃から情報を集め、分析・吸収し、そこから自分の考えをまとめる作業をする**

他人の話を聴いて新たな情報を吸収し、それを次のだれかとの話に役立てる循環をめざしましょう。

❸**初対面の人と話す機会を活用する**

〈傾聴力〉の自己点検をしましょう。

＊相手の反応を確認します。〈働きかける力〉〈発信力〉など他の力も活用しましょう。

基礎（入職３ヶ月目）の行動指標（行動例）	他の人の意見を聴くときは、目を合わせ、あいづちを打つなどしている

コミュニケーションの基本であり、他者との関係において共感的姿勢を示すうえで欠かせません。患者さんに限らず、他の人とのかかわりにおいてもできてい

4章　看護職としての社会人基礎力と３ヶ月・１年目・中堅の行動指標　　159

ることを指標としています。

[傾聴力を発揮した具体的な行動例／事例]

→ 余分な食べ物を食べてしまったらしい食事療法中の患者に「なにか理由があったのですね」という姿勢が伝わる口調で話しかけ、事実を確認し、正直な気持ちを引き出す

- ・聖まり子さんは、食事療法中の患者の床頭台やごみ箱から食べ物が出てきた場面で「Mさん、ごみ箱におせんべいが入っていた袋があったけど、食べちゃったんでしょうか？」と、静かな口調で確認してみました。そうすると「病院の食事は味気ないんだよ。ちょっと味の濃いものが食べたくなってね」と正直な気持ちを話してくれたのです。

- ・食事療法中であることは、患者は十分に理解していると思います。そのうえで食べてしまったのですから「なんらかの理由があったに違いない」と考える必要があります。聖まり子さんの口調にはそうした姿勢がうかがえ「事実を正直に確認することで、食事療法に一緒に取り組みましょう」ということを示せていると思います。

- ・当院のベテラン看護師の1人が、このようなケースでの傾聴の姿勢について次のように言っています[18]。大切なことは、患者に「看護師から詰問された」という印象をもたせないこと。食事療法中に食べてしまったことは、罪悪感をもつことになります。私たちも「食べてはいけない」と思いながらも食べてしまった経験があると思います。食に対する欲求をコントロールすることは、相当の努力がいることを看護師は知っておく必要があります。

新人（1年目）の 行動指標（行動例）	患者・家族の苦情や不平に対してその真意を理解しようとしている

3ヶ月目の指標をもとに、苦痛や不平の言葉などを表面的な表現ととらえるだけでなく、その真意がなんであるかを丁寧に聴くことに加え、チームメンバーの言葉も同様に聴くことができる、という趣旨です。

[傾聴力を発揮した具体的な行動例／事例]

→ 苦手意識がある患者のもとに、受け持ちでない日も足を運び、苦手意識をなくすようかかわる

- ・聖まりおさんはある患者に苦手意識をもっていました。仕事のできる先輩看護師に相談したところ「受け持ちにならない日も、毎日その患者のところへ足を運ぶようにするとよい」などのアドバイスをもらいました。それからは受け持ちにならない日も患者のもとに足を運ぶようになり、カンフ

ァレンスではその患者の悩みを聴くことで「患者も悩んでいたのだ」と寄り添う気持ちが生まれ、先輩看護師のように「どんな患者へも近づきたい」と言えるようになっています。

育成にあたっての **Ｐｏｉｎｔ**

〔先輩のナレッジ、患者とのかかわりから学ぶ〕

　新人看護師が〈傾聴力〉を発揮するためには、職場での「学ぶ環境」が重要になると思います。大串[19]は看護の「知（ナレッジ）」について、「暗黙知」と「形式知」を異なる軸で分類する必要があると述べています。この暗黙知を「経験知」として新人が学ぶには「患者と接して仕事のなかで学ぶ」「ベテランの先輩から指導を受けて学ぶ」など「人とのかかわりのなかから学ぶ環境」を整えることが効果的な継続教育実践のヒントであるといえます。

中堅の行動指標
（行動例）

患者・家族や同僚（、多職種）の要望をよく聴き、自分の権限の範疇で対応できることを判断している

　当院では、p.36-37の表2で示すように、基礎（入職3ヶ月）の行動指標で示す「他の人の意見を聴くときは目を合わせ、あいづちを打つなどしている」をはじめ、ラダーⅠ（新人・概ね1年目）・ラダーⅡの「患者・家族の苦情や不平に対して、その真意を理解しようとしている」、ラダーⅢ（一人前）の「目標達成に向け、他のスタッフのアイデアや考えを上手に引き出している」を達成したうえで、ラダーⅣ（中堅）の「患者・家族や同僚（、多職種）の要望をよく聴き、自分の権限の範疇で対応できることを判断している」状況が求められます。つまり、中堅看護師に求められる力は、評価表に挙げた中堅の評価項目のみではなく、それ以前のラダーの項目を含有していることとして理解する必要があります。

　「人は聴いてもらえないと、動かない」という特徴があります。自分の気持ちを相手に受けとめてもらえて、はじめて相手のいうことも受け入れられるのです。

〔このほかの行動指標（行動例）〕

→ 上司や先輩からの助言（アドバイス）や意見を最後までしっかり聴くことができる

→ カンファレンスでメンバー、他職種の助言（アドバイス）や意見を引き出すことができる

→ 後輩の悩みや相談をじっくり聴くことができる　など

[傾聴力を発揮した具体的な行動例／事例]

→ 「やる気がない」と発言していた2年目の看護師の話を丁寧に聴き、相手が整理できずにいた考えが整理できるようサポートして引き出し、共感を示し

た結果、前向きさと意欲を取り戻す行動につながった

- Nチームのサブリーダーになった聖まり子さんは、入職2年目となったOさんが「やる気がない」と発言したことを、他の先輩看護師よりエピソードとして伝え聞きました。確かにOさんが2年目になってからというもの、課題の提出が遅くなり、係の活動も積極的ではなくなっていることを、まり子さんは知っていました。

- まり子さんとしては、なにより「本人の自主性に任せたい」と思っていました。しかし、「サブリーダーとして、なんとかしないといけないか」と思い直し、2人で話し合うことにしました。

- Oさんは、「確かに、やる気がないと言った」と認めました。まり子さんは、「そのような発言が他の人をどのような気持ちにさせるのか」「その与える印象はどうか」さらに、「そのような態度で行う業務は安全ではない」ということを説明してみました。また、「私はあなたのことを信頼しているので、もうやる気がないと言わないでほしい」とも伝えてみました。

- Oさんは、涙を流し、自分の生活のリズムが乱れ、勉強が手につかなくなっていること、最近楽しいと思えることがないことなどを話し始めました。Oさん自身、なにが起きているのか整理できなくなっていました。そのようなことは誰にでも起きることであると、まり子さんは自身の経験を伝えてみました。

- その後は、課題の提出がなされ、仕事にも前向きになり、なにより「やる気がない」との発言がなくなりました。

- 自分でも気づかない変化や、どうすればよいのかわからないこと。そのような「どうにもならない思い」は、先輩だから理解できる部分があると思います。思いを「丁寧に聴く」ことができていたと思います。

- 信頼できる先輩だからこそ、行動を変えることにつながったのではないかと思いました。

育成にあたっての **Ｐｏｉｎｔ**

〔傾聴のチェックリストの活用〕

あなたの傾聴力の傾向をチェックしてみましょう。

- □ 1. 人の話は最後まで聴いている
- □ 2. 相談されたら必ずアドバイスする
- □ 3. どんな相手の話でも興味をもつように心がけている
- □ 4. 相手と意見が違うときは、自分の意見を主張する
- □ 5. 人をよく褒めている
- □ 6. 相手の話がへただったりペースが遅いとイライラする
- □ 7. 話を聴くときは相手の目を見る
- □ 8. 人の話を聴いているとき、気づくと腕組みをしている

- □ 9. 相手がどんな気持ちなのかを知りたいと思う
- □ 10. 早合点して腹を立て、相手を責めることがよくある

＊奇数番号の設問にチェックがついたら「＋1点」

＊偶数番号の設問にチェックがつかなかったら「＋1点」

として、合計点数を出してください。

→ 8点以上の人

「聴く力」が高いようです。さらに人との絆を強め、仕事やプライベートを輝けるよう、ブラッシュアップしましょう。

→ 4〜7点の人

そこそこ「聴く力」があるようです。さらに力を磨いて、人に頼られ、慕われる人になりましょう。

→ 3点以下の人

「聴く力」が少し足りないようです。聴く力を磨いて、その力のパワーを感じ取ってください。きっと人生が変わります。

〔「聴く力」の6つの効果〕

- 信頼関係を築ける
- ミスやトラブルが減る
- 仕事力がアップする
- 人に好かれるようになる
- 話を聴いてもらえるようになる
- 人生が輝く

〔「聴く力」が相手に及ぼす3つの効果〕

- カタルシス効果（浄化作用。聴いてもらうことで、不安やイライラなどのマイナス感情が解消される）
- バディ効果（「わかってくれる人がいるんだ」という安心感が得られる）
- アウエアネス効果（話し手が自身を見つめることができ、気づきの促進につながる）

| 12の能力要素 | チームで働く力（チームワーク） |

柔軟性

意見の違いや立場の違いを理解する力
自分のルールややり方に固執しないで相手を尊重する

解説 チームで働くうえで人間関係をつくる力として重要な能力です。言語的コミュニケーションを中心とします。他者の考え方に対してどのように対応できるかが試されるものです。自尊感情を正しく保ち、劣等感にとらわれすぎず安定した心でいると、他者を尊敬する姿勢や、幅広くものを見ようとする傾向がおのずと生まれ、他者の考えに共感したり、他者の考えと異なる場面に出会っても素直に学ぶことができるとされます。看護では、自らの考えにとらわれることなく、意見の違いや立場の違いを理解し、冷静かつ円滑な議論を通して、最終的には決まった方針に従い、最善の結果が出るように努力する力のことです。

[柔軟性を伸ばす考え方・行動]

❶異なる考え方、価値観の違い、相手の立場を理解する

多くの職種や人とかかわる看護職は、他者の意見、立場の理解は必須です。相手を理解することから物事は先に進みます。

❷背景や職種、世代の異なる人とかかわる機会を設ける

多職種合同の事例検討会、意見交換会、親睦会などに参加しましょう。ローテーション、院外研修への参加など、価値観・意見・考えの異なる人との出会いから、ものの見方、考え方を広げる機会にしましょう。

| 基礎（入職3ヶ月目）の行動指標（行動例） | 新入職者に期待する役割について理解するまで質問している |

当院では、どのように自分が成長していくことができるかを示す「キャリアパス」を共通に作成しています。各セクションではそれぞれの対象に応じた技術の習得を考えた記述が追記されており、一人ひとりの成長に合わせて変更できるように、個別のプログラムであることを強調しています。このパスを用いて、自分自身がどのように行動すべきであるかを確認したり、標準にとらわれることなく個別のスピードで進めていくことを確認できるようにすることで、この行動指標の実行を助けるツールとしています。

［ 柔軟性を発揮した具体的な行動例／事例 ］

→ 「患者 5 人を受け持つ」とこだわっていたが、仲間の支えを得て「4 人のままでよい」と考えを変え、周囲の提案を受け入れる

・聖まり子さんのセクションでは、新人看護師は 1 人の患者を受け持つことからスタートし、徐々に複雑さが増すように調整されています。5 人を受け持つことが理想ですが、聖まり子さんはなかなか 5 人に増やせず、気にしていました。ある日「みんなに迷惑をかけるので、5 人の受け持ちをします」と言いました。セクションではインシデントの増加もあり「聖さんの受け持ちは 4 人のままにしましょう」と提案を受けました。しかし、まり子さんは「5 人受け持つ」といって引きません。

・このようななか、同期のナース全員が仕事の進め方について「こんなふうにしたほうがいいよ」「この時間に情報収集したらどうだろう」と意見を出し、支えてくれました。まり子さんは「受け持ちは 4 人のままにして、みんなが言ってくれた時間の情報収集とその報告をするようにしてみます」と考えを変え、受け入れることができたのです。

・まり子さんだけで〈柔軟性〉を発揮することはできませんでしたが、周囲の仲間の応援が大きく、チームワークのなかから主体性である一歩を踏み出すことにつながっています。このような事例を経験すると、職場で社会人基礎力が育つ意味を実感できます。

新人（1 年目）の 行動指標（行動例）	セクションの方針、目標決定の背景について 自分の理解が正しいか質問している

　3 ヶ月目では自身のことについてでしたが、1 年経過するときには所属するセクションの目標を意識する必要があります。そのため、決定した内容の意味や目的、具体的に自分がなにをすればよいのかを確認し、ズレを最小限にしたうえで役割を発揮できることを意図しています。

［ 柔軟性を発揮した具体的な行動例／事例 ］

→ 自分なりに考えた後にも先輩看護師の意見を取り入れて、より安全な排泄のしかたを検討し、患者の同意を得る

・聖まり子さんは夜勤のため、前日の受け持ち患者 P さんの情報収集をしていました。P さんは 75 歳の男性、脳梗塞（左内包）で右半身の不全麻痺があり、発症して 1 ヶ月が経過したため近日中に転院が決定していました。ナースコールせずにトイレへ行こうとしてベッドからすべり落ちたこと、リハビリのために歩行を開始しているとの記載がありました。

・排泄介助の際に、P さんが前夜のことをどのように感じているのか思いを確認したところ、「日中はトイレまで歩行していたし、看護師さんは忙し

そうだから自分でも行けると思ったんだよ。失敗してしまった」と、後悔の気持ちが強いことが確認できました。そこで、夜間の排泄は周囲の危険性が高いこともあるので、トイレまでは歩行を見守り、便座への移動の際には健側を使用することを提案しました。しかし、夜勤の他の看護師（先輩）に相談したところ「夜間の尿の回数が多いので、疲労が増すことを考えて車椅子を利用してはどうか」との意見を得ました。そこで再度Ｔさんと相談し、夜間は車椅子を利用することで了解を得ることができました。

・仕事のしかたとして、前日の「インシデント」を把握しながら患者の回復を促進するためのケア計画につなげるということができるようになっているといえます。このケースでは、Ｐさんの残存機能を生かしてかかわろうとする「視点」と、排尿時間や回数・量を総合して排尿パターンを把握する「観察の目」が必要です。また、夜間の排泄は尿意を感じてから行動に移すまでに時間を要することを「思考」し、これらの考えを「実践に移す」にあたって「安全」を確保するために先輩の意見を聞き、柔軟に対応することは、危険防止の対策を広げることにつながります。

育成にあたっての **Point**

〔倫理的ジレンマの解決には "ちょっと相談できる関係"〕

　排泄介助の場面などでは「倫理的ジレンマ」を感じやすくなるものです。「自律の原則」に沿って「歩いてトイレへ行きたい」という患者の思いを尊重することと、患者にとってよい行いをする「善行の原則」から危険性（１人でトイレへ行くことをそのままにすること）を回避することで対立が発生していたでしょう。先輩に相談し、患者の立場を尊重したうえで結論に導くことができたと思います。"ちょっと相談ができる関係" が倫理的ジレンマの解決には必要です。

中堅の行動指標
（行動例）
多職種の意見を聞き、修正しながら業務を進めている

　当院では、p.36-37の表2で示すように、基礎（入職3ヶ月）の行動指標で示す「新入職者に期待する役割について理解するまで質問している」をはじめ、ラダーⅠ（新人・概ね1年目）「セクション方針、目標決定の背景について自分の理解が正しいか質問している」、ラダーⅡの「相手のペースの違いを理解し、それに合わせた方法を選択している」、ラダーⅢ（一人前）の「先輩後輩の意見を取り入れ、よりよい案に全面的に協力をしている」を達成したうえで、ラダーⅣ（中堅）の「多職種の意見を聞き、修正しながら業務を進めている」状況が求められます。つまり、中堅看護師に求められる力は、評価表に挙げた中堅の評価項目のみではなく、それ以前のラダーの項目を含有していることとして理解する必要があります。

事実や理論に基づいて意見を自分なりに導いたとしても、必ず他者と意見が一致するとは限りません。人はある程度主観的な要素や偏見を加えて意見することがあります。この主観と偏見を修正するためにも柔軟性が必要となります。さまざまな人の考えに触れたり話し合う習慣をつけましょう。

〔このほかの行動指標（行動例）〕

→ 上司や先輩からの助言（アドバイス）を受け止め、納得したうえで自分の考えた内容を変更していくことができる

→ 上司・先輩・後輩の意見を取り入れ、業務改善をしている

→ 多職種の意見を聴き入れ、業務効率化を進めている　など

[柔軟性を発揮した具体的な行動例／事例]

→ 業務優先の考え方になっていたリーダーナースが、新人看護師の「患者さんの立場から立案した看護計画」から気づきを得て、計画のよい点を認め、自身の考え方を反省することができた

・リーダーナースの聖まり子さんと夜勤を始めるときに、新人看護師Qさんは、脳梗塞後の回復期にある患者さんへのケアの方針について次のように考えていると言いました。「夕食分の経管栄養は、車いすに座って摂っていただこうと思います。私たちもご飯を食べるときは座って食べますよね。同じように、少しでも日常に近づけたいと思うので」。

・まり子さんの判断は、「患者さんの状態は回復期に入ったばかりで、日勤帯で座位保持の訓練をしているものの、常時見守りがないと長時間の座位保持は困難なので、夕食分は……」というものでした。他方、Qさんは純粋に、「どのようなときも、誰もが健康な人と同じようにすることが正しい」との思いから、座位での経管栄養の計画を立てていました。

・患者さんを思う気持ちだけで立てられたQさんの計画は、「夜勤帯の計画としては患者さんの状態を正しくアセスメントしているとは言えないもの」でした。しかし、「夕方の忙しい時間帯をどのように効率よくすすめるか」を考えるばかりで「業務優先」となっていたまり子さんに欠けていた視点が、そこにはありました。

・そこで、Qさんの計画のよい部分を認め、「長時間での座位保持は、患者さんがもう少し訓練を行って実行できるようになってからすすめていきましょう」とQさんに話しました。同時に、業務中心であった自分の考え方を反省し、新人看護師であるQさんから学ぶことができました。

育成にあたっての **Point**

〔1年目から多様な人と交わる　場・機会に同席する〕

　「さあ、5年目になりました。あなた、多職種合同のカンファレンスに行って意見を言いなさい」と言われて、言えるでしょうか？　言えるわけがありません。

結果を出していくプロセスに、未経験で出席した場合、発言をせずに傍観者で終えるかもしれません。「経験の機会」を「準備する」ことも、育成を考えるうえでは必要なことといえます。1年目からでも、2年目からでも、先輩たちがやり取りをしている場面に身を置き、姿を目にし、意見のやり取りを耳にする体験自体が〈柔軟性〉を育て、高める機会となります。

| 12の能力要素 | チームで働く力（チームワーク） |

情況把握力

自分と周囲の人々や物事との関係性を理解する力

解説 〈柔軟性〉と同じく、チームで働くうえで人間関係をつくる力として重要な能力です。〈柔軟性〉が言語的なコミュニケーションを主としているのに対し、この力は非言語のコミュニケーションを中心とします。人間関係のなかで情況を読んで対応するという行為はふだんの生活のなかでも行いますが、看護では多方面の事実状況から自分と周囲の人々や物事との関係性を理解し、全体的な視点で自分の果たす役割を把握し、多職種との連携を視野に入れて、チームにとって最適な行動を実行できる力のことです。

[情況把握力を伸ばす考え方・行動]

❶チームのなかでの自分の役割を理解する

その時々の状況・人・場面等により自分の役割は変わります。

❷置かれている情況を理解する

自分の周りでなにが起こっているのかに関心を払い、把握する努力をしましょう。

❸情況が把握できたら「自分はなにができるのか」を考える

自分の強みを知って、自分の力を生かせる情況だと判断した場合、積極的にその力を活用しましょう。「行動」のきっかけとなります。

＊その場に応じて積極的に力を発揮できれば、誰からも頼りにされる、気が利く看護職になります。

| 基礎（入職３ヶ月目）の行動指標（行動例） | 時間に余裕をもって出勤し、上司の指示命令はよく守っている |

患者・家族にとって24時間365日もっとも身近な存在は、看護師である私たちです。私たちは交替勤務をしながら看護ケアを継続します。ここでは前日の情報は過去のものです。最新の情報を得るための「準備」が必要です。インシデントから重大な医療事故あるいは感染症などが発生すると、病棟全体で取り組まなければならないという事情もあります。その際には師長の判断のもとで行動する必要があります。各セクションで決められた方法で情報収集を行いましょう。

4章　看護職としての社会人基礎力と３ヶ月・１年目・中堅の行動指標

[情況把握力を発揮した具体的な行動例／事例]

→ 病棟で受けている指示を守り、受け持ち患者が水痘ではないかと判断、速やかな報告につなげる

- 病棟で水痘の感染症が発症しました。水痘は 2 週間の潜伏期間があることが周知されていました。聖まり子さんは受け持ち患者 R さんより「2 ～ 3 日前から水ぶくれとかゆみがある」と報告を受け、「水痘に感染したのではないか」と判断、リーダーナースへ報告しました。医師の診察の結果「頭部にも発疹があり、水痘である」と診断されました。
- このケースでは、病棟で毎日、感染のリスク状態の患者の観察結果を報告するように説明（指示）を受けていたことが速やかな報告につながっていました。〈情況把握力〉が発揮されるにはこのような指示への認識とその理解が必要です。

新人（1 年目）の 行動指標（行動例）	セクション内での「報告・連絡・相談」の関係性について説明できる

　職場におけるコミュニケーションを密に図るために「報告・連絡・相談」を使い分けます。「報告」とは「できなかったこと／どのように対処したのかを伝える」こと、また「対処した結果を伝える」ことです（対処した結果自体も報告となります）。「連絡」は「他者へ周知させる」ときに用います。「相談」は「どのように対処すればよいかわからないときなどに、指示や判断を仰ぐ／聞く」ことです。これらの伝え方のポイントは「事実を正しく、簡潔に伝える」こと。内容が複数あるときには「優先順位を決める」こと。口頭のみではなく「記録に残す」こと。最後に「確実に伝達されたかどうか、確認する」ことを忘れずに行いましょう。

[情況把握力を発揮した具体的な行動例／事例]

→ 「報告・連絡・相談」の違いをふまえて場面を整理し、師長に述べる

- 60 歳代の女性 S さんは胃がんの疑いがあり入院となりましたが、うつ病を合併していました。聖まり子さんが受け持ち、入院後 1 週間経過したところで睡眠情況を確認したところ「全然眠れないんです。いろんなことを考えると……」との言葉がありました。追加薬を飲んでいるようであったことを告げると「少しは眠れますが、一生治らないんですよね、いっそ死んでしまったほうがいいんです……私」と、声が小さくなりました。
- まり子さんは「死にたいくらい、つらいのですね」「私は死んでほしくありません。死んだりしないと約束してくださいね」と告げてスタッフ・ステーションに戻り、リーダーナースに患者とのやり取りを含めて「報告」しました。そして自殺念慮が高まっている情況から医師への対応について「相談」し、リエゾンチームへの「相談」を依頼、一般病棟であるためス

タッフ全員に行動観察の強化が必要な旨を「連絡」しました。この内容は
師長に説明することができました。
・身体疾患とうつ病の合併が増加しており、自殺防止には一般病棟における
観察の強化と、その兆候を見逃さず共有しながら介入することが重要です。
リエゾンチームなど専門チームの支援を効果的に受けるとより効果的で
す。その際は「どのような観察点や声のかけ方があるか」も情報として得
ておくとよいでしょう。

育成にあたっての **Point**

〔いかに現場のスピード感に適応するか〕

　ある師長が新人の様子を報告に来たときです。新人いわく「毎日がジェットコー
スターに乗っているようです」と。新人の心境が手に取るようにわかりますね。
ジェットコースターといっても学生や新人にとっての医療現場は「遊園地の楽し
い乗り物」ではなく「恐怖感が速いスピードで連続して襲ってくる恐ろしい乗り
物」ということでしょう。この情況では、現場から学ぶ準備が整っているとはい
えません。ただし、同じ看護の現場であっても「こんなに忙しいなかでは準備を
することが大切ですね」と、自分の問題として取り組もうと対処行動がとれる人
もいます。

〔SBAR を用いた情況把握〕

　〈発信力〉の項で述べている SBAR（エスバー；p.87、156）は「報告・連絡・
相談」の関係性を理解できることを行動指標とする〈情況把握力〉の向上にも役
立ちます。

中堅の行動指標
（行動例）

（自分と周囲の人々や物事との関係性を理解
する力であり、）他セクションで行われてい
る事柄に敏感であり、情報交換会や研修会に
参加している

　当院では、p.36-37 の **表2** で示すように、基礎（入職 3 ヶ月）の行動指標で示
す「時間に余裕をもって出勤し、上司の指示命令はよく守っている」をはじめ、
ラダーⅠ（新人・概ね 1 年目）「セクション内での『報告、連絡、相談』の関係
性について説明できる」、ラダーⅡの「セクション目標、割り当てられた業務を
理解し、仕事の優先度をつけている」、ラダーⅢ（一人前）の「セクション目標
と周囲やチームの状況を把握したうえで仕事の優先度をつけている」を達成した
うえで、ラダーⅣ（中堅）の「（自分と周囲の人々や物事との関係を理解する力
であり、）他セクションで行われている事柄に敏感であり、情報交換会や研修会
に参加している」状況が求められます。つまり、中堅看護師に求められる力は、
評価表に挙げた中堅の評価項目のみではなく、それ以前のラダーの項目を含有し

ていることとして理解する必要があります。

　自分と周囲の人々との関係において、言葉でいわれなくても相手の考えや心理を察知することです。また、広くは社会情勢を知ろうとすることが大切になります。

〔このほかの行動指標（行動例）〕

→ 自分に求められている役割を理解している

→ 他者の発言を遮って発言することがない

→ チーム内の業務進捗状況を把握し、残業（務？）調整ができる

→ 院内の周知情報を把握し、後輩に指導できる

[情況把握力を発揮した具体的な行動例／事例]

→ 予定外の入院（即日入院）の依頼を受け、チームリーダーとして病棟全体の動きを把握し、対応した

　・10月のある金曜日の15時過ぎに、聖まり子さんは師長から即日入院を依頼されました。その日のTチームメンバーは、新人看護師2名と途中入職した経験5年目の看護師、ママさん看護師、リーダーの自分の計5名でした。

　・予定のケアは終了していました。「そういえば先日、1人の新人看護師は入院対応をしていたな」と思い出し、その日はもう1人の新人看護師に「入院を受けてみましょう」と促すことにしました。そして、先日入院を受け持った新人看護師にも声をかけ、2人で対応するように準備しました。

　・その際に、患者さんの様子を一緒に確認し、すぐに治療やケア介入の必要性があるかどうかを確認、緊急性がないと判断したので、通常どおりの入院対応ができるように調整をしました。

　・限られた時間、限られた人数での対応をするときに、リーダーの判断として、その職場の状況を見定める必要があります。この状況では、チームのリーダーであることを自覚し、病棟全体の動きを把握しながら行っています。

育成にあたっての **Point**

〔「まるで△△のようだ」と抽象化してみる：役割の自覚〕

　その場に応じて積極的に力を発揮できれば、誰からも頼られる、気が利く看護職になります。求められる「自分の役割」を抽象化して“例え”で表し、自覚してみましょう。

　●「指導者とは、コンパスのようだ」

　360度を見渡し、それぞれの立場に立って、何が一番よい方法であるかを考え、実行する役割ととらえた例え

　●「指導者とは、まるでキャッチャーのようだ」

学生や新人看護師である「相手」が投げてきたボールをしっかり受け止め、周りの状況も考えながら、次にどうしていくかを相手と考えていく役割、ととらえた例え

- 「医療者は、プロデューサーのような存在」

患者・（利用者や）家族の「叶えたい人生の舞台とはなにか」を聞きながら準備し、彼らにスポットライトを当て続け、その舞台で演じることができるように手助けを行う存在ととらえた例え

このように、「自分がどのように看護者や医療者、指導者などとしての役割を自覚し意識するか」は、決して同じではありません。「言われた役割」ではなく「自分で見つけていく役割」であればこそ、「主体的に取り組む」ことができるのです。

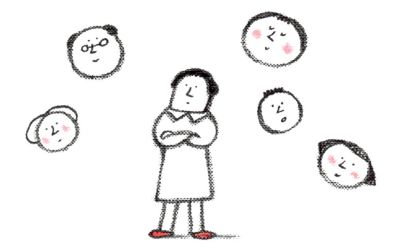

| 12の能力要素 | チームで働く力（チームワーク） |

規律性

社会のルールや人との約束を守る力

解説 〈規律性〉は、「能力」というよりは「資質や習慣（人間性や基本的な生活習慣）」を基本とするものです。組織のルールから職場のルール、約束事、マナーを理解し、守ることができる人間性や生活習慣です。必要な場で規律や礼儀を守れることは、人間関係の基本です。看護では、社会人としてさまざまな場面での良識やマナーの必要性を理解し、ルールを守り、自らの行動だけでなく周囲への影響を考えて、責任ある模範となる行動ができる力のことです。チームで働く医療現場では、多職種が連携して業務を遂行しています。規律性は、人としての基本になり、お互いを思いやる態度や協力する姿勢も含まれることを自覚したいものです。

[規律性を伸ばす考え方・行動]

❶普段の考え方や行動を振り返ってみる

社会のルールや人との約束を守っているでしょうか。やるべきことに真剣に取り組んでいるでしょうか。自分の気持ちをしっかりと管理しましょう。

❷仕事に対して真摯に取り組む

看護職が社会人として仕事をすることは、顧客に対して医療サービスを提供することです。社会から、組織から受け入れられるために真摯に取り組みましょう。

❸周囲の人たちに対しても守るように促す

自分だけが規律を守るのではなく、チームで守って安全な医療を提供しましょう。

＊「状況に応じて」柔軟な対応をしましょう。

| 基礎（入職３ヶ月目）の行動指標（行動例） | 服装や言葉づかいは、病院・看護部の規律に従っている |

患者・家族はさまざまな不安を抱えて病院を訪れています。対応する医療者の態度が患者を安心へ導くことが理想ですが、残念ながらクレームを招くこともあります。この行動指標の具体的な行動は、業務規定や職員ハンドブックの詳細に準じています。それらのルールに従って、人として不快な気持ちにさせないよう対応します。

大切なことは、各施設がそれぞれの理念を実践に移すことで、そのための規律であるということです。 当院の場合は「生命の尊厳を重んじ、愛ある医療を提供する」ことが理念となります。患者自身が治療を選択できるように説明すること、不安なく治療が受けられるようにゆっくり話すこと、笑顔で接することなどが実践であり、一人ひとりが出会いの場で「愛ある医療」を実践することをめざします。これは、自身の看護観ともつながるものです。

［ 規律性を発揮した具体的な行動例／事例 ］
→ 規律の範囲内でユニフォームの色を自由に選び着用する

- ・当院では患者個々の尊重とともに、スタッフの個の尊重も重視しています。そうしたなか、作業着であるユニフォームの色を自由に選べるように変更して10年になります（以前は白一色）。"チームの一員"であることを自覚するうえでユニフォームは1つの材料となります。最初に配布された白のユニフォーム（基本）からカラーユニフォームに着替え始めるのが3ヶ月目頃です。少しずつチームの一員になった自覚が芽生えます。しかも「これ、先輩と同じデザインなんです」と笑顔をのぞかせたりするとうれしいですね。

- ・3ヶ月目の看護技術は、1年後の習得率を100％とした場合、入職後、月に10％ずつアップして30％になった頃でしょうか。つまり、看護学校卒業当時にもっていた「自信」や「やる気」は低下している時期です。ケン・ブランチャードは「やる気とは、自信と熱意の組み合わせである」、さらに「熱意が乏しい従業員は、どんなに自信にあふれていても成果を上げることができない」と言っています[20]。「よい看護師になりたい」「先輩に近づきたい」という気持ちは「熱意」です。この熱意を規律の範囲内で発揮することは大切です。ユニフォームの色の選択は小さなことですが「自分が決定したこと」です。自分で決定したことはやる気や自信、熱意を生みます。これは〈主体性〉にもつながります。

- ・「ユニフォームをカラーにしたんだね」などと声をかけられコミュニケーションが増え「認められている」と実感することで、小さなことからやる気を維持しているともいえます。先輩は、こうした後輩の変化を見逃さず声をかけ「仲間になろうとしているんだな」と笑顔になってください。

新人（1年目）の 行動指標（行動例）	提出期限や指示された時間を守っている

　病院では「診察の時間」や「オーダーの締め切り時間」など、決められた時間が数え切れないほどあります。この「時間」を意識して行動しないと他人の時間泥棒にもなってしまいます。時間管理の考え方では、業務を「定型業務」と「非

定型業務（飛び込み業務）」に分類することができます。「定型業務の時間を守る」ことは多職種で働く看護職にとっては義務でもあります。また、1,000人を超える看護師で構成される当院看護部では、さまざまな評価を実施しています。その提出期限を守ることは自律した看護師の責任を果たすことともいえます。3ヶ月目に加えて「理念達成にどのくらい貢献しているか」という評価に参加するつもりで期限を守ってもらいたい、との思いもあり指標としています。

[規律性を発揮した具体的な行動例／事例]

→ 急なMRI検査に、排泄誘導の時間も考慮し、時間を守って案内する

・急性期病院の特徴から、正しい判断のために一日のなかで緊急での検査も多くなってきます。聖まりおさんは、受け持ち患者のUさんが急遽MRIの検査を受けることになったため、30分後に検査に案内することになりました。前回のMRI検査では、まりおさんは患者の排泄誘導の時間を考えていませんでした。出発時間になって患者より「トイレへ行っていいですか」と言われ、担当部署に連絡せずトイレに誘導、検査に15分遅れた経験がありました。そこで今回はチェックリストを進め「トイレの時間は何時がよいか」と提案しながら準備し、あらかじめMRI検査室の電話番号のメモもしました。結果、時間に遅れずにMRI検査に案内することができました。「時間」を意識することで自分の「行動」に違いが生じることを実感しました。

・まりおさんが時間を守って案内できたことには理由がありました。前回失敗した原因について〈課題発見力〉を発揮し、自分が「チェックリストをただ順番にチェックすることに関心があった」ことに気づいたのです。

・「自分で気づくことが唯一、行動修正へつながる」といわれます。どこを修正するべきか「シンキング」し、「アクション」した結果、成功体験を得たといえます。

育成にあたっての　**Point**

〔失敗を繰り返さないためのPDCAサイクル〕

　同じ失敗を繰り返さないための考え方としてPDCAサイクル（問題解決のためのPDCAサイクル）があります。同じ「PDCAサイクル」でも「Plan, Do, Check, Action」で構成されるPDCAサイクルとは異なり、「見える化」を機軸においたもので、遠藤[21]は「問題解決PDCA」と呼んでいます。「問題解決PDCAサイクル」はP（Problem-finding：問題を発見する）、D（Display：問題を見えるようにする）、C（Clear：問題を取り除く）、A（Acknowledge：問題を確認する）で構成されます。当院では先の1年目の事例でふれたMRI検査用の「チェックリスト」をこの考え方に基づいて作成しています。検査が安全に遂行されるために、これまで生じたさまざまな問題をもとにして、感知した問題や異常を

176　　　　　Ⅱ部［臨床］

告知し、みんなに「見える」（D：問題を見えるようにする）ようにすることを意図したものです。安全な医療の担保のためにも「使えるチェックリスト」として精錬し、〈規律性〉を高めるうえでも役立つものにしたいと考えています。

<table>
<tr><td>中堅の行動指標
（行動例）</td><td>（社会のルールや人との約束を守るうえで、）
倫理の原則に基づいて状況を判断し（たり）、
意思を決定している</td></tr>
</table>

当院では、p.36-37 の**表2**で示すように、基礎（入職3ヶ月）の行動指標で示す「服装や言葉づかいは病院・看護部の規律に従っている」をはじめ、ラダー I（新人・概ね1年目）「提出期限や指示された時間を守っている」、ラダー II の「看護部、セクションのルールを率先して守っている」、ラダー III （一人前）の「看護部、セクションのルールを遵守し、後輩に注意を促している」を達成したうえで、ラダー IV （中堅）の「（社会のルールや人との約束を守る上で、）倫理の原則に基づいて状況を判断したり、意思を決定している」状況が求められます。つまり、中堅看護師に求められる力は、評価表に挙げた中堅の評価項目のみではなく、それ以前のラダーの項目を含有していることとして理解する必要があります。

社会人としてのマナー、ルールを守り、法令順守を心がけることは最低限のことです。また、変更や更新されるものでもあるため、関心をもって情報収集し、知識のアップデートをすることを忘れないことが大切です。

〔このほかの行動指標（行動例）〕
→ 院内、部署内ルールを自ら順守し、後輩に指導している
→ 提出物の期限を厳守する
→ 身だしなみのお手本となる　など

[規律性を発揮した具体的な行動例／事例]
→ 礼儀正しさ・品格・思いやりの心が伝わってくる、入室の際の言葉と態度
　　・とても感心したことがありました。看護師 V さんは、患者さんの病室の前で、「失礼いたします」と一礼してからドアを開け、静かに入室していくのです。しばらく彼女の後を追うと、すべての病室へ入る際に実施していました。
　　・身だしなみを整えることは「目に見えること」ですが、この「礼儀正しさ」には「品格」を感じました。患者さんも暗黙の期待以上のものを感じているに違いありません。もちろん、彼女に対する苦情は聞いたことがありませんし、後輩や先輩にとってもモデルになるでしょう。
　　・それを表立っては言わないのです。見習いたいものです。「接遇」とは、人間力のことであり、「その人にまた会いたいと思わせること」といわれます。「思いやりの心」を伝える、見事な後輩の姿です。

育成にあたっての **Point**

〔責任がもてますか？：個人情報管理での留意点〕

　いまや、ICT や SNS が情報源として欠かせません。そのようななかで、「患者さんとの写真を SNS にアップする」などの行為は、患者さんの許可を得たからといって実施してはなりません。ある病棟看護師は、受け持ち患者さんと病室で写真をとりました。そして、その写真を自身のフェイスブックにアップしたところ、その写真は○病院☆病棟の看護師とその病院の入院患者△さんであることが特定され、ほかの病院職員から指摘を受けました。また、同じ病棟に入院中の患者さんのご家族からも同様の指摘を受けたのです。

　この結果を当の看護師に伝えると、「患者さんの許可を取ったのに、何か問題があるのでしょうか」との反応でした。

　患者さんの顔写真は個人を特定できるものです。たとえ許可をとっていても「組織としての責任をもてるのか」との視点で考えてみましょう。個々の職員が簡単に責任を取ることはできません。

12の能力要素 チームで働く力（チームワーク）

ストレスコントロール力

ストレスの発生源に対応する力／ポジティブにとらえて肩の力を抜く

解説 この能力は、さまざまな能力を発揮し仕事を続けていくうえで重要なものです。能力の不足は離職につながってしまう場合もあります。看護では、ストレスの発生源となる事態が生じたとき、その原因を自ら突き止めて取り除いたり、適切な人に支援を求めるなどにより、葛藤を克服することができ、ストレスを成長の機会と前向きにとらえることができる力のことです。他の《チームで働く力（チームワーク）》である〈柔軟性〉〈情況把握力〉〈発信力〉〈傾聴力〉や《前に踏み出す力（アクション）》を身につけることで高めていくことができます。

〔ストレスの自覚とセルフマネジメント〕

ハンス・セリエ博士[22]は「よいストレス（eustress：ユーストレス）」とは「目標」「夢」「スポーツ」「よい人間関係」など、自分を奮い立たせてくれたり、勇気づけてくれたり、元気にしてくれたりする刺激とその状態であり、よいストレスが少ないと人生は豊かにはならないと述べています。また「悪いストレス（distress：ディストレス）」とは「過労」「悪い人間関係」「不安」など、自分の身体や心が苦しくなったり、嫌な気分になったり、やる気をなくしたり、周りの人になんらかの迷惑を及ぼしてしまったりするような刺激とその状態をさすとしています。

ただし、悪いストレスは乗り越えること（コーピング）で耐性がつくられます。ストレスへの対処法のポイントは、それを"やるぞ！"と思って行うことです。つまり意識するかしないかで、脳の機能が異なるということです。そのためにもストレスを「自覚」し「セルフマネジメント」する力が必要です。

〔自分を知る／他者を知る〕

特に医療の現場では、個々の生活や人生に影響をもたらす「健康」を扱います。ストレスのかかる対象に向き合うとき、自身のストレスも含めて自分自身が向き合わなければなりません。そこで「自分を知る方法」や「他者を知る方法」として「タイプ別コーチング」[23]が役立ちます。タイプ別コーチングでは人のタイプを「親分肌のコントローラー」「目立ちたがり屋のプロモーター」「人の"和"を大切にするサポーター」「冷静沈着なアナライザー」などに分類しており、これらのタイプに応じてコミュニケーションを変える方法もスキルとして身につけておきたいですね。

〔人的環境の調整〕

　職場環境のなかで人的環境のストレス軽減に活用したいものとして「DISC」があります。DISC とは人間の動機・欲求の違いを「D（主導傾向）」「I（感化傾向）」「S（安定傾向）」「C（慎重傾向）」の 4 つの要素の強弱バランスで整理した行動心理学上の理論です[24]。当院ではリーダーシップ研修に導入し、リーダーシップ行動の傾向をみるのに用いるなど人的環境の調整を試みています。

［ ストレスコントロール力を伸ばす考え方・行動 ］

❶ストレスと上手に付き合う

　ストレスに耐えるのではなく、ストレスをコントロールしましょう。苦手な人（ストレッサー）をどうすれば気にならないかも考えましょう。

❷ストレスへの対応機会を意図的に設ける

　軽いストレスを経験し、対応してみます。「どう対応するか」を自分で考える機会をつくることが大切です。信頼できる人から、自分の対応方法について、意見を求めてみましょう。

❸気持ちはネガティブからポジティブに保つ

　ネガティブな気持ちをもたない、もしくは長く引きずらないことです。失敗しても反省し、同じ過ちを繰り返さない方法を考えましょう。

基礎（入職 3 ヶ月目）の行動指標（行動例）	食事をきちんと食べ、睡眠をとり体調を維持している

　健康に過ごすためには、基本的な生活を整えることから始まります。ところが、これまでの学生生活とは違い、看護師の仕事には「交替勤務」という「不規則性」が加わります。そのため、どのタイミングで「食事」をしたり「睡眠」をとるかなどは未知の世界ともなります。仕事で手一杯で勉強が追いつかないとなると、自分の睡眠時間を削ったり、食事も簡単にパンで済ませるなど偏った生活となり「不摂生」へとつながってしまいます。そこで、この行動指標は**すべての基盤ともいえる内容**だと考えます。

［ ストレスコントロール力を発揮した具体的な行動例／事例 ］

→ 同期と話をしたことで内向きな自分に気づき、仕事に向き合う言動が出る

　　・聖まり子さんは 2 ヶ月目の研修で、同期の W さんに話しました。「帰宅時間が 20 時を過ぎ、勉強もしなければならないのに、疲れてシャワーを浴びたらその後寝てしまった。また、なにもできないままでいます」。内向きな気持ちにとらわれていました。それに対し同期の X さんは「自分は、時には先輩と一緒に飲みに行っているよ」と、明るく言いました。その後、まり子さんは「夜勤のトレーニングをする際には、早めに出勤することも

ひとつの準備です」と発言し、自分の仕事に向き合える言動が出るように
なっていました。

- ・まり子さんはXさんに話したこと、またXさんの話を聞いたことで、自
分が内向きになっていることを意識しました。自分がおかれている状況は
「人に話す」ことでわかることがあります。また、やっていることを意味
づけて "やるぞ！" と意識したことで、ストレスへのコーピングが身につ
いているといえます。

新人（1年目）の 行動指標（行動例）	翌日のことを考え、体調を整える工夫をして いる

3ヶ月での実施目標（行動指標）は「食事」と「睡眠」におきました。次のス
テップは「不規則な勤務のなかで体調を整える」ことです。眠ろうとしても「仕
事のことを考えると、失敗してしまうのではないかと漠然とした不安にかられ、
睡眠がとれない」などの悪循環になることがあります。小さな目標をもちながら
「余裕を生み出す習慣」を身につけていくことが大切です。

［ストレスコントロール力を発揮した具体的な行動例／事例 ］

→ 入職して1年間、ストレスと向き合い取り組んできた経験を原稿にまとめ、
新たに入職する看護師に語る

- ・新人看護師の入職に向けて、新人看護師のアンケート結果からリクエスト
の多いのが「先輩看護師からの話」です。リアリティがあり、身近に感じ
られるからです。そこで、今年は2年目看護師に "わかる！シリーズ" と
題して話してもらうことにしました。2年目といっても "1年間をようや
く乗り越えた人たち" です。選ばれたメンバーには1週間以内に、自分
がどうストレスと向き合ってきたかなど1年間を原稿1枚程度にまとめ
てもらいました。いざ話してみると、2年目とは思えないほど自信に満ち
た言葉で、また「この病院を選んでよかったと思えるでしょう」とメッセー
ジを伝えられるほどに成長していました。「小さな目標」が大事である
ことを本書では述べていますが「チャレンジ目標」も時には必要です。
- ・1年間さまざまなストレスと向き合い取り組んできた様子は、後輩看護師
にとっては「お手本」です。その先輩看護師へは「少しチャレンジさせる
ことも必要」であることを実感しました。

育成にあたっての **Point**

〔師長へのサポートも：ストレスマネジメント研修〕

当院では、新人看護師・セクションの師長合同の「ストレスマネジメント研修」
を実施しています。精神科医によるラインケア・セルフケアについての講義と、

楽しく学べる体験学習を取り入れています。講義内容を把握してもらうとともに新人看護師の反応を直接感じてもらうことで「日々の支援者」である師長のサポートになればと考えています。

〔3行日記のすすめ〕

研修の最後にグループワークを行います。ストレスは自律神経のバランスの障害により発生します。そのため、私は小林[25]の推奨する「3行日記」を変法し、そのグループワークでの話し合い方について以下のように提案しています。

- 最初に「今日一番の失敗」を話してもらう……"Bad"
- 次に、失敗したことはきれいさっぱり忘れて「その日一番感動したこと」を話してもらう……"Good"
- 最後に「明日の目標」を言ってもらう……"Next"

最初に「今日一番の失敗」を話してもらうのは、自分のしたことのなかで一番冷静に判断しなければならないことが「失敗」だからです。最後に「目標」を言ってもらうのは、目標を立てるとゴールが明確になるので、すべきことを直視しやすくなります。そして、すべきことが明確になると「不安」が消え、心に「安心」が生まれます。自律神経の安定には、この「余裕」が必要なのだと言っているわけです。ですから「明日はちゃんとご飯を食べるぞ」という簡単な目標でよいのです。

毎日続けることで、目標はおのずと高くなります。これは、私も実践していますが、苦痛なくできる方法です。他の研修でも実施していますが、皆元気になって帰っていくので、ぜひ試してみてください。

中堅の行動指標（行動例）

危機や問題が発生したとき自分の陥りやすい傾向を理解して対処している

当院では、p.36-37の表2で示すように、基礎（入職3ヶ月）の行動指標で示す「食事をきちんと食べ、睡眠をとり体調を維持している」をはじめ、ラダーⅠ（新人・概ね1年目）「翌日のことを考え、体調を整える工夫をしている」、ラダーⅡの「自分の長所、短所を理解し調和をたもつように努力している」、ラダーⅢ（一人前）の「セルフコントロールできないとき適切な人に相談している」を達成したうえで、ラダーⅣ（中堅）の「危機や問題が発生したとき自分の陥りやすい傾向を理解して対処している」状況が求められます。つまり、中堅看護師に求められる力は、評価表に挙げた中堅の評価項目のみではなく、それ以前のラダーの項目を含有していることとして理解する必要があります。

ストレスがたまったら趣味で発散することは解消法としては良いですが「根本的な解決」にはなりません。少々つらくてもストレスの根本原因＝発生源を見出し、改善に努めることに力を注ぎましょう。

図1 | NIOSHの職業性ストレスモデル

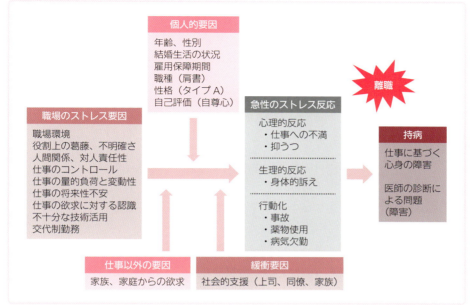

(Hurrell JJ Jr, McLaney MA：Exposure to job stress, a new psychometric instrument, Scand J Work Environ Health, 14（1），28, 1988. より．一部改変)

〔このほかの行動指標（行動例）〕
→ セルフコントロールできないときは、誰か適切な人に相談できる
→ 危機や問題発生時に自分の陥りやすい傾向を理解し、対処できる　など

[ストレスコントロール力を発揮した具体的な行動例／事例]
→ 精神看護に、笑いとユーモアを取り入れる視点を持ち続けることで、患者と看護者双方によい効果をもたらしている
  ・普段、自分から他の看護師を笑わせたりすることのない聖まり子さんが、「精神疾患患者との新しい治療関係を築くために、笑いとユーモアを取り入れたい」と相談してきました。どんなふうに笑いとユーモアを活用するのか、筆者は展開が楽しみでした。
  ・あるとき、「部屋が明るくて眠れないよ」「電気を消してよ」と怒る患者さんがおられました。電気を消すことはできないので、まり子さんは少しベッドをずらし、丸いライトを「満月みたいね」と伝えたところ、その方は睡眠導入剤を服用し眠りにつくことができたそうです。
  ・「笑いを誘うようなものを見つけよう」という視点を、常にもっていたそうです。そして、忙しいときにも「なにかおもしろいことを」と心がけ、違った視点で物事をとらえるようになったといいます。楽しい気持ちで仕事ができることが多くない精神看護において、笑いとユーモアを介入に用いることは、患者と看護者の双方によい効果があると話しました。また、

その笑いとユーモアを伝えるタイミングやセンスも重要とのことでした。

・また、まり子さんは、看護職は笑顔がトレードマークの職業だと言い、「ほほえみは元手いらずでよく稼ぐ。もらってうれしく、あげても減らず、ほんの一時で事足りて、生涯心に残ることがある」[26]とアレン・クラインの言葉を教えてくれました。

育成にあたっての　**P o i n t**

　中堅看護師は、将来のリーダーとなる人です。リーダーシップを発揮するうえで必要なリーダーの資質には、自己認識、自己統制、モチベーション、共感、社会的スキルが、フォローワーシップ・スキルには、チームのゴールの尊重、責任感、コミュニケーション、傾聴、ポジティブなエネルギー、手のかからない人などが挙げられます[27]。

　それぞれストレスをコントロールするとき、そのストレス源として、どのように物事をとらえるのか、とらえる傾向にあるのか。以下の質問項目で確認してみましょう。

- □　その人の"やる気のもと"はなにか（相手のモチベーションの高め方）
- □　自分のやる気のもとを知っているか（適職）
- □　仕事をしているときに楽しそうか、アイデアを発想したり工夫したりすることを好んでするか（自己表現）
- □　目標をはっきり提示するといつもより頑張るか（業務遂行）
- □　難しい仕事やイレギュラーな仕事をうまくこなしているか（環境適応）
- □　結果に対する評価をしっかりしたり、期待をしていることを告げるとやる気が高まるか（期待評価）
- □　仕事仲間とうまくやっていこうとしているか（人間関係）
- □　今まで培った知識や経験を使って主導的に仕事をしようとしているか（職務管理）
- □　仕事の手順をしっかり明示することを求めるか（環境整備）
- □　仕事の合間や昼食のときなどオフの話題が多いか（プライベート）

〔NIOSHの職業性ストレスモデル〕

　ストレス反応・疾病は、ストレッサー（ストレスのもととなる要因）から始まるといわれています。米国職業安全保健研究所（NIOSH：National Institute for Occupational Safety and Health）は、職業性のストレスモデルを図1（p.183）のように示しています。職業性のストレスを生まないためには、各要因に着目し、発症させない工夫と対策が大切になります。ポイントとしては、個人的要因では「耐えられる性格であるのか」を加味すること、「職場のストレス要因」がどこにあるのかを見極めること、「仕事以外の要因」はなにかをつかむことなどです。「緩衝要因」とは、ストレスを緩和できる要因のことです。筆者はこの緩衝要因として社会人基礎力の発揮が重要だと考えています。職場で相談できる人がいるのか、

夜勤の開始時期や回数などは弾力的な対応を取っているのかなどが該当します。急性のストレス反応では、失敗から抑うつ的となって突然お休みをするなど、仕事への影響が出がちです。通勤途上での交通事故などの場合、個人的要因や職場のストレス要因などを確認しておくとよいでしょう。急性のストレス反応への対応によっては、疾病の発症や離職へと追い込まれることになります。これらのしくみを知ったうえで、個別面接での情報の共有など複数人による対応や、メンタルヘルスケア相談員の活用、専門家の支援を早急に受けるなどの組織体制の整備も重要です。

■ 引用文献

1）横山哲夫編著：キャリア開発／キャリア・カウンセリング 実践個人と組織の共生を目指して, 生産性出版, p.102－103, 2004.
2）前掲書1）.
3）日本看護協会：2017年 病院看護実態調査, 2018.
4）ピーター・F. ドラッカー著, Diamond ハーバード・ビジネス・レビュー編集部編訳：P.F. ドラッカー経営論, ダイヤモンド社, p.404, 2006.
5）前掲書4）p.415.
6）経済産業省：社会人基礎力に関する研究会「中間とりまとめ」, 2006.
7）経済産業省：企業の「求める人材像」調査 2007 社会人基礎力との関係, 2007.
8）陣田泰子編著：看護現場学の方法と成果 いのちの学びのマネジメント, 医学書院, p.141, 2009.
9）大岡裕子ほか：大学病院に勤務する看護師の社会人基礎力に関連する要因の分析, 日本看護管理学会誌, 21（2）, p.87-97, 2017.
10）長野雅弘：校長先生、企業を救う, 日本実業出版社, p.67-90, 2015.
11）中原淳編著：企業内人材育成入門 人を育てる心理・教育学の基本理論を学ぶ, ダイヤモンド社, p.80-86, 2010.
12）柳澤厚生編著：ナースのためのコーチング活用術, 医学書院, p.123-127, 2003.
13）目黒悟著：看護教育を拓く 授業リフレクション 教える人の学びと成長, メヂカルフレンド社, p.6, 2010.
14）前掲書8）.
15）Lydia E. Hall, 小玉香津子訳：看護ケアとその本質についてもう一つの見解, ワシントンのカトリック大学における講演, p.18-19, 1965.
16）長尾眞：真の学習は競争では実現しない, ハーバード・ビジネス・レビュー, 28（8）, p.8, 2003.
17）前掲書11）p.94-98.
18）高橋恵監修, 聖マリアンナ医科大学病院看護部ほか著：ナレッジワーカー経験のワザ教え方の極意すごい 先輩ナースはここに配慮してる！, 日総研出版, p.200, 2011.
19）大串正樹著：ナレッジマネジメント 創造的な看護管理のための12章, 医学書院, 2007.
20）HRD 株式会社監修, ケン・ブランチャードほか著, 山村宜子ほか訳：リーダーシップ行動の源泉 DISC と SL2 によるリーダー能力開発法, ダイヤモンド社, p.180, 2009.
21）遠藤功著：見える化 強い企業をつくる「見える」仕組み, 東洋経済新報社, 2005.
22）ハンス・セリエ著, 細谷東一郎訳：生命とストレス, 工作舎, 1997.
23）前掲書12）p.68-74.
24）前掲書20）.
25）小林弘幸著：なぜ、「これ」は健康にいいのか？ 副交感神経が人生の質を決める, サンマーク出版, p.197-201, 2011.
26）アレン・クライン, 片山陽子訳：笑いの治癒力, 創元社, 1997.
27）デイヴィット・ウイリアムズ：国際医療の質・安全学会 2012 第3回遠隔地参加プログラム 安全と質の文化を創造する ～宇宙からのレッスン～, 講演資料より.

■ 参考文献

○ 経済産業省編著：社会人基礎力育成の手引き 日本の将来を託す若者を育てるために, 朝日新聞出版, 2010.
○ 経済産業省：社会人基礎力に関する研究会「中間とりまとめ」, 2006.
○ 高橋恵監修, 聖マリアンナ医科大学病院看護部ほか著：ナレッジワーカー経験のワザ教え方の極意すごい先輩ナースはここに配慮してる！, 日総研出版, p.41-42, 108-109, 118-119, 146-147, 148-149, 196-197, 2011.（事例関連）
○ 種田憲一郎：医療安全の推進・質向上に成果を上げる "チーム STEPPS" と有効なコミュニケーション・ツール, エキスパートナース, 26（13）.p.124-130, 2010.
○ 枡田三枝子：臨床の知と技の共有を図る「ナレッジ交換会」, 看護展望、32（13）：p.21-22, 2007.
○ 松本喜代子・陣田泰子監修, 聖マリアンナ医科大学看護部編：早わかり看護の着眼点 まんがで学ぶベテランナースの観察・判断力, メディカ出版, p.65-69, 2009.
○ 松尾睦：経験からの学習 プロフェッショナルへの成長プロセス, 同文舘出版, 2006.
○ ジェフレイ・K. ゼイク編, 成瀬悟策監訳：21世紀の心理療法Ⅰ, 誠信書房, 1989.

Ⅲ部 ［看護基礎教育］

看護学生が卒業までに身につけたい社会人基礎力
看護職になる 仕事をしていく

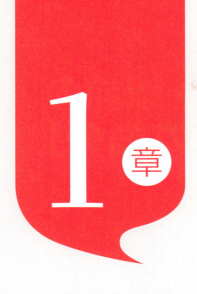

臨床での活躍に求められる力の意識的な育成

臨床・基礎教育をつなぐ指標としての社会人基礎力

看護技術以外・以前の「もっと根本的なもの」

1 卒業生に寄せられがちな臨床の声

　看護教育の現場では、毎年卒業生を輩出しています。その後の卒業生の活躍状況については、就職先の病院や他の施設からさまざまな意見が寄せられます。それらは看護基礎教育に対する評価ともいえます。

　3年間あるいは4年間という短期間に看護職としての基礎を身につけることは、ある意味、至難の技ともいえます。しかし、それを単に「しかたがない」と甘受しているわけではなく、そのなかで教員も学生も「期待される看護師像」に向かって日々努力をしているのが実情です。同じ国家試験を受け、厚生労働大臣の免許を得るのですが、卒業時に同じような思考力や判断力、実行力が備わるとは限りません。一般的に聞かれる意見としては、

- 看護技術の不確かさ
- コミュニケーション能力の不足
- メンタル面の弱さ
- 専門職としての自覚の低さ

などが挙げられます。

　近年の学生や新人看護師にはよい点がたくさんあります。たとえば他人の悪いところは指摘しない、IT（Information Technology：情報技術）に強いなどの美質や強みなどです。しかし、それらを差し引いても、臨床現場で必要な基本的な資質の不足は否めないのが実状といえます。

❶看護技術の不確かさ

　看護技術の不確かさは、学生自身もかなり強く自覚しているものです。授業で体験する時間が短く、そのなかでの学びで十分とは思っていないようです。在学中にさまざまな技術をしっかりマスターして卒業することは難しいことですが「根底に流れるエビデンスを理解し活用する態度を、学生時代にいかに身につけるか」が重要だと考えます。そして、卒業してからも折に触れてさまざまな技術をマスターし、自分の技術として自信がもてるようになることが、その後の成長につながると思います。つまり、学生時代には基本的なことを学び、わからない

ときや疑問に感じたときに主体的に学ぶ姿勢を獲得しておくことが大切です。入職時は、卒後継続教育による環境への適応と、具体的に学ぶことができる環境の準備が必要でしょう。

❷コミュニケーション能力の不足

コミュニケーション能力については、異口同音に不足が指摘される部分です。個人差も大きい現状といえます。コミュニケーションが「一部のクラスメートとの交流に限定されている学生」や、「知らない人とはまったくコミュニケートできない学生」が大勢います。学生たちが生活する環境の大きな変化が人との関係性に大きな影響を及ぼしていることは否めませんが、患者・利用者や家族、多職種、さらには広く地域の人々との関係性をもちながら仕事をしていく看護においては、この能力の不足は致命的ともいえるでしょう。

❸メンタル面の弱さ

コミュニケーション能力とも大いに関係しますが、少子化のなかで大人に囲まれ大切に育てられた若者たちです。自分の考えを人に伝える必要が少なく、周囲が意図をくみ取ってくれるのを待てばよい状況では、積極的な行動や主体的な行動をとらなくとも生活できます。また、学校でも家庭でも、切磋琢磨する機会や、注意されたり叱られたりする場面は少ないようです。

一方、学生として臨地実習に、あるいは新人看護師として臨床に出たときには、状況に応じて注意されたり、時には叱られたりすることもあります。それまで"洗礼"を受けていないことが起こるわけですから、「なぜ、そのような注意を受けることになったのか」とは考えず、「注意された！」「叱られた！」と、感情面で受け止めてしまいます。ひとことでいうと"注意を受けることに慣れていない"のです。そのため、すぐに滅入ったり悲観してしまい「頑張れない」「辞めたい」という逃避行動につながりやすいといえます。

❹専門職としての自覚の低さ

看護基礎教育では「看護は専門職」という教育を受けています。しかし、この点については学校によって大きな差があるように感じています。大学であっても、目標が「国家試験に合格すること」であり、看護専門職として求められる能力を前面に打ち出していない学校も見受けられます。そのため、卒業時も「国家試験に合格すれば立派な看護師である」かのように錯覚し、その後の専門職としてのあるべき姿とはかけ離れた、「決められたことを単にこなす看護師」になっている人も見受けられます。学生時代に「専門職であるという自覚をもつ」ことで、卒業後の看護職として進むべき方向性を見出し、努力する姿勢につながります。

以上の①に求められる態度や②③④に関する能力・資質・自覚は、いずれも看護技術以外の、また看護技術以前の「もっと根本的なもの」といえます。

学生のうちに身につけてほしい「もっと根本的なこと」とは、なんでしょうか？

2 | 卒業までに身につけてほしいもの：姿勢・態度面を中心とした資質

　新人看護師についての臨床現場での評価は、「看護技術面は、専門学校卒業生でも、大学卒業生でも同じように身についているとはいいがたいので、できないことをあまり気にすることはない。入職してから身につけてもらえば大丈夫。しかし、姿勢・態度面については、もう少し人との関係性を意識した行動がとれるように教育してほしい」という意見があります。

❶人間関係構築が不得手／コミュニケーションが表面的／気持ちに寄り添えない

　これらは、個人差が大きい項目です。なぜならば、これまで育ってきた環境に大きく影響を受け、意識的に育てられたかどうかが現在のその人をつくっているからです。幼少時の親、特に母親とのコンタクトのあり方、遊びの環境の変化、携帯電話やスマートフォンの普及など、「努力して周囲の人々との交流を図らなくても生活できる環境」は、人間関係を大いに希薄化させています。友人関係もかなり表面的なやりとりで成立し、深まることを求めてはいません。また、自分中心の考え方の場面が多く、感性の低下があり、周囲に関心をもちにくい若者が多いともいわれています。よって、「周囲に配慮する」など相手の気持ちに寄り添うところまでいきにくいのが現状でしょう。

❷自分の思いが出せずストレスを抱える

　学校生活と同様、職場でも「自分の思いなどを表現する」ことが難しく、わかり合う場面が少ないようです。「報告・連絡・相談」は、教育のなかでもその重要性が謳われますが、相談するなど「自分を解放し、相互理解をする」ことができないことで、自分のなかにストレスを抱え込みがちです。

❸自己評価が高い／「患者や家族の視点」が不足

　さらに、新人看護師をみていると、自己評価が高く、自分では「できる」と思っていることが多いようです。そのため、わからないことを「わからない」と表現せずわかった素振りを見せたり、確認せず危険な行為に走ることもあります。周囲で見ている先輩看護師が指導をしても、それを素直に受け入れられなかったり、指導されることを「怒られた」と認識し「自信喪失」や「離職」につながることもあるといわれます。加えて「患者・利用者や家族の視点」ではなく「自分の視点」で行動してしまうことがあり、「相手の想いや反応を受け入れるようなかかわりができない」ことも特徴の一つです。

❹「自分に問題がある」と考えない

　仕事がうまくいけば問題はないのですが、思うようにいかない場合に「自分に問題がある」のではなく「周囲や指導する先輩に問題がある」と責任を転嫁し、自己内省ができず、それ以上の成長が阻まれてしまうという現状もあります。

　先に述べたように、一般に、少子化時代に大切に育てられた学生たちは、限ら

れた環境のなかで過ごすことが多いため、いろいろな人と話す機会が少なく、積極的に人との交流を求めるわけでもないといわれます。自分中心であまり周囲に興味・関心を示しません。全体的にメンタル面が弱く、壁にぶつかると問題解決ができず、そうかといって周囲に相談することもできずに挫折してしまうという傾向があります。これは、新人看護師も同様のようです。

❺専門職意識の低さからくる「態度面の低下」

また臨床の場では、看護師としての専門職意識が低いことによる「姿勢・態度面の低下」が指摘されています。「権利」を主張するが「義務」が果たせず、「人間として／看護師としての成長」を目標にしている人が少ないことや、「専門職として給料を得て働いている」という認識が不足しているのではないか、などの指摘です。ここに、先輩諸氏が育ってきた環境とだいぶ変化してきている「社会」、そして「医療現場」があるようです。

これらの点を考慮しながら新人看護師の教育を担当する先輩看護師ですが、自分たちとは価値観に隔たりがあることに戸惑いながらも、「どうにか一人前のナースに育ってほしい」との願望を抱き、成長を見守っている姿がうかがえます。

3 │ 「新人看護師の課題」は「学生の課題」

臨床サイドの声として、新人看護師の状況と抱える課題を述べましたが、これらは「看護教育の場における学生の状況や抱える課題」とあまり違いがないことに気づかされます。「卒業してあまり時間が経過していない」ということは「学生の延長線上」に存在していることにもなります。一日も早く環境に適応し "チームの一員" として育ち活躍してもらうためには「職場（臨床）と基礎看護教育との連携」が必要です。

4 │ 「看護技術力の不確かさ」を自覚した学習方法や 姿勢・態度の獲得

看護職になったのちに遭遇するすべての事柄を、看護基礎教育でマスターして卒業することは不可能です。そこで、基礎教育では基本的な技術を身につけるためのプログラムが組まれます。しかし、学生は十分身についた実感がないままに卒業していきます。「これで就職してきちんと仕事ができるのだろうか」「目の前で体験したことがない技術が必要になったらどうしよう」など、さまざまな不安を抱きがちです。ある程度の不安や心配は必要ですが、「必要以上の不安」を解消するためには、

- 学生時代に学んでいることは、ほんの一部に過ぎないこと
- 基本的なことは学んでいるので、それらを駆使して応用できる力を身につけておけばよいこと

1章　臨床での活躍に求められる力の意識的な育成　　193

を自覚させることが大切です。そのうえで、不安や疑問がある場合には「解決のために何を調べればよいか」「どのような文献を見たらよいか」「だれに聞けば解決できるか」などがわかれば問題はないこと、そしてそのためには、学生時代に主体的に学習する方法を積極的に考えたり、見つけたり、必要に応じて誰かに支援を求めたり働きかけたりする姿勢・態度を獲得しておくことが必要だと学生に理解させることが求められます。

5 | 抽象的に表現されがちな姿勢・態度を可視化する

(1) 社会人基礎力の能力枠組みを役立てる

　必要な姿勢・態度の獲得に、また方向性をもって何かに一歩踏み出すには、自分の現状を知ることが必要です。しかし、一体、何をどのようにすれば現在の自分がわかるのか？　頑張るといっても何をどのように頑張るのか？　「主体的な態度」「自立・自律した姿勢」など、ひとことでくくられてしまうと学生も気づきを得にくいものです。サポートする側にとっても抽象的で評価が難しく、育成の方向性を見定めるのが難しいことになります。この可視化に役だつ指標が「社会人基礎力」とその能力枠組みだと筆者は考えます。学生自身が自ら気づき意識しやすい指標であることが重要だと思います。

〔可視化することで現状の自分を理解できる〕

　筆者が各地で研修会などを担当する機会を得る際、学生に「社会人基礎力」のシートに記入してもらい、自分を客観的に見ることを勧めています。「初めて自分の全体を見ることができた」「自分の傾向はなんとなく感じていたけれども、シートを見てなるほどと思った」「できないことばかりに目がいっていたが、自分にもいい点や大事にしていけばいいことがあることを理解でき、うれしかった。これから頑張れそうな気がした」などの意見が聞かれました。また現状を意識したことで、「自分はどのような自分を目指しているのかがわかった」などの気づきを得る学生もいました。「次の方向性」を明確化するためには「可視化」することが非常に重要であることの示唆を得ました。

(2) 方向性が見えれば行動の目標が設定できる

　自己の現状を可視化できることによって、自分の目指す方向性が明らかとなれば、「どのような自分になりたいのか」という「理想の自己像」を描くことができます。ここで「このままの自分でよい」と意思決定すれば、それ以上のステップアップはできないかもしれませんが、「もう少し努力してこのような自分になりたい」「この点を意識して行動することで、もっと成長したい」という前向きな目標をもつことができれば、可視化された行動のなかから選択し、それに向かって努力していくことにつながります。どのような場面においても一人ひとりがその人にとって必要な目標を随時設定し、それに向かって行動するのです。目指

すものがはっきりしないと、何に向かって進めばよいのか途中でわからなくなります。「目標」はその人にとっての道しるべとなっていくはずです。

6 | 成功・失敗の体験から振り返りの姿勢を身につけることで成長できる

人間は目標に向かって一直線に進むことがベターとは限りません。「行きつ戻りつしながら振り返る姿勢」を学生時代にぜひ身につけてほしいと思っています。自分の考えや思考がいつも正しい、あるいはこれでよかったと評価できる場面ばかりではありません。時には「あれでよかったのか」「もっといい方法があったのではないか」「なぜあれができなかったのだろう」「なぜ失敗したのか、どうすればできるようになるのだろう」など、さまざまな状況に遭遇します。人によっては嫌なことはなるべく早く忘れるように努力することもあるようですが、自分のなかに起きている「不完全感」がその人にとっての宝物かもしれません。「気になる」「すっきりしない」などの感情を大切にすることと同時に、うまくいった場合も「なにゆえ成功できたのか」を考えることで、次の人生に活用できるからです。その意味で「成功体験」も「失敗体験」も同じく貴重なものです。行動した後は立ち止まり、起きている現象に目を向けていくのです。

その後のその人が成長できるかどうかは、「なぜ?」「どうすればいいのか」などを考え、新たな方法論を編み出しトライしていくことができるかどうかにかかっています。振り返り自分の方向性を修正・実施し、その後また振り返り、結果をフィードバックしていくという循環の姿勢を身につけることができれば、主体的に自己成長ができるといっても過言ではありません。

7 | 専門職の意識は看護職としてのベース

この件については前述しましたが、「国家試験に合格すれば専門職」ということにはなりません。やはり「専門職とはどのような人たちなのか」「どのような職種の人たちなのか」「役割としてどのようなことが期待されているのか」など、それぞれが意識しておく必要があります。そしてその役割を遂行するためには「継続的な学習が必要である」ことも十分理解したうえで卒業してほしいのです。この自覚をもつことが、卒業後の行動に大きく影響していくと思われます。

看護師になることに焦点をあてた意図的な教育

1 │「看護師になる」ための意図的な支援

　「2005年新卒看護職員の入職後早期離職防止対策報告書」（日本看護協会中央ナースセンター事業部）では、「学生から看護師への役割移行の支援」についてふれられました。役割移行がそれほど容易ではないことを前置きしたうえで、「保健師・助産師・看護師学校養成所指定規則」で規定される看護基礎教育での教育内容は「看護する」ことが中心であり、「看護師になる」ことに焦点をあてた内容をどの程度提供するかは個々の教育機関に任されている、としています。つまり、意識して焦点をあてなければ看護師になるための教育は十分に行われず、スムースに役割移行ができない可能性があります。

　同報告書は「看護師になる」ことで経験することとして、具体的には日常のさまざまな問題への遭遇、交替制勤務などによる日常生活の変調、多様な価値観をもつ組織構成員との関係形成などであるとし、「看護師になる」ことへの理解が「準備状態」を整えることに貢献すること、それは看護師となった個々人が問題や困難を乗り越えて就業を継続し、発達していけることにつながること、学生から看護師への役割移行を促進する看護学実習の導入は、新卒看護師が職場に適応し看護師としての役割を果たせるようになるために有効であることなどを挙げています。昨今、看護関係諸団体から示される報告等でもその重要性は指摘されています。看護基礎教育では学生に「看護する」ことを教えるとともに、「看護師になる」ことをある程度理解・イメージできるよう、看護学実習などを通じて役割移行を支援することが重要といえます。

2 │「仕事を続けていける」ためにも：職場への適応、離職防止

　学生が病院や希望セクションを決定するにあたっては、自分の興味のみでなく能力や適性も考慮したうえで「自分が看護師としてやっていけるかどうか」を意思決定する必要があります。この意思決定を主体的に行うこと、そのために必要な情報として「看護師として現場で求められるものはなにか」がある程度イメー

ジできることが、その後の職場への適応、就業の継続（離職予防）、看護師としての成長・発達につながると思われます。

❶職場の煩雑さ／重症度の高まり／変化の速さへの対応

職場への適応や就業の継続を妨げるものとしてリアリティ・ショック（p.46、p.66）が挙げられます。ただ、リアリティ・ショック自体は昔からあるもので、昨今よくいわれる職場への不適応や1年以内の離職率の増加は、むしろ「職場の煩雑さ」や「重症度の高まり」「変化の速さ」などが影響していると思われます（p.32、p.171）。よって、リアリティ・ショックへの対応とともに、これらを想定した看護基礎教育が求められます。

❷粘り強く乗り越えていく力を育てる

学生には「自己のイメージに相応するだけの看護師になるには時間がかかる」こと、「つまずきや葛藤を乗り越えていく粘り強さが必要である」ことなど、「看護師になるということのイメージづけ」が必須となります。この「看護師になる」「看護師として仕事を続けていく」「社会で一人の人間として生き抜いていく」ために必要な力が社会人基礎力であり、これを学校が育成し臨床に「橋渡し」すること、学校と臨床がこの力を意図的に育て続けていくことが重要であると考えます。

3 ｜ 卒後継続教育への橋渡し

(1) 社会人基礎力を教育全般に取り入れる

人間が生きていくためには常に問題解決手法を活用していることをふまえ、専門知識と社会人基礎力の相互作用により、人間としての可能性と看護職としての今後の成長を期待できるのではないでしょうか。"社会人基礎力の視点"を、実習のみならず、学校・臨床を問わず「教育」全般の基本的要素として"意識的に"取り入れ、日常の教育に位置づけ繰り返しのなかで自然に身につくことを期待することも必要です。これらはすべて自己成長に結びつき、ひいては人生においての自己実現につながるものと思われます。

(2) 学習方法にPBLチュトリアル教育などを活用する

基礎看護学教育から卒後継続教育へスムーズに移行できるためには、教育の場としては社会人基礎力の育成が重要です。主体的に考え、学び、問題解決力を育成する教育方法として、PBL（Problem based learning／Project-Based Learning：問題基盤型学習などと呼称／課題基盤型学習、課題探究学習などと呼称）チュートリアル教育（少人数の学生がチューターの助言を得ながら課題の問題解決に必要な事柄を学ぶ教育）が有効であるといわれます。わからないことがあるとすぐ教師や指導者に質問し、自分で調べることをしない学生も多いなか、この方法を身につけた学生は主体的に学習を推進していけるようです。

（3）臨床を意識した教育プログラムを構築、運用する

　また卒業後、リアリティ・ショックが生じにくいような教育プログラムの運用も必要となります。その意味では、カリキュラムが改正され統合実習などで「臨床を強く意識した体験」ができるようになっていますので、その意図を組んだプログラムを構築することが望まれます。

（4）健康・生活管理を含む〈ストレスコントロール力〉を身につけさせる

　卒業後、スムーズに職場に適応していくためには、これらのほかに〈ストレスコントロール力〉を学生のときから身につけることが必要です。生活、学習、友人や健康など、さまざまな事柄に伴うストレスが降りかかってきますが、その原因がなんなのかを突き詰めたり、自分で解決できない場合は支援を求めることができることが重要です。職場では仕事を通じたストレスや葛藤が加わります。健康でない状態では受け止め方が肯定的になりにくいものです。経験を肯定的に受け止めたり、葛藤を乗り越えていくうえでも健康の維持が大切です。「きちんと食事をとる」「よく眠る」「ストレスを発散するための憂さ晴らしの方法をもっている」などが学生のうちからできるようになっておくとよいでしょう（p.179、p.246、Ⅲ部7章ほか参照）。

3

「臨床実践能力」と「社会人基礎力」の関係

社会人基礎力は「臨床現場の求める力」とされている既存の能力枠組みや指標とどのような関係性にあるでしょうか？　本節と次節では、それらの関係を述べます。

1 新人看護職員研修ガイドラインにみる臨床実践能力

(1) 臨床と基礎看護教育の乖離

医療の高度化や在院日数の短縮化、医療安全に対する意識の高まりなど、国民のニーズの変化を背景に「臨床現場で必要とされる臨床実践能力」と「看護基礎教育で修得する看護実践能力」との間に乖離が生じ、その乖離が新人看護職員の離職の一因であると指摘されています。そして、それを埋めるために看護基礎教育の充実を図るとともに、厚生労働省は臨床実践能力を高めるための「新人看護職員研修」を義務化することを打ち出し、併せて「新人看護職員研修ガイドライン」を提示し、2014（平成26）年には改訂版が出されました。

(2) 臨床現場が求める力：臨床実践能力Ⅰ、Ⅱ、Ⅲ

このガイドラインのなかで、「看護は必要な知識、技術、態度を統合した実践的能力を、複数の患者を受け持ちながら、優先度を考慮し発揮することが求められる。そのため、臨床実践能力の構造として、Ⅰ基本姿勢と態度　Ⅱ技術的側面　Ⅲ管理的側面が考えられる」と記載しています。

つまり、臨床実践能力の構造として挙げられている3つが「臨床現場の求める力」だと考えられます。

2 臨床実践能力の「到達目標」と社会人基礎力

3つの臨床実践能力のうち、「Ⅰ基本姿勢と態度（看護職員として必要な基本姿勢と態度）の到達目標：表1：p.200）」と社会人基礎力を比べてみます。

表1 | 看護職員として必要な基本姿勢と態度についての到達目標

看護職員としての自覚と責任ある行動	①医療倫理・看護倫理に基づき、人間の生命・尊厳を尊重し患者の人権を擁護する
	②看護行為によって患者の生命を脅かす危険性もあることを認識し行動する
	③職業人としての自覚を持ち、倫理に基づいて行動する
患者の理解と患者・家族との良好な人間関係の確立	①患者のニーズを身体・心理・社会的側面から把握する
	②患者を一個人として尊重し、受容的・共感的態度で接する
	③患者・家族にわかりやすい説明を行い、同意を得る
	④家族の意向を把握し、家族にしか担えない役割を判断し支援する
	⑤守秘義務を厳守し、プライバシーに配慮する
	⑥看護は患者中心のサービスであることを認識し、患者・家族に接する
組織における役割・心構えの理解と適切な行動	①病院及び看護部の理念を理解し行動する
	②病院及び看護部の組織と機能について理解する
	③チーム医療の構成員としての役割を理解し協働する
	④同僚や他の医療従事者と適切なコミュニケーションをとる
生涯にわたる主体的な自己学習の継続	①自己評価及び他者評価を踏まえた自己の学習課題をみつける
	②課題の解決に向けて必要な情報を収集し解決に向けて行動する
	③学習の成果を自らの看護実践に活用する

❶〈傾聴力〉

社会人基礎力の〈傾聴力〉は、「患者の理解と患者・家族との良好な人間関係の確立」の「②患者を一個人として尊重し、受容的・共感的態度で接する」に該当すると考えます。

❷〈倫理性〉

また、後述する岐阜大学医学部看護学科（以下、本看護学科）の社会人基礎力として挙げた能力の〈倫理性〉は「看護職員としての自覚と責任ある行動」や「患者の理解と患者・家族との良好な人間関係の確立」の「③患者・家族にわかりやすい説明を行い、同意を得る」「⑤守秘義務を厳守し、プライバシーに配慮する」に該当すると考えられます。

このように「臨床で求める能力・資質」と「看護基礎教育のなかで社会人基礎力として育成したい能力・資質」とが一致しているものもあります。

❸〈規律性〉〈発信力〉

一方、社会人基礎力の〈規律性〉（社会のルールや人との約束を守る力）や〈発信力〉（自分の意見を分かりやすく伝える）は、「Ⅰ基本姿勢と態度」の到達目標に該当する項目がありません。臨床現場からは、「新人看護師は基本的な社会のルールであるあいさつができない」「勤務時間に遅れてくる」、また「できないことを先輩ナースに意志表示することが不得手で、なにに迷っているのか、なにに困っているのか理解できない」などといわれます。「看護職員として」必要な基本姿勢と態度という以前の、「人として」「社会人として」必要な基本姿勢と態度ともいえますが、これらの「臨床実践能力の枠組みに含まれていない能力」を意図的に育てる必要があると考えます。

表2 管理的側面についての到達目標

安全管理	①施設における医療安全体制について理解する
	②インシデント（ヒヤリ・ハット）事例や事故事例の報告を速やかに行う
情報管理	①施設内の医療情報に関する規定を理解する
	②患者等に対し、適切な情報提供を行う
	③プライバシーを保護して医療情報や記録物を取り扱う
	④看護記録の目的を理解し、看護記録を正確に作成する
業務管理	①業務の基準・手順に沿って実施する
	②複数の患者の看護ケアの優先度を考えて行動する
	③業務上の報告・連絡・相談を適切に行う
	④決められた業務を時間内に実施できるように調整する
薬剤等の管理	①薬剤を適切に請求・受領・保管する（含、毒薬・劇薬・麻薬）
	②血液製剤を適切に請求・受領・保管する
災害・防災管理	①定期的な防災訓練に参加し、災害発生時（地震・火災・水害・停電等）には決められた初期行動を円滑に実施する
	②施設内の消火設備の定位置と避難ルートを把握し患者に説明する
物品管理	①規定に沿って適切に医療機器、器具を取り扱う
	②看護用品・衛生材料の整備・点検を行う
コスト管理	①患者の負担を考慮し、物品を適切に使用する
	②費用対効果を考慮して衛生材料の物品を適切に選択する

❹〈課題発見力〉〈計画性〉〈創造力〉

　また、社会人基礎力の〈課題発見力〉〈計画力〉〈創造力〉（いずれも《考え抜く力（シンキング）》）は、看護基礎教育では「看護過程の展開」として講義・演習・実習を通して重点的に育成してきた能力です。しかし、これらの能力は「看護技術についての到達目標」の前提となる「看護技術を支える要素」として、また「Ⅰ基本姿勢と態度」の「患者の理解と患者・家族との良好な人間関係の確立」の「①患者のニーズを身体・心理・社会的側面から把握する」として取り上げられているのみです。

　看護学実習では、一人の患者のみを受け持ち、看護過程を展開します。他方臨床現場では、複数の患者を受け持ちながら優先度を考慮し、看護が実践できることが求められます、そのため、考え抜くための能力として挙げられている社会人基礎力の〈課題発見力〉〈計画力〉〈創造力〉も、臨床で求める能力・資質として取り上げていくことが必要と考えます。

❺〈ストレスコントロール力〉

　社会人基礎力では、学生個人に焦点をあてた管理的側面として〈ストレスコントロール力〉が挙げられています。新人看護職員は「多重業務」「責任の重さ」「職場内でのコミュニケーション困難」などによる悩みやストレスに対処できず、「職場に出てくることができない」ということもみられるようです。しかし、この能力は臨床で求める能力・資質としては取り上げられていません（表2）。臨床では学生時代よりもさらに大きなストレスや葛藤にさらされます。チームの一員と

して育ち職場に適応・定着して仕事を続けていくうえでは〈ストレスコントロール力〉も臨床で求める能力・資質として取り上げられる必要があると考えます。

3 │ 看護基礎教育と臨床（継続教育）の共通指標

「社会人基礎力」と「新人看護職員研修ガイドライン」の「臨床実践能力」は、"看護職者の育成・成長を目的とした看護基礎教育と臨床の共通指標"になると考えます。

看護基礎教育が、人を相手にする、しかも病める人をはじめとするさまざまな健康問題を抱えているあらゆる年齢の人を対象にする「看護職」という職業人を育成する役割を担っていることは、どの時代でも同じです。しかし、近年では、医療の高度化、少子高齢化、過疎化などの社会背景の変化に伴い、従来の病院完結型医療から地域完結型医療に移行し、それにより看護職には地域包括ケアの視点にたって看護の対象を生活者としてとらえること、また医師や薬剤師をはじめとする多職種連携における調整者としての役割が期待されるなど、これまでとは看護職者に求められる役割や能力が変化してきています。しかも、これらの能力は一朝一夕で得られるものではなく、日々、自ら考え、主体的に行動し、探求することによって身につくと考えます。また、これらの能力は生涯にわたって継続的に育成していく必要があると考えます。

したがって、看護職になるためのスタートである看護基礎教育から"意識的に"社会人基礎力を育成し、その基盤の上に就職後の看護継続教育のなかでもシームレスに育成されていくことが大切になります。

4

「看護師のクリニカルラダー」 と 「社会人基礎力」 の関係

1 多様な働く場・働き方を意識した指標

　医療提供体制の変化と働く場・働き方の多様化に伴い、あらゆる施設や場で活動可能な看護師が必要とされるようになりました。それに伴い、2016（平成28）年に日本看護協会は、看護師の働く場や働き方が変わっても全国共通で活用できる看護実践能力の指標として「看護師のクリニカルラダー」を開発・公表しました。このなかで看護実践能力を「看護師が論理的な思考と正確な看護技術を基盤に、ケアの受け手のニーズに応じた看護を臨地で実践する能力」と定義し、「ニーズをとらえる力」「ケアする力」「協働する力」「意思決定を支える力」の4つを挙げています。これらも「臨床現場の求める力」ととらえることができます。

2 看護師のクリニカルラダーの「4つの力」と社会人基礎力

　これら4つの力と社会人基礎力との関係は、以下のように考えることができます。

(1) ニーズをとらえる力

　「ニーズをとらえる力」は、看護ケアの受け手や状況（場）のニーズをとらえる力のことです。したがって、看護ケアの受け手である患者の健康上のニーズをとらえるためには、まず、患者の訴えをていねいに聴き（〈傾聴力〉）、患者の背景や状況を理解し（〈柔軟性〉）、そしてこれらを統合して分析し、健康上のニーズ（課題）を明らかにする〈課題発見力〉が必要になります。このように「看護師のクリニカルラダー」の「ニーズをとらえる力」は、社会人基礎力の《チームで働く力（チームワーク）》の〈傾聴力〉〈柔軟性〉、また《考え抜く力（シンキング）》の〈課題発見力〉に該当するといえます。

(2) ケアする力

　次に「ケアする力」は、看護の受け手である患者の健康上のニーズ（課題）を

1章　臨床での活躍に求められる力の意識的な育成　203

もとに、ニーズを充足するための看護を計画し（〈計画力〉）、そのなかにはその患者の個別性に配慮した新たな看護を取り入れ（〈創造力〉）、スタッフや多職種に主体的に働きかけ（〈主体性〉）、その人たちを巻き込みながら（〈働きかけ力〉）、健康上のニーズ（課題）の充足に向けて立案した計画を実行する（〈実行力〉）ことが必要です。このように「看護師のクリニカルラダー」の「ケアする力」は、社会人基礎力の《考え抜く力（シンキング）》の〈計画力〉〈創造力〉、また《前に踏み出す力（アクション）》の〈主体性〉〈働きかけ力〉〈実行力〉に該当するといえます。

(3) 協働する力

「協働する力」は、看護師として臨地で医師、薬剤師、理学療法士などの多職種ならびに看護師間で自分が把握している患者の情報を発信することで共有し（〈発信力〉）、また多職種の意見を聞き（〈傾聴力〉）、各職種の立場を理解し（〈柔軟性〉）、そして医療チームのなかで看護師として期待されている役割を把握し（〈状況把握力〉）、さらに協働して患者に適切な医療・看護を提供していくために必要な力です。このように「看護師のクリニカルラダー」の「協働する力」は社会人基礎力の〈発信力〉〈傾聴力〉〈柔軟性〉〈状況把握力〉の《チームで働く力（チームワーク）》に該当するといえます．

(4) 意思決定を支える力

「意思決定を支える力」は、ケアの受け手や周囲の意思決定に必要な情報を提供し、選択を尊重して支える力のことです。したがって、ケアの受け手や周囲の思いをていねいに聴き（〈傾聴力〉）、意思決定に必要な情報をわかりやすく伝え（〈発信力〉）、相手がなにゆえそのように考えるのかを相手の気持ちになって理解し（〈柔軟性〉）、意思決定ができるように支えていく必要があります。このように「看護師のクリニカルラダー」の「意思決定を支える力」は、社会人基礎力の《チームで働く力（チームワーク）》の〈傾聴力〉〈発信力〉〈柔軟性〉が該当するといえます。

「モデル・コア・カリキュラム」と「社会人基礎力」の関係

ここでは、看護基礎教育において求められている能力と社会人基礎力との関係性を述べます。

1 医師・歯科医師・薬剤師と共通する「医療職者として必要な基本姿勢と態度」と社会人基礎力

文部科学省は、2019（平成31）年から看護基礎教育に「モデル・コア・カリキュラム」を導入します（「看護学教育モデル・コア・カリキュラム」）。この「モデル・コア・カリキュラム」は、すでに医学・歯学・薬学の教育課程で導入されています。

今回、看護基礎教育に導入する「モデル・コア・カリキュラム」は、「医師・歯科医師・薬剤師・看護師は共に医療職である」という考えに基づいて、どの学問領域の「モデル・コア・カリキュラム」にも共通する大項目として、各職種に求められる「基本的な資質・能力」を挙げています。そのなかには「課題対応能力：自らの力で課題を発見し」（〈課題発見力〉）、「解決にむけて対応できる能力」（〈実行力〉）」、「コミュニケーション能力：お互いの言語の意味と考えを認知・共感し」（〈傾聴力〉〈柔軟性〉）、「保健・医療・福祉における協働：様々な人々と協働し、チームの一員として看護職に必要とされる役割を果たす能力」（《チームで働く力（チームワーク）》）が挙げられています。

このように「モデル・コア・カリキュラム」にも社会人基礎力が含まれています。したがって、これからは看護基礎教育だけで社会人基礎力を育成するのではなく、チーム医療を担う医学・歯学・薬学教育と合同して育成することが必要だと思います。実際、医学部や薬学部との合同授業や合同実習を開始している教育機関も増えてきています。

1章　臨床での活躍に求められる力の意識的な育成

6 「職業人のコア・コンピテンシー」としての「社会人基礎力」

　辞書には、「コア」（core）とは「中核」、「コンピテンシー」（competency）とは「能力」や「適格性」などの意味が記載されています。他方、武村は[1]、コンピテンシーの定義は研究者によって異なることから加藤の「行動によって見極められる（知覚される）動機、自己効力感、思考、スキル、知識などを含む総合的な能力の概念であり，高業績につながる予測されるもの」を提案しています。ここでは最初の辞書による意味を参考に「コア・コンピテンシー」を「該当者全員に共通して求められる中核となる能力」とします。

　看護においては、看護系大学で修得すべきコア・コンピテンシー[2]，高度実践看護師のコア・コンピテンシー[3]、など効果的な教育を行うために、到達目標として示されることがあります。たとえば看護学士課程における「コアコンピテンシーと卒業時到達目標（案）」では、コアコンピテンシーとして「全人的に対象を捉える基本能力」「ヒューマンケアの基本に関する実践能力」「根拠に基づき看護を計画的に実践する能力」「特定の健康課題に対応する実践能力」「ケア環境とチーム体制に関する実践能力」「専門職として研鑽し続ける基本能力」の6つを挙げています。

　したがって、社会人基礎力は、経済産業省が「職場や地域社会で多様な人々と仕事をしていくために必要な基礎的な力」と定義しているように、職業人に求められる中核をなす能力、つまり「職業人のコア・コンピテンシー」といえます。

■引用文献
1）武村雪絵編，東京大学医学部附属病院看護部ほか著：看護管理に活かすコンピテンシー　成果につながる「看護管理力」の開発，メヂカルフレンド社，p.2，2014.
2）野嶋佐由美：平成22年度　看護系大学におけるモデル・コア・カリキュラムの導入に関する調査研究報告書，先導的大学改革推進委託事業，2011.
3）日本学術会議健康・生活科学委員会看護学分科会：高度実践看護師制度の確立に向けて―グローバルスタンダードからの提言―，2011.

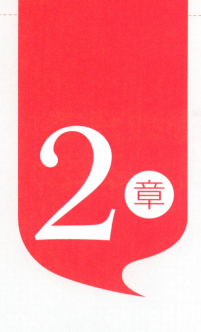

"現場で必要な基礎力"の可視化と評価ツールの開発

経済産業省モデルプログラム開発事業校としての試みから

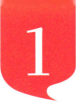

なぜ、看護基礎教育で"意識的な"育成が必要か

1 一朝一夕には身につかない

(1) 社会環境の変化に伴う看護職に求められる役割・能力の変化

　看護基礎教育が、人を相手にする、しかも病める人をはじめ、さまざまな健康問題を抱えているあらゆる年齢の人々を対象にする「看護職」という職業人を育成する役割を担っていることは、どの時代でも同じです。しかし、近年では、医療の高度化、少子高齢化、過疎化などの社会背景の変化に伴い、従来の病院完結型医療から地域完結型医療に移行し、それにより看護職には地域包括ケアの視点にたって看護の対象を「生活者」としてとらえること、また医師や薬剤師をはじめとする多職種連携における調整者としての役割が期待されるなど、これまでとは看護職者に求められる役割や能力が変化してきています。

(2) 生涯にわたり、日々考え行動し探求し続けることの必要性

　しかも、これらの能力は一朝一夕で得られるものではなく、日々、自ら考え、主体的に行動し、探求することによって身につくと考えます。また、これらの能力は生涯にわたって継続的に育成していく必要があるとも考えます。したがって、看護職になるためのスタートである看護基礎教育から"意識的に"社会人基礎力を育成し、その基盤の上に、就職後の看護継続教育のなかでもシームレスに育成されていくことが大切になります。

2 学生が自ら気づき意識化できなければ身につかない

(1) 専門知識・技術の駆使に必要な能力

　看護基礎教育においては、一つひとつの行為を実施するにあたり、「なぜそれが必要なのか」の情報を分析することで「対象である患者や家族にとって適切なケア」を導き出すという、「専門知識・技術」の修得が学習の中心となっています。これらの知識・技術を駆使するうえでは、さまざまなことを「考え抜き」、患者・家族に必要な働きかけを行いながら「前に踏み出して」主体的にケアを実施し、

さらに医療・看護がチームで行われる仕事であることから、「チームで働いていける」能力を育成することが必要となります。また、看護は人に対する援助活動ですから「倫理」は基本的に求められる能力です。

(2) 求められる態度・人材像と現実とのギャップを埋める

しかし、現状に目を向けると、社会全体が、これまで日本文化の美徳としてきた「助け合い、人を思いやる」「相手の気持ちを察する」などの道徳的観念の希薄化がみられるなど、「看護職に必要とされる態度」と少々かけ離れていることに気づかされます。一方、学生は、現代若者像に象徴されるように個人主義的であり、周囲にあまり気を遣うことがない、人とのコミュニケーションが表面的になりがちであるなど、やはり「看護職に求められる人材像」とかなりギャップを感じる現状があります。そのため、少しでもこれらのギャップを教育のなかで埋めることが求められていることはご承知のとおりです。

(3) 日々の行動に可視化することで、意識できる
❶これまでも評価・育成してきた能力

先述したように、看護基礎教育では従来から、本書で取り上げる社会人基礎力に相当する能力の育成を行ってきました。たとえば、実習においては実習目的の達成に向けて養うべき態度や能力を組み込み、評価してきました。しかし、これらの能力はともすると抽象的に表現されがちで、きちんと定義づけたうえで教員や実習指導者が"意識的に"学生にかかわることは少なかったと思われます。

❷抽象的になりがちな"養うべき態度や能力"を可視化する

そこで、それらを適切な枠組みを用いて定義づけをしたうえで、具体的な行動例を示して"可視化"することにより、自己評価・他者評価を通じて学生が「自分のできていること／できていないこと」に気づき、ふだんの生活のなかでも意識できる"意識化"が可能になると考えます。また、それらが意識できるようになると、それらの発揮が「基礎学力」や「専門知識」をより活かし「人間性」や「基本的な生活習慣」と相互に影響し合い（図1：p.6）、体験をふまえた成長につながることが、学生本人にも、周囲にも、理解できるのではないでしょうか。

❸学生自身が感じ取る

またこの場合「教員や指導者が教える／示唆を与える」というよりは、「学生自身が自分に起きている現象を感じ取り、内省し、フィードバックする」ことが自身の客観化、さらには理想的な自己をめざした成長につながるのではないかと思います。

以上のことから、看護基礎教育において「社会人基礎力」の育成を"意識的に"行っていくことが大変有効であり、必要だと考えます。

実習で養いたい態度・能力の可視化と評価ツールの開発

1 本看護学科における社会人基礎力の位置づけ

(1) 経済産業省モデルプログラム開発事業校として

　筆者が以前勤務していた岐阜大学（以下、本学）では、この社会人基礎力に焦点をあてた評価・育成に、経済産業省の2009（平成21）年度事業「体系的な社会人基礎力育成・評価システム開発・実証事業（全学的な社会人基礎力育成をめざす教育システムの開発）」のモデルプログラム開発事業校として取り組みました。

　これは、本学のカリキュラムを基盤として、社会で仕事をしていくうえで必要とされる基礎的な能力「社会人基礎力」に焦点をあてた評価と、その観点を組み入れた指導を行っていくように取り組んだものです。また、その実践結果を検討し、本学の設定する基盤的能力に社会人基礎力の要素を盛り込むことを明確にすることで、全学的な教育システムに発展させることもめざしました。

　この取り組みの1つが本学医学部看護学科（以下、本看護学科）の「社会人基礎力の育成をめざした看護学実習における育成・評価プログラムの開発・実証（以下、社会人基礎力育成プログラム）」です。

(2) 能力要素を定義づけ、行動例を明示して"意識的に"評価する

　社会人基礎力育成プログラムでは、臨床現場で求められる、多様な人々とかかわりながらチームとして働き、看護を実践していくための基盤となる力について、看護学実習を通してどのような枠組みと指標で評価し"意識的に"伸ばすかかわりをするかを検討し、取り組みました。本節では看護学実習を育成の場としたことの理由、この取り組みの概要とともに、従来実習目的の達成に向けて養うべき態度や能力としてきたものと社会人基礎力との関係を示し、意識的な評価につながる各能力要素の定義づけと、行動例を挙げた可視化の必要性を、本看護学科の例を通じて述べたいと思います。

2 │ 実習を通して現場で求められる基礎力を育てる

経済産業省は社会人基礎力を「職場や地域社会の中で多様な人々とともに仕事を行っていくうえで必要な基礎的な能力」とし、これを構成する3つの能力として《前に踏み出す力（アクション）》《考え抜く力（シンキング）》《チームで働く力（チームワーク）》を、さらにそれらの12の能力要素として〈主体性〉〈働きかけ力〉〈実行力〉〈課題発見力〉〈計画力〉〈創造力〉〈発信力〉〈傾聴力〉〈柔軟性〉〈情況把握力〉〈規律性〉〈ストレスコントロール力〉を挙げています。本看護学科の社会人基礎力育成プログラムでは、これらの能力を看護学実習を通して育成することにしました。それは、次の理由からです。

❶問題を見出し考え抜く力

看護学実習では、対象に看護を実践するために、対象となる人々の健康状況のみならず、その人の生活史や現状での役割・価値観などの全体像を把握することが求められます。そのうえで「なにが影響しているのか」「なにが問題なのか」「強みとしてなにがあるのか」などと状況を判断したり、問題を発見したり、必要なケアを見出して計画を立てるなどの「考え抜く力」が要求されます。これらは社会人基礎力の《考え抜く力（シンキング）》に相当します。

❷前に踏み出して実践する力

問題解決に向けては、考え抜いたことを「前に踏み出して看護を実践する力」が必要です。これは社会人基礎力の《前に踏み出す力（アクション）》に相当します。

❸多様な人々と連携してチームで働く力

さらに、看護を実践するには、学生同士・看護職同士はもちろん、医師・薬剤師・理学療法士・教師、さらには広く地域のさまざまな人々などの「多様な職種・人々と連携をとりながらチームで働く力」が必要となります。これは社会人基礎力の《チームで働く力（チームワーク）》に相当します。

つまり、社会人基礎力は「現場での看護の実践に必要な力」であり、それらは「看護学実習を通して、看護実践力と併せて育成できる」と考えました。

3 │ これまでも評価してきた"社会人基礎力に相当する能力"

(1) 不足していた定義づけ、共有、意図的な学生へのかかわり

本看護学科ではこれまでも社会人基礎力に相当する能力を、1年次の初期体験実習、2年次の基礎看護学実習、3年次の急性期看護学実習などの領域別実習、4年次の在宅看護実習、地域看護学実習などの実習目的の達成に向けて養うべき態度・能力として、その修得状況を評価してきました。

しかし、それぞれの看護学実習で評価している社会人基礎力に相当する能力を、きちんと定義づけ、教員や臨地実習指導者（以下、実習指導者）が共有し、その能力の育成をめざして"意図的に"学生にかかわることは少ない状況でした。

表1 実習目的の達成に向けて養うべき態度・能力と社会人基礎力との関係

実習目的の達成に向けて養うべき態度・能力	社会人基礎力
①あらゆる看護活動の場において、様々な健康レベルにある人々を総合的に理解し、人々の健康問題の解決に向けて科学的根拠に基づく看護を実践できる専門的知識と技術及び態度を養う	前に踏み出す力（アクション） 考え抜く力（シンキング）
②保健・医療・福祉等の分野における専門職種の役割と機能を理解し、ケアにかかわる人々や地域を構成する人々と協働して活動できる能力を養う	チームで働く力（チームワーク）
③生命の尊厳を理解し、個人の主体性と人格を尊重する看護専門職としての倫理観を修得する	倫理[*1]
④自らの看護体験を通して看護研究の意義を理解し、想像力と論理的に体系づけていく思考力を養う	考え抜く力（シンキング）

＊1：経済産業省の打ち出した3つの力に、本看護学科が社会人基礎力として加えたもの

（2）社会人基礎力を取り出し、意識化する

そこで、実習目的の達成に向けて養うべき態度や能力とされてきたものから社会人基礎力を取り出して"意識化"し、定義づけをした能力要素にあてはめたうえで、教員と実習指導者が共有し、「それらに焦点を当てて育てる」という視点から意図的に学生にかかわるという社会人基礎力育成プログラムに取り組むことにしたのです。

4 「実習目的の達成に向けて養うべき態度・能力」と「社会人基礎力」の関係

本看護学科の、実習目的の達成に向けて養うべき態度・能力と社会人基礎力との関係を示します（表1）。3つの能力《前に踏み出す力（アクション）》《考え抜く力（シンキング）》《チームで働く力（チームワーク）》がそれらのなかに含まれています。

〔《倫理》と〈倫理性〉〕

本看護学科では社会人基礎力の基本となる能力を、経済産業省が提示した3つの能力に《倫理》を加え、4つとしました。これは、看護職には絶えず対象の立場にたって、対象に不利益や苦痛が生じないよう、対象の意思決定や権利を遵守する「倫理的行動」が必要になるためです。他の3つの能力とともに、看護職の基礎的能力として改めて「社会人基礎力」の1つと位置づけることで"意識化"し、看護学実習のなかで確認することにより、その能力をさらに向上させることができるのではないかと考えました。また、これに伴い社会人基礎力の能力要素は、経済産業省が提示しているものに〈倫理性〉を追加して13としました。

5 本看護学科が考える社会人基礎力と行動指標（実習時）：4つの能力・13の能力要素

以上をふまえて作成した、本看護学科が考える、看護学実習で養いたい態度・

表2 本看護学科が考える社会人基礎力（実習時）：4つの能力と13の能力要素、定義、意味

能力	能力要素	定義 （経済産業省によるもの*1）	意味 （看護場面に限定して本看護学科が意味づけたもの）
前に踏み出す力 （アクション）	主体性	物事に進んで取り組む力	看護の知識や能力を向上させるため、自らの意思で積極的に学習を進め、実習に取り組むことができる力
	働きかけ力	他人に働きかけ巻き込む力	看護を必要とする対象に、協働して健康問題に取り組むよう声をかけることができ、自らの実践に加えて、指導者・教員・グループメンバーなど周囲を巻き込んで実習（学習）できる力
	実行力	目的を設定し確実に実行する力	対象の個別状況に即して目標や計画を変化させ、事故・感染防止に留意しながら、確実に看護を実践し、問題が解決するまで取り組むことができる力
考え抜く力 （シンキング）	課題発見力	現状を分析し目的や課題を明らかにし準備する力	対象の身体的、心理・社会的側面を踏まえて現状を分析することができ、対象に必要な健康上の問題について明らかにすることができる力
	計画力	問題解決に向けたプロセスを明らかにし準備する力	対象の健康上の問題を解決するために、その個別状況に即した具体的・実践的な解決の方法を明らかにすることができる力
	創造力	新しい価値を生み出す力	対象の個別状況の変化や看護実践の成果を踏まえて、看護実践をより効果的・発展的に展開するため、感性を生かした新たな介入方法を提案することができる力
チームで働く力 （チームワーク）	発信力	自分の意見をわかりやすく伝える力	指導者・教員の指導場面やグループメンバーとの話し合いの場面で、自分の意見を論理的に整理し、相手が理解しやすいようにその反応を見ながら、スピードや言葉遣いに配慮し、筋道を立てて伝えることができる力
	傾聴力	相手の意見を丁寧に聴く力	相手の発言を促す質問をしたり、合視してあいづちをうつなど、自らの表情や聴く姿勢を配慮して話しやすい雰囲気を作り、相手の意見や考えを最大限引き出し、丁寧に聞くことができる力
	柔軟性	意見の違いや立場の違いを理解する力	意見の違いや立場の違いを理解し、冷静かつ円滑な議論を通して、最終的には決まった方針に従い、最善の結果が出るように努力することができる力
	状況*2把握力	自分と周囲の人々や物事との関係性を理解する力	多方面の事実状況から、自分と周囲の人々や物事との関係性を理解し全体的な視点で、自分の果たすべき役割を把握し、他職者との連携を視野に入れて、チームにとって最適な行動を実行できる力
	規律性	社会のルールや人との約束を守る力	社会人として、様々な場面での良識やマナーの必要性を理解し、全体的な視点で、自らの行動だけでなく、周囲への影響を考えて責任ある模範となる行動をとることができる力
	ストレスコントロール力	ストレスの発生源に対応する力	ストレスの発生源になる事態が生じたとき、その原因を自ら突き止めて取り除いたり、適切な人に支援を求めるなどにより、葛藤を克服することができる。ストレスを成長の機会と前向きに捉えることができる力
倫理	倫理性	絶えず相手の立場にたって、対象に不利益や苦痛が生じないように、意思決定や権利を遵守し、自己批判を繰り返しながら行動することができる力	

*1：倫理／倫理性は経済産業省の枠組みになく、本看護学科が加えた能力／能力要素であるため、定義は本看護学科によるもの
*2：経済産業省の「情況」を本看護学科では「状況」としている
（岐阜大学医学部看護学科）

表3 本看護学科の考える社会人基礎力（実習時）と行動指標（具体的な行動例）

能力	能力要素	行動指標（具体的な行動例）
前に踏み出す力（アクション）	主体性	・進んで学習を深める ・進んでチーム内の役割などを引き受ける ・指導者や教員に実習の計画を伝えたり介入の報告をしたりする ・積極的に調べてもわからない部分を指導者や医師に質問する 　　例）図書館で受け持ち患者の疾患について調べた 　　例）実習で必要な技術について実習後に学内に戻って確認した
	働きかけ力	・教員や指導者からうまく（自然に）助言を引き出す ・医師から患者の疾患の特徴などについて説明を受ける ・学生が考案した介入の手技や退院指導などを指導者や医師に確認してもらい、指導を受ける ・患者や患者の家族から疾患や入院生活、治療などに関する気持ち・思いを引き出す （※患者や家族の話を傾聴する） ・患者から内服やリハビリなどの療養行動を開始・継続する気持ちや力を引き出す
	実行力	・患者のベッドサイドに行くことができる ・患者とさまざまな会話をすることができる ・計画した患者に必要な介入を行うことができる （＊〈主体性〉や〈働きかけ力〉で記述した内容の行動部分はここに含まれる）
考え抜く力（シンキング）	課題発見力	・患者が抱える健康上の問題（看護問題を含む）を明らかにできる ・実習を行ううえで自分自身が抱える心理的な問題点や技術上の問題点、学生であるための介入の限界などに気づくことができる
	計画力	・看護のプロセスを明らかにして優先順位をつけ、実現性の高い計画を立てることができる ・常に実習全体の計画や日々の行動計画と進捗状況の違いに留意することができる ・実習期間および日々の実習を計画的に進めることができる ・進捗状況や不測の事態（対象の状態）に合わせて、柔軟に実習全体の計画や日々の行動計画を修正できる
	創造力	・複数のもの（もの、考え方、技術など）を組み合わせて、ケアや実習のあり方を工夫できる ・従来の常識や発想を転換し、新しいケアや問題の解決策を工夫することができる ・計画のなかに受け持ち患者とその家族のもつ個別性を活かした手法を取り入れることができる 　　例）片麻痺患者の今の患側の関節可動域維持と筋拘縮を防ぐための更衣方法を考えた 　　例）患者の身体的負担と疲労を増強させないような足浴の物品配置を考えた ・成功イメージを常に意識しながら、新しいケアや実習のあり方を生み出すためのヒントを探している
チームで働く力（チームワーク）	発信力	・指導者や教員に自分の考えやその日に行う予定の計画を伝えることができる ・カンファレンスで発言することができる ・事例や客観的なデータなどを用いて、具体的にわかりやすく伝えることができる ・聞き手がどのような情報を求めているかを理解して伝えることができる ・話そうとすることを自分なりに十分に理解して伝えている （＊〈主体性〉や〈実行力〉と重なる部分あり）
	傾聴力	・指導者や教員からの意見や助言（アドバイス）を最後までしっかり聞くことができる ・カンファレンスでグループメンバーの意見や助言（アドバイス）を最後までしっかり聞くことができる ・内容の確認や質問などを行いながら、相手の意見を正確に理解することができる ・あいづちや共感などにより、相手に話しやすい状況をつくることができる

（岐阜大学医学部看護学科：「実習場面における社会人基礎力を構成する能力要素と具体的行動事実の例」〔2009年11月10日作成〕の掲載項目に追加・修正を加えて作成）

能力	能力要素	行動指標（具体的な行動例）
チームで働く力（チームワーク）	傾聴力	・相手の話を素直に聞くことができる （＊患者の言葉の傾聴は〈働きかけ力〉）
	柔軟性	・相手がなぜそのように考えるかを、相手の気持ちになって理解することができる ・指導者や教員からの意見や助言（アドバイス）を受け止め、納得したうえで自分の考えた内容を変更していくことができる ・グループメンバーの意見や助言（アドバイス）を受け止め、納得したうえで自分の考えた内容を変更していくことができる ・患者の状態や病棟の状況によって、指導者と行う介入のタイミングを納得して変更することができる
	状況把握力	・他者の発言をさえぎって発言することがない（傾聴力とも重なる） ・自分にできること・他人ができることを的確に判断して行動することができる ・周囲の人の状況（人間関係、忙しさなど）に配慮して、良い方向へ向かうように行動することができる ・指導者の動きを察知しながら指導を受けて実習を行っていくことができる ・病棟内やベッドサイド、カンファレンス場面で、自分の置かれた状況や期待される役割（発表者、助言者、ケアの直接的援助者、ケアの介入者、どこまで口を出してよいか）を理解して行動に結びつけることができる （＊状況を把握することで柔軟な行動につながる）
	規律性	・病棟スタッフにあいさつができる（朝、夕、昼食の入りと戻り時点） ・患者にあいさつができる（朝一番、実習終了時） ・実習に遅刻しない ・患者とケアの予定を相談し、予定に従って行動できる ・実習学生としてのマナー（身だしなみ、言葉遣い）を守ることができる ・相手に迷惑をかけないよう、最低限守らなければならないルールや約束・マナーを理解している ・相手に迷惑をかけたとき、適切な行動をとることができる ・規律や礼儀が特に求められる場面では、粗相のないように正しくふるまうことができる
	ストレスコントロール力	・ストレス状況に置かれたときに適切にストレスを発散できる（実習場面だけでなく帰宅後も含める） ・強いストレス状況をつくらないような人間関係の維持や、実習記録をためてストレス状況をつくらないようにすることができる ・ストレスの原因を見つけて、自力で、または他人の力を借りてでも取り除くことができる ・他人に相談したり、別のことに取り組んだりするなどにより、ストレスを一時的に緩和できる ・ストレスを感じることは一過性、または当然のことと考え、重く受け止めすぎないようにしている
倫理	倫理性	・患者（対象）への適切な言葉遣いや内容の会話をすることができる ・患者（対象）のプライバシーに配慮したケアができる ・知り得た情報を外部に漏らさない ・学生として知り得た情報を指導者に報告できる（その際、学生ということで報告の義務があることを患者に伝えておく必要がある） ・患者（対象）を特定できるような情報を記入せずに実習記録を書くことができる ・対象の苦痛を考え、苦痛をできるだけ少なくしながらかかわることができる ・対象のプライバシーを守ることができる（公共交通機関での会話・実習記録の管理など） ・対象の年齢や障害に関係なく適切な会話をすることができる

能力としての社会人基礎力（枠組みと定義、意味）を**表2**（p.213）に示します。大枠は経済産業省が作成したものを用い、定義と意味には看護学実習の場で求められる要素を加味しています。また、それぞれの能力の行動指標（具体的な行動例）の一覧を併せて作成しました（**表3**：p.214）。両者が評価ツールとなります。学生の能力を伸ばすことはもちろんですが、教員や実習指導者にとっても「評価の視点」がより明確となり、学生にアドバイスしやすくなることなども意図しています（**表2・表3**にもとづく各能力要素の解説と教員・実習指導者による学生へのかかわりは3章を参照）。

6 ｜ プログラム運用・実施の概要

（1）社会人基礎力育成プログラムのねらい

　社会人基礎力育成プログラムで経済産業省は、同省が提示した能力と能力要素をそれぞれの現場で必要とされる（期待される）人材像に沿って、定義や意味とともにカスタマイズすることを推奨しています。また、それらに基づき各能力要素の行動を具体的な例として示し、行動レベルで評価できる評価ツールを開発すること、学生・教員・現場（職場）の関係者が共通の指標に基づいて評価・育成すること、「できている行動／できていない行動」が可視化されることで学生や新人が自ら気づいて能力を高めていけること、さらに評価者にとっては評価の視点が明確になることを、この概念を打ち出したねらいとしています。

（2）評価・育成の手法：意識づけ、自己・他者評価、フィードバック、振り返り

　本看護学科は、このプログラムに取り組むにあたって社会人基礎力の学生への「意識づけ」と「自己評価」、教員・実習指導者による「他者評価」と「フィードバック」、さらにカンファレンスや面接を通じた「振り返り」によって社会人基礎力の向上が可能と考え、これらを評価・育成の手法としました。

（3）学生、教員、実習指導者（受け入れ施設）への働きかけ

　学生に対しては、各年次の臨地実習直前に行うガイダンスの場で、教員や実習指導者も各社会人基礎力を意識しながらかかわることで「学生をよく観る姿勢」を養ってもらえればと考え、機会を設けて説明しました。

（4）評価

❶自己評価

　学生による自己評価は4種類の評価表（シート）を用いて行いました。
- 「【事前】評価シート」（実習開始前：**資料1**）
- 「実習記録シート」（実習中：1週間ごとに1枚）

資料1 |【事前】評価シート

【事前】評価シート

☐ …学生本人記入欄　　☐ …教員・指導者記入欄

氏名		学籍番号		記入日	平成　　年　　月　　日
グループ	グループ	実習名		担当教員	
実習施設・病棟			実習期間		月　日（　）〜　　月　日（　）

	実習を通した将来の目標	
実習に際して	これまでの取組の振り返り	（今まで学んできたことや身についた能力・知識、また、反省点や課題について）
	実習を通して向上させたい社会人基礎力の能力	
	実習を通して身につけたい専門知識、スキル	
	実習を通して出したい成果のイメージ	
教員・指導者への連絡・相談		（特になければ、空欄でも構いません）

	社会人基礎力の分類	能力要素	現在のレベル	評価の根拠（具体的行動事実） （いつ、どんな状況（場面）で、どのように努力または工夫をすることにより発揮（しようと）したと思うか、もっと努力や工夫が必要と感じたか）
自己分析	前に踏み出す力（アクション）	主体性	1・2・3	
		働きかけ力	1・2・3	
		実行力	1・2・3	
	考え抜く力（シンキング）	課題発見力	1・2・3	
		計画力	1・2・3	
		創造力	1・2・3	
	チームで働く力（チームワーク）	発信力	1・2・3	
		傾聴力	1・2・3	
		柔軟性	1・2・3	
		状況把握力	1・2・3	
		規律性	1・2・3	
		ストレスコントロール力	1・2・3	
	倫理	倫理性	1・2・3	
教員・指導者からの講評・アドバイス				教員・指導者名

（岐阜大学医学部看護学科）

- 「【中間】評価シート」（実習終了時）
- 「【事後】評価シート」（実習終了後）

すべての評価表の裏面には、表2（p.213）をベースに表3（p.214）の具体例の一部を加えて作成した資料を印刷し、評価時に社会人基礎力の分類と能力要素、定義、意味、さらに具体的な行動例が一覧できるよう工夫しました。

レベル評価基準は3段階としました。各レベルは「レベル1：発揮できない（どうしてもできない）」「レベル2：通常の状況では発揮できる（何とかできる）」「レベル3：通常の状況で効果的に発揮できる（見事にできる）、または困難な状況でも発揮できる（とても難しくても、何とかできる）」です（他者評価も同様）。

❷他者評価とフィードバック

教員と実習指導者は「【事前】評価シート」と「実習記録シート」を閲覧して学生の自己評価内容や体験・成長を把握したうえで、「【中間】評価シート」の「評価欄」に評価を記入、フィードバックしました。

(5) 振り返り

実習終了後には、「【事後】評価シート」の記入と併せて、教員によるグループ面接を行いました。その際、社会人基礎力が発揮できた、あるいはできなかったことについて実習場面を振り返り、学生がその後身につけるべき力について話し合い、共有しました。

(6) 実施後の声と成果、今後の課題

❶仕事をしていくための能力への気づきが得られた

学生からは「自分は1人で頑張ることがよいことだと思っていたが、人を巻き込んで一緒に考えることも、よりよいケアにつながるのだと思った（働きかけ力）」など、実際に仕事をしていくうえで必要な能力と行動への気づきが得られていることがうかがえました（各能力要素についての学生の自己評価に関する記述は3章表1：p.250を参照）。

❷伸ばすべき能力が明確になった

実習指導者・教員ともに「どのような能力を伸ばしていけばよいか明確になった」「学生が書いた評価シートを読むことなどで、学生のことが把握でき、指導がしやすくなった」などの声がありました。

❸記録量と速やかなフィードバックに要する負担の軽減が課題

課題としては、記入者の負担の大きさが挙げられます。学生にとっては実習記録と別に社会人基礎力の評価表を記入するため、かなりの記録量となりました。また、教員・実習指導者にとっては、学生の自己評価を受けてのなるべく早いフィードバックが求められたことが負担となりました。既存の実習記録に組み込むなどの対応は、そののちの検討課題としました。

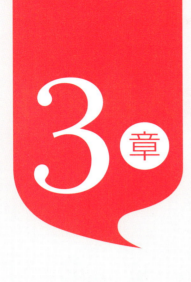

看護学生に伸ばしたい社会人基礎力

4つの能力・13の能力要素と行動指標、育成のポイント

1 看護学生の社会人基礎力

1 | 潜在的な力をよりよい方向に伸ばすかかわり

（1）看護職をめざす学生には "基礎力の基礎" がある

　看護学生といっても、専門学校生、短期大学生、4年生大学生など非常に幅が広く、入学者も高校卒業をすぐに入学した学生がほとんどを占めますが、看護以外の4年生大学を卒業した者や社会人経験者も多く存在します。よって、一口に「看護学生の社会人基礎力」といっても、学生それぞれが持つ能力は個人差が大きいので、看護学生の社会人基礎力不足の現状を一言で述べるのは非常に難しいと考えています。

　ひとついえるのは、看護師や保健師、助産師をめざそうとしている学生は、入学までに培ってきた "社会人基礎力の基礎" とも呼べるような力をもっている、ということです。

（2）社会人基礎力不足ととらえられがちな面も

　ただし、その力に気づいていない学生も多いことと、現代の若者に特徴的な仲間だけに通じるような表現方法の特徴のために、「社会人基礎力が不足している」ととらえられがちです。看護師や保健師、助産師を育成し、社会に送り出す学校の教員は、それらを十分に考慮して学生の社会人基礎力を育成する──というよりは、「潜在的にもっている力をよりよい方向に伸ばすようなかかわり」をしていく必要があります。

（3）看護学生の状況、抱えている問題など

❶ AO 入試の採用などによる学力差

　現在、240を超える非常に多くの看護大学が設置され、1990年代前半に比較して約10倍という状況になっています。AO（Admission Office）入試（個性や学ぶ意欲を評価するため書類審査や面接などで合否を判定する入試方法。日本では広義に自己推薦入試などと呼ばれることもある）などを実施している大学もあるため、入学してくる学生の学力にもかなり差がみられるようです。ただし、大

切なのは学力差がそのまま社会人基礎力につながるわけではないことです。

❷看護職をめざす動機の変化

　看護職をめざして入学してくる動機には、日本社会における就職難の状況もあるためか、従来多く聞かれていた「健康障害をもつ人々のために役立ちたい」ということに加え、「就職率がほぼ100％で給料もかなりよい」ことが挙げられると感じています。そのためか、看護職に必要な社会人基礎力を伸ばすことに必要性を感じていない学生の存在もあります。

❸発達障害などの問題

　また、現在の日本の大学で増加してきているとされるアスペルガー障害や注意欠陥／多動性障害、学習障害などの「発達障害」をもつ学生への教育の問題があると思います。看護大学でも、発達障害と診断はされていないが人間関係をうまく持てない学生や、相手の気持ちを理解することができない学生、論理的な思考のできない学生などが存在し、大学側もどのような教育をしていったらよいか、看護職として送り出していってよいのか、などの問題に直面しています。

❹転部・退学、早期離職の問題

　また、学力的には問題がなくても、入学後に「看護に向いていない」という理由で転部したり、退学する学生もいます。転部や退学をしなかった学生でも、看護職として就職後の1年以内に人間関係や労働内容を理由に退職する者が多く存在します。

2 ｜ まず、学生が社会人基礎力を知り、意識する

　看護教育の現場で、学生の社会人基礎力を伸ばして看護職として社会に送り出すためにはどのようにしたらよいのでしょう。そのためには、まず学生が社会人基礎力の存在を知り、自己の現状に直面し、それらの必要性を理解する必要があります。社会人基礎力は学生が"意識"することで、学校生活以外の場でも伸ばすことが可能となります。看護師養成学校では演習や実習の場が社会人基礎力を伸ばすよい機会になると考えられます。演習・実習の前や最中に社会人基礎力の発揮について学生に考えさせ、思考後や実践後に振り返りを行うことが重要です。さらに、思考と実践、振り返りを何度も繰り返すことが重要です。

*

　以下、本章では、経済産業省の3つの能力・12の能力要素からなる社会人基礎力に加え、ほとんどの看護師養成学校で評価に取り入れられていると思われる倫理的な態度を加えた4つの能力・13の能力要素（2章表2・表3：p.213・p.214）について、岐阜大学医学部看護学科（以下、本看護学科）で考えた臨地実習の場で発揮可能な能力要素の意味と、看護師養成学校でそれぞれの能力要素を伸ばすかかわり、およびその際に考えられる課題を、能力要素ごとに述べていきます。

2 本看護学科の考える社会人基礎力：4つの能力・13の能力要素

　社会人基礎力には《前に踏み出す力（アクション）》《考え抜く力（シンキング）》《チームで働く力（チームワーク）》の3つの能力があり、それらは独立ではなくそれぞれが関係し合っています。さらに、看護には3つの能力を発揮する際に求められる〈倫理〉というものがあります。よって、それぞれの力をバランスよく身につけていくことが求められます。

1 前に踏み出す力（アクション）

　《前に踏み出す力（アクション）》を構成する能力要素は、〈主体性〉〈働きかけ力〉〈実行力〉の3つで、本看護学科で行った調査では、実習前の自己評価に比較して実習後の自己評価の伸び率が大きな力です（図1）。岐阜大学（以下、本学）では2年生で初めての基礎実習を行うため、全体に達成感が得られるようですが、

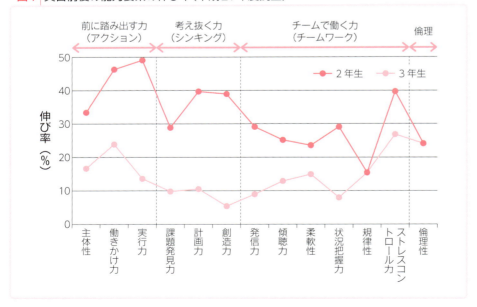

図1 実習前後の能力要素の伸び率（平成21年度調査）

3年生の実習では慎重な自己評価となっているようです。

2 | 考え抜く力（シンキング）

　《考え抜く力（シンキング）》は、〈課題発見力〉〈計画力〉〈創造力〉の3つの要素で構成されています。この力は、看護過程を展開していくなかで直接かかわってくる重要な能力です。非常に大切な基礎力ではありますが、苦手な看護学生は多く、悩み、悪戦苦闘する部分です。計画立案後や実践後に「なぜあのように計画し、実施したのか」を確認してフィードバックをすることで、学生の気づきを促すことが重要になります。

3 | チームで働く力（チームワーク）

　《チームで働く力（チームワーク）》は、〈発信力〉〈傾聴力〉〈柔軟性〉〈状況把握力〉〈規律性〉〈ストレスコントロール力〉の6つの要素で構成されています。どの能力要素も看護師には非常に重要で、バランスよく発揮できることで、よいチームワークが形成されていきます。

4 | 倫理

　《倫理》は、それだけでは能力とはいえませんが、看護職として対象と向き合うためには非常に重要な部分であるため、〈倫理性〉という能力要素を看護学生が伸ばすべき基礎力と考え、本看護学科が加えました。

＊

　本節の末尾に、各能力要素について評価シートに記入された、学生の自己評価に書かれていた評価根拠の一部を参考として掲載します（表1：p.250）。

| 13の能力要素 | 前に踏み出す力（アクション） |

主体性

物事に進んで取り組む力
（看護の知識や能力を向上させるため、自らの意志で積極的に学習を進め、
実習に取り組むことができる力）

[主体性を発揮した具体的な行動例（行動指標）]

➡ 進んで学習を深める

➡ 進んでチーム内の役割などを引き受ける

➡ 指導者や教員に実習の計画を伝えたり介入の報告をしたりする

➡ 積極的に調べてもわからない部分を指導者や医師に質問する

　・例：図書館で受け持ち患者の疾患について調べた

　・例：実習で必要な技術について実習後に学内に戻って確認した

解説　この能力要素は「物事に進んで取り組む力」と定義されています。これを看護教育、特に実習を対象にした場合「看護の知識や能力を向上させるため、自らの意志で積極的に学習を進め、実習に取り組むことができる力」と解釈できます。日本の大学生の学習時間については、中央教育審議会の答申などで短いことが指摘されています。そのなかでも保健医療分野の大学生の学習時間はやや長いとされていることは、本人の学習意欲に関係なく覚える事柄が多いことと無関係ではないと思います。学生からは「勉強しなくてはならないことが多すぎる」との声が聞こえてくるのですが、主体的に勉強するまでには至っていないようです。

❶学習場面ではPBLチュートリアル教育

　学習場面で学生の自主性を引き出すには、PBLチュートリアル教育（p.197, p.256, p.280, p.292ほか参照）が向いているともいわれています。本看護学科ではグループワークに近い形でのチュートリアル教育しか行えていませんが、学生に実施したアンケート調査では、8割程度の学生がチュートリアルの授業を「その後の学習や実習に役立った」と回答し、「自分でなにを調べるか考え、調べた結果をグループメンバーと共有することでよく学べたと思う」という感想を書いた学生もいました。

❷看護技術習得では「考えさせる」きっかけづくり

　これが看護技術になると話は少し変わってきます。看護技術は学生の基礎実習や専門分野の臨地実習に直接影響を及ぼすと感じるからでしょうか、学生は〈主

体性〉を発揮して看護技術を身につけようと頑張ります。ただし、実際の臨地実習の場では、学内で身につけた看護技術がそのままの形で実践に活かせるわけではありません。積極的に「学習」を進める学生は多くいますが、積極的に「思考」を進める学生は少ないことが現代の特徴なので、学生に「考えさせる」ためのきっかけづくりが教育の課題となります。

❸基本的技術の応用のしかたの道筋を示す

〈主体性〉を発揮できる学生は、積極的に「なにが問題なのか」を考えながら学習を進めていくことができます。しかし現実には、学内で学んだ技術が臨地実習でうまく適用できなくて混乱してしまう学生や、うまくいかなかった原因を教科書の記述や教員の教え方の悪さのせいにしてしまう学生もいます。教員や臨床の指導者は、〈主体性〉をうまく発揮できない学生に対して、基本的な技術をどのように応用していけば可能になるかの道筋を伝えて、「主体性を発揮できるきっかけ」をつくる必要があるでしょう。

❹対人関係がうまくもてることで発揮される

〔あいさつができない・部屋に入れない・控え室に戻ってくる学生〕

臨地実習でこの能力を発揮するには「対人関係がうまくもてる」ことが必要です。グループワークのように集団で学習する場面でも大切ですが、実習施設や病棟で実際にうまく対人関係がもてることが重要です。しかし、実習受け入れ先の指導者や教員が目にするのは、こうした場で自らあいさつをしない学生、入院患者や入所者に初めて接するときに部屋の入り口で立ち止まりなかなか中に入れない学生、面と向かってあいさつができなかったり、教員や指導者が一緒にいないとその場に留まっていられず学生の控室などにすぐに戻ってきてしまう学生の姿です。

〔まず、学生と患者・入所者の間を取り持つ〕

このような学生には、教員や指導者が、まず学生と患者や入所者との間を取り持ち、話ができるきっかけづくりをする必要があります。ほとんどの学生は1回のかかわりできっかけをつかむことができ、その後は主体的に接していくことが可能になります。ただ、なかには何度も教員や指導者がかかわらなくてはならない学生もいますし、何度かかわってもうまくかかわりをもつことができない学生も存在しています。対象とのかかわりを学生に無理強いすることもできませんし、どのようにかかわって実習を進めていくかが課題です。また、このような傾向は、専門学校の学生よりも大学生に強いように感じています。

育成にあたっての **Point**

〔〈実行力〉も重要〕

〈主体性〉を発揮するには〈実行力〉（p.228）を発揮することも重要です。どんなに〈主体性〉を発揮しようと思っていても、〈実行力〉を発揮できなければ学習は進みませんし、対象とのかかわりもうまくいきません。教員や指導者はほんの少しだけ〈実行力〉発揮のために学生の背中を押してあげる必要があります。

| 13の能力要素 | 前に踏み出す力（アクション） |

働きかけ力

他人に働きかけ巻き込む力
（看護を必要とする対象に、協働して健康問題に取り組むよう声をかけることができ、自らの実践に加えて、指導者・教員・グループメンバーなど周囲を巻き込んで実習〔学習〕を進めることができる力）

[働きかけ力を発揮した具体的な行動例（行動指標）]

→ 教員や指導者からうまく（自然に）助言を引き出す

→ 医師から患者の疾患の特徴などについて説明を受ける

→ 学生が考案した介入の手技や退院指導などを指導者や医師に確認してもらい、指導を受ける

→ 患者や患者の家族から疾患や入院生活、治療などに関する気持ち・思いを引き出す（患者や家族の話を傾聴する）

→ 患者から内服やリハビリなどの療養行動を開始・継続する気持ちや力を引き出す

解説 この能力要素は「他人に働きかけ巻き込む力」と定義されていて、看護教育では「看護を必要とする対象に、協働して健康問題に取り組むよう声をかけることができ、自らの実践に加えて、指導者・教員・グループメンバーなど周囲を巻き込んで実習（学習）を進めることができる力」と解釈できます。人に働きかけるためには、目的をもち、主体的・計画的でなければなりません。ただ、相手の話を傾聴するだけではなく、相手の考えや思いを引き出すことが大切です。特に看護の対象や対象の家族の話を聞く場合は〈傾聴力〉だけでなく〈働きかけ力〉が必要です。〈主体性〉がなければ〈働きかけ力〉も発揮できません。

❶対人関係を保とうと〈働きかけ力〉が発揮できない学生も多い

グループワークなどでは、他学生との役割分担を提案したり、一緒に調査を行ったりすることができるとよいのですが、学生たちの反応はさまざまです。自己学習には主体的に取り組める学生でも、グループワークなどではグループ内での対人関係をうまく保ちながら主体的に取り組むことが苦手な傾向が目立ちます。人間関係に亀裂が入るのを恐れて〈働きかけ力〉が十分に発揮できないのです。個人の予習も少ないため、各自が教科書や参考書とにらめっこをする時間が長く、ディスカッションの時間は短くなり、「ある学生が提案をするとほとんどの学生が賛成する」という、受け身ともとれる様子がみられます。

❷臨地実習の場で求められる〈働きかけ力〉

　臨地実習の場では、看護の対象に対し「傾聴」などの働きかけによって対象の思いを引き出したり、対象が療養行動などに積極的に取り組むように向かわせたり、指導者に相談をして助言を引き出したり、ケアに人手が必要な時に実習グループのメンバーに働きかけて一緒にケアを成功させる、などができるようになっていく必要があります。これらができる学生がいる反面、ともすると「指導者や教員に言われたことは行うが、自発的になにかを行うということはしない」という受け身の学生も存在します。

育成にあたっての Point

〔まずは自信をもたせる〕

　対人関係のもちかたに問題を抱えている学生にとって、〈働きかけ力〉を発揮することは非常に難しいことであると思います。最低限、臨地実習では、指導者や教員のアドバイスにより「最初の一歩」が踏み出せて、自信をもつことができればいいのかもしれません。

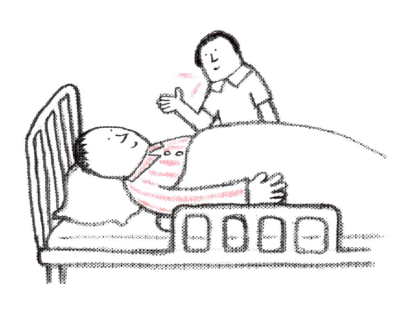

13の能力要素 前に踏み出す力（アクション）

実行力

目的を設定し確実に行動する力
（対象の個別状況に即して目標や計画を変化させ、事故・感染防止に留意しながら、
確実に看護を実践し、問題が解決するまで取り組むことができる力）

［ 実行力を発揮した具体的な行動例（行動指標）］

➡ 患者のベッドサイドに行くことができる

➡ 患者とさまざまな会話をすることができる

➡ 計画した患者に必要な介入を行うことができる

解説 この能力要素は「目的を設定し確実に行動する力」と定義されていますが、ここでは「目標を設定し確実に実行する力」と定義することにします。看護教育では「対象の個別状況に即して目標や計画を変化させ、事故・感染防止に留意しながら、確実に看護を実践し、問題が解決するまで取り組む力」と解釈します。〈実行力〉を発揮するためには〈主体性〉をもっていなくてはなりませんし、場合によっては〈働きかけ力〉も必要になるので、内容として重複する部分もあります。

❶看護過程の展開の一部として

学習場面では各自が「学習目標」を設定し、実際に学習を進めながら、不足している部分の知識を順次補っていくことになります。実習場面での学生は、「看護過程の展開」の一部として〈実行力〉を発揮していかなくてはなりません。臨地実習では「ケアの実施」という場面で〈実行力〉を発揮することが強調されやすいのですが、実際にはケアを提供することだけが〈実行力〉ではないと考えています。「情報の収集」や「アセスメント」、「看護問題を見いだす」「目標を設定する」「援助計画を立案する」などの場面でも〈実行力〉を発揮する必要があります。

❷対象の特徴に合わせた到達目標／援助計画の立案が苦手

これらのなかで学生が苦手とするのは、「対象を主体とした、対象の到達目標を設定する」ことです。うまく設定できない傾向が強く、ともすると「自分自身の目標」になってしまう場合もあります。「援助計画の立案」においても、自分とは異なる発達段階であったり、考え方・生活習慣の異なっていることが当たり前である対象の特徴を把握したうえで、「特徴に合わせた計画を立案する」ことは困難で、教科書や参考書通りの内容で止まってしまうことが多くなってしまい

ます。なかには「対象を中心においた視点で考えたケア計画」ではなく、「自分が行いたいと考えたケア計画」を主にしてしまう学生もいます。

　対象の特徴に合わせて考えることは、学生には非常に難しく感じる部分であるため、学生の自信喪失につながらないように気をつけながら、かかわっていく必要があります。

育成にあたっての **Point**

〔事前に対象の特徴を把握させる〕

　「目標の設定」や「援助計画の変更」には、〈実行力〉だけでなく〈傾聴力〉(p.238)や〈柔軟性〉(p.240)、〈主体性〉〈働きかけ力〉などが複雑にかかわってきます。現在の教育課程は実習期間が短くなっているため、「これらの能力を駆使して考え抜く」ことや「学生が出した目標を解決できるまでケアを続ける」ことが難しい状況です。教科書や参考書を参考にして立案した目標や計画を、実際の対象に合わせて変更していけるように働きかけるには、「実習前課題などで受け持つ対象の発達的特徴を、前もって把握させておく」ことも必要と考えます。また、看護師ではなく看護学生であるということから、実習場面での到達目標を高くもち過ぎず、学生としての学びや気づきがどのくらい得られたかで評価していく必要もあります。

| 13の能力要素 | 考え抜く力（シンキング） |

課題発見力

現状を分析し目的や課題を明らかにし準備する力
（対象の身体面、心理・社会的側面をふまえて現状を分析することができ、
対象に必要な健康上の問題について明らかにすることができる力）

［課題発見力を発揮した具体的な行動例（行動指標）］

→ 患者が抱える健康上の問題（看護問題を含む）を明らかにできる

→ 実習を行ううえで自分自身が抱える心理的な問題点や技術上の問題点、学生
であるための介入の限界などに気づくことができる

解説　この能力要素は「現状を分析し目的や課題を明らかにし準備する力」と定
義されています。看護教育では、「対象の身体面、心理・社会的側面をふ
まえて現状を分析することができ、対象に必要な健康上の問題について明らかに
することができる力」と解釈できます。

❶多種多様な情報をアセスメントすることの困難さ

対象の特徴をとらえ、さまざまな情報をアセスメントして目的や課題を明らか
にすることは、「看護過程展開能力」の中核部分として看護教育のなかでは位置
づけられています。しかし、生育歴や職歴、生活習慣、検査データ、価値観や健
康・疾病に対する思いや考えなどの「多種多様な情報」を結びつけながらアセス
メントすることに、困難さを感じる学生も多く存在します。

❷情報がそろわなければアセスメントできない

多くの看護学校では実習前に「ペーパーシミュレーションによる事例展開」を
行い、アセスメントの具体的方法を学びます。しかし、学内でのペーパーシミュ
レーションと違い、情報が一元化されておらず、場合によっては少しずつしか情
報が得られないこともあり、学生の多くは「情報がそろわなければアセスメント
できない」と思っています。そのためか、情報整理の記録用紙を項目ごとに順番
に埋めていこうとする場合も多く、記録用紙に書くべき項目（アセスメントに必
要な情報の項目）が設定されていないと、重要な情報であっても情報収集の必要
性を感じない場合もあります。

❸〈傾聴力〉〈柔軟性〉でカバーできる部分も

そのような場合でも、〈傾聴力〉（p.238）や〈柔軟性〉（p.240）が発揮できる学
生であれば、助言をすることで必要な情報として認識できる場合には情報収集に
向かうことも可能です。また、日々変化する患者の状況に追いつくのが大変で、

状況を把握しながらアセスメントを繰り返して問題が変化していることに気づくことは、さらに難しいようです。この部分は学生の資質によって大きなばらつきがみられますので、指導者や教員は学生の資質を十分に理解したうえでかかわりをもつ必要があります。

育成にあたっての Point

〔経時的な変化情報を提示する〕

　実習前に学内でペーパーシミュレーションを行っている学校では、用いる事例を「実習で多く受け持ちそうな疾患」としていると思いますが、事例から看護問題を見いだす部分に工夫をし、経時的な変化情報を提示することなどにより、「看護問題を見つける過程の明確化」をしなくてはならないようです。

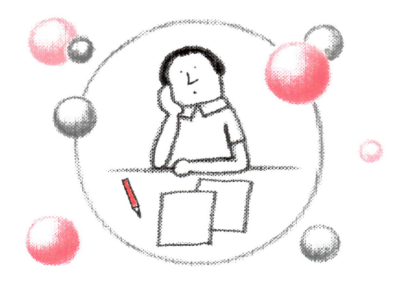

| 13の能力要素 | 考え抜く力（シンキング） |

計画力

課題の解決に向けたプロセスを明らかにし準備する力
（対象の健康上の問題を解決するために、その個別状況に即した
具体的・実践的な解決の方向を明らかにすることができる力）

［計画力を発揮した具体的な行動例（行動指標）］

→ 看護のプロセスを明らかにして優先順位をつけ、実現性の高い計画を立てることができる

→ 常に実習全体の計画や日々の行動計画と進捗状況の違いに留意することができる

→ 実習期間および日々の実習を計画的に進めることができる

→ 進捗状況や不測の事態（対象の状態）に合わせて、柔軟に実習全体の計画や日々の行動計画を修正できる

解説　この能力要素は「課題の解決に向けたプロセスを明らかにし準備する力」と定義され、看護教育では「対象の健康上の問題を解決するために、その個別状況に即した具体的・実践的な解決の方向を明らかにすることができる力」と解釈します。

❶計画立案に十分な時間がかけられない現状

学生は、看護計画を立案するのにとても時間がかかってしまいます。しかし〈実行力〉の部分でも書いたように、現在の教育課程では2週間という短期の実習がほとんどで、看護計画の立案に十分に時間をかけることができないという状況があります。また、看護の対象の状態は刻々と変化しているので、現状にそぐわない計画になってしまう可能性もあります。

❷一度立てた計画は、その後考えたり修正しない

さらに「立案した計画が有効なものであったか」を実際に確認することも困難です。そのような状況におかれた多くの学生に目立つのは、「楽に実習を終わらせたい（無理はしたくない）」「とりあえず（そつなく）実習を終わらせることができればよい」などという考え方です。それらのせいなのか、いったん計画を立案してしまうと、指導者や教員からの助言をもとに「深く考え、修正していく」ということをしない、という学生が目立ちます。

❸いかに「思考を深める」か

学生にとって「実習記録を作成する」ことは、「完成させて合格点をもらう」

ことになるので、「個別性をじっくり考えて "必要な部分の記入をしていく"」というよりは、「記録の項目と書き方の指示に従って "埋めていく"」ということになるのだと思います。看護学生が助言をもとに「思考を深めていく」ためには〈主体性〉や〈傾聴力〉(p.238)〈柔軟性〉(p.240) などの能力が必要とされます。しかし、これらは個人差が大きく、実習記録の項目を「埋めていく」だけで手一杯で時間的に余裕のない学生には、これらの能力を発揮することが難しいようです。次項の〈創造力〉(p.234)で述べるように、なかには臨床の看護師が困ってしまうような、しかし斬新で、継続すれば効果のありそうな介入計画を立案してくる学生もいます。

育成にあたっての **Point**

〔学生の思考速度を考慮する〕

　学生は、アセスメントから対象の抱えている健康上の問題をみつけ、計画を立案するのに時間がかかります。個人差も大きいのですが、大切なのは学生を焦らせて追い込まないことです。対象の変化を強調しすぎると、学生は混乱してしまい、余計に時間がかかることになってしまいます。看護職になるための勉強をしているのですから、学生によっては、速度よりも後追いでよいことを伝えながら、基本的な部分をしっかり押さえる必要があります。

3章　看護学生に伸ばしたい社会人基礎力　233

13の能力要素	考え抜く力（シンキング）

創造力

新しい価値を生み出す力
（対象の個別状況の変化や看護実践の成果をふまえて、看護実践をより効果的・発展的に
展開するために、感性を活かした新たな介入方法を提案することができる力）

[創造力を発揮した具体的な行動例（行動指標）]

→ 複数のもの（もの、考え方、技術など）を組み合わせて、ケアや実習のあり
　方を工夫できる

→ 従来の常識や発想を転換し、新しいケアや問題の解決策を工夫することがで
　きる

→ 計画のなかに受け持ち患者とその家族のもつ個別性を活かした手法を取り入
　れることができる

　・例：片麻痺患者の今の患側の関節可動域維持と筋拘縮を防ぐための更衣方
　　　　法を考えた

　・例：患者の身体的負担と疲労を増強させないような足浴の物品配置を考え
　　　　た成功イメージを常に意識しながら、新しいケアや実習のあり方を生
　　　　み出すためのヒントを探している

解説　この能力要素は「新しい価値を生み出す力」と定義されており、看護教育
においては「対象の個別状況の変化や看護実践の成果をふまえて、看護実
践をより効果的・発展的に展開するために、感性を活かした新たな介入方法を提
案することができる力」と解釈できる、「発想力」ともいえる能力です。

❶対象の視点からの発想は不十分

　学生はさまざまな視点で発想をして、病棟スタッフが思いつかないような方法
を考えてきます。ただ、「対象が、今、置かれている状況」や「個別性」に配慮
することは十分ではなく、限界があります。なかには、〈実行力〉の項でも述べ
たように「対象の視点」からの発想ではなく「学生自身の視点」からの発想にな
ってしまう学生もいます。

❷考えること自体を放棄する学生も

　学生の発想には「キラッ」と光る部分が含まれていることが多いので、その部
分に気がついて応用していけるようにかかわっていけるとよいのですが、この時
点で指導者や教員が学生の考えた方法に「待った」をかけると、学生は全否定を
されたように感じるようです。また〈創造力〉を発揮できる学生ばかりではなく、

発想は苦手で型にはまった考えから抜け出せない学生や、考えること自体を放棄してしまう学生もいます。指導者や教員がそのような学生とどのようにかかわったらよいか、まだまだ課題が残されています。

育成にあたっての **Point**

〔ミニカンファレンスの活用〕

　学生には、自分の考えてきた方法について「じっくり見つめ直す時間」をとることが重要です。できれば複数の学生によるミニカンファレンスのような形で見つめ直しが行なえると、新たな視点に気づくことが容易になり、さらに考えを深めてよりよい方法にしていくきっかけがもて、実習への意欲が湧いてくると思います。

13の能力要素	チームで働く力(チームワーク)

発信力

自分の意見をわかりやすく伝える力
(指導者・教員の指導場面やグループメンバーとの話し合いの場面で、
自分の意見を論理的に整理し、相手が理解しやすいようにその反応をみながら、
スピードや言葉遣いに配慮し、筋道を立てて伝えることができる力)

[発信力を発揮した具体的な行動例(行動指標)]

→ 指導者や教員に自分の考えやその日に行う予定の計画を伝えることができる

→ カンファレンスで発言することができる

→ 事例や客観的なデータなどを用いて、具体的にわかりやすく伝えることができる

→ 聞き手がどのような情報を求めているかを理解して伝えることができる

→ 話そうとすることを自分なりに十分に理解して伝えている

解説 この能力要素は「自分の意見をわかりやすく伝える力」とされており、看護教育では「指導者・教員の指導場面やグループメンバーとの話し合いの場面で、自分の意見を論理的に整理し、相手が理解しやすいようにその反応をみながら、スピードや言葉遣いに配慮し、筋道を立てて伝えることができる力」と解釈できます。

❶自分の意見をはっきり出さない

「目立たず人と同じでいる」という気持ちからか、「自分の意見をはっきりもたない」というよりは、「はっきり表出しない」傾向が看護学生にみられます。「聞き手が求めている情報を理解したうえで伝える」ことも難しいようです。なかには、話している間に「なにを発信しようとしていたのか」を見失う学生もいて、自分自身で混乱した結果、指導者や教員の助言を聞けない状況に陥ったりしています。

❷指導者や教員に報告することも〈発信力〉

社会人基礎力を伸ばす重要性と、基礎力の分類・能力要素を示すことで、学生は自分なりに目標をもち、積極的に発言しようとします。しかし「カンファレンスで発言することが発信力の発揮だ」と思う傾向が強く、カンファレンスの場だけでなく「指導者や教員に報告することも〈発信力〉だ」と考える学生は少ないのが現状です。

❸自分の意見は伝えていないことに気づかせる

また、カンファレンスの場で発言はしても「(自分の意見は表さず)相手の発

236　　Ⅲ部[看護基礎教育]

言のよい部分を褒める」ことで終わってしまう場合も非常に多くみられます。よって、指導者や教員はそのことを気づかせることから始めなくてはいけません。

❹守ってもらうことが当たり前

学生は、指導者や教員を「怖い」と思うと、積極的に報告できなくなりますし、そもそも学生は「守ってもらうこと」を「当たり前」と考えています。一度でも守ってもらえない経験をしたり、守ってもらえそうもない雰囲気を感じたとき、学生は指導者を怖いと感じ、教員を「守ってもらえない存在」と認識してレッテルを貼ります。これは、先輩から後輩へと受け継がれる傾向が強いため、一度貼られたレッテルはなかなか剥がしてもらえません。

育成にあたっての **Point**

〔まず自信を損なわない→次第に発信内容に助言〕

学生を萎縮させて「発信することを避ける」ようになってしまわないように、指導者や教員はまず発信できたことを認めて、学生が「次も発信しよう」と思うようにする必要があります。発信する「自信」を損なわないように注意しながら、次第に発信する「内容」についても助言をしていくように心がけるとよいと思われます。

| 13の能力要素 | チームで働く力(チームワーク) |

傾聴力

相手の意見を丁寧に聴く力
(相手の発言を促す質問をしたり、目線を合わせて相槌をうつなど、
自らの表情や聴く姿勢を配慮して話しやすい雰囲気をつくり、
相手の意見や考えを最大限引き出しながら丁寧に聴くことができる力)

[傾聴力を発揮した具体的な行動例（行動指標）]

→ 指導者や教員からの意見や助言（アドバイス）を最後までしっかり聞くことができる（患者の言葉の傾聴は〈働きかけ力〉）

→ カンファレンスでグループメンバーの意見や助言（アドバイス）を最後までしっかり聞くことができる

→ 内容の確認や質問などを行いながら、相手の意見を正確に理解することができる

→ 相槌や共感などにより、相手に話しやすい状況をつくることができる

→ 相手の話を素直に聞くことができる

解説　この能力要素は「相手の意見を丁寧に聴く力」と定義されています。看護教育の場では、「相手の発言を促す質問をしたり、目線を合わせてあいづちをうつなど、自らの表情や聴く姿勢を配慮して話しやすい雰囲気をつくり、相手の意見や考えを最大限引き出しながら丁寧に聴くことができる力」と解釈できます。

❶ただ聴くだけでなく、相手の話の確認や理解ができることも含まれる

〔素直に話を聴くのは比較的得意〕

〈傾聴力〉について、学生の記録を見たり直接話しを聞いたりすると、「患者の話を傾聴する」のように、「ベッドサイドであいづちを打ちながら、共感してひたすら話を聴くことが傾聴力」と感じている学生が非常に多いという特徴に気づきます。「患者の話（言葉）を傾聴する」ということについて、看護師になることをめざして入学してきた看護学生からは、素直に話を聴くことが比較的得意である、という印象を受けます。

〔相手が話す内容の確認や正確な理解は苦手〕

しかし「相手の話している内容を確認」したり、「質問などを行いながら相手の伝えたい内容を正確に理解する」ことは苦手で、"目的を持たない日常会話"になってしまう傾向があります。〈傾聴力〉は、相手の話（言葉）を聴くことに加え、こうしたことができる必要があります。

❷目的をもって対象の考え方や感情を引き出すのは苦手

〈傾聴力〉は相手の言葉を「聴く」力ですが、それだけで看護はできません。〈働きかけ力〉によって相手（この場合は看護の対象）の話しを「聞く」ことが看護には求められます。「聞く」には「目的をもって引き出す」という意味合いが含まれます。学生は、対象に対する遠慮や感じ取った接しにくい雰囲気から〈傾聴力〉は発揮しやすいのですが、〈働きかけ力〉を発揮した「聞く」ということは苦手です。その多くは学生の勝手な思い込みによるので、偶然聞けた話しの場面から、どのようなきっかけで引き出すことができたのかに気づかせることが必要となります。

育成にあたっての **Point**

〔〈課題発見力〉と〈働きかけ力〉を発揮して〈傾聴力〉を伸ばす〕

〈課題発見力〉によって会話の中から"注目する部分"を見つけ、〈働きかけ力〉を発揮して"相手の意見や考えを引き出す"ことで、〈傾聴力〉は伸ばすことが可能となります。またそのように学生が働きかけることは、指導者や教員の能力を伸ばすことにもつながると思います。

| 13の能力要素 | チームで働く力（チームワーク） |

柔軟性

意見の違いや立場の違いを理解する力
（自らの考えに囚われることなく、意見の違いや立場の違いを理解し、冷静かつ円滑な議論を
通して最終的には決まった方針に、最善の結果が出るように努力することができる力）

[柔軟性を発揮した具体的な行動例（行動指標）]

→ 相手がなぜそのように考えるかを、相手の気持ちになって理解することがで
きる

→ 指導者や教員からの意見や助言（アドバイス）を受け止め、納得したうえで
自分の考えた内容を変更していくことができる

→ グループメンバーの意見や助言（アドバイス）を受け止め、納得したうえで
自分の考えた内容を変更していくことができる

→ 患者の状態や病棟の状況によって、指導者と行う介入のタイミングを納得し
て変更することができる

解説　この能力要素は「意見の違いや立場の違いを理解する力」と定義され、看
護教育では「自らの考えに囚われることなく、意見の違いや立場の違いを
理解し、冷静かつ円滑な議論を通して最終的には決まった方針に、最善の結果が
出るように努力することができる力」と解釈できます。

❶学生同士では違いも認めやすい

看護学生たちには「楽に実習を終わらせたい」「とりあえず実習が終わること
ができればよい」という考え方が根底にあるため、本や参考書に頼ってしまい、
どうしても思考が単調になりがちです。教員と話をする場合でも、学生からは「正
解」を求める言葉が聞かれることが非常に多いと感じています。学生には「自分
の考えたものがすべて」であり、なかなか「他の視点から考える」ということが
できないのですが、カンファレンスなどでグループメンバーの発表を聴くと「そ
ういう考え方もあるな」と気づくことができ、自身の考え方を「振り返る」とい
うことは比較的容易なようです。

❷指導者や教員との考えの違いが大きいほど混乱

しかし、これが指導者や教員となると話が違ってきます。指導者や教員からの
意見や提案が自分の考えたものから違っていると、その違いが大きいほど学生は
"混乱"し、他者の意見や提案を理解しようとしなくなってしまいます。このよ
うになってしまった学生は、表情が硬く、うつむき加減で、話しかけすぎると涙

が出てしまうことになり、こうなってしまうと〈柔軟性〉を発揮できるように戻すことは非常に難しくなります。

育成にあたっての Point

〔密な連携で学生の混乱を最小限に〕

以上のような状態にならないように、指導者や教員は連携を密にして学生の混乱を最小限にするような支援をしていく必要があります。この能力は、実習期間の終盤（卒業間近）になるほど発揮できるようになってきます。

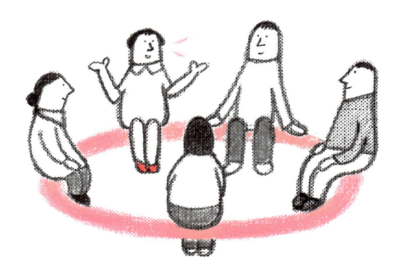

13の能力要素 チームで働く力（チームワーク）

状況把握力

自分と周囲の人々や物事との関係性を理解する力
（多方面の事実状況から、自分と周囲の人々や物事との関係性を理解し、
全体的な視点で自分の果たすべき役割を把握し、他職者との連携を視野に入れて、
チームにとって最適な行動を実行できる力）

[状況把握力を発揮した具体的な行動例（行動指標）]

→ 他者の発言をさえぎって発言することがない（〈傾聴力〉とも重なる）

→ 自分にできること・他人ができることを的確に判断して行動することができる

→ 周囲の人の状況（人間関係、忙しさなど）に配慮して、良い方向へ向かうように行動することができる

→ 指導者の動きを察知しながら指導を受けて実習を行っていくことができる

→ 病棟内やベッドサイド、カンファレンス場面で、自分の置かれた状況や期待される役割（発表者、助言者、ケアの直接的援助者、ケアの介入者、どこまで口を出してよいか）を理解して行動に結びつけることができる

解説 この能力要素は「自分と周囲の人々や物事との関係性を理解する力」と定義されます。看護教育では「多方面の事実状況から、自分と周囲の人々や物事との関係性を理解し、全体的な視点で自分の果たすべき役割を把握し、他職者との連携を視野に入れて、チームにとって最適な行動を実行できる力」と解釈できます。

この能力要素について、学生の特徴は大きく2つに分けることができると思います。1つめは「相手の状況を考えずに自分の欲求だけで対象（指導者や患者）に話しかけてしまう」という特徴、2つめは「相手の状況を過剰なまでに考えすぎて、『指導者が忙しそうだから』『家族が面会に来ているから』と遠慮し、かかわりをもてない」という特徴です。どちらの特徴をもつ学生も、自分に期待される役割を理解して行動することができていません。

❶相手の状況を考えずに話しかけてしまう学生

〔発達障害に似た特徴がある場合／緊張が強すぎる場合など〕

1つめの特徴をもつ学生に対して看護師からは「学生は自分のことしか考えない。状況を見てほしい」という言葉が返ってきます。しかし、なかには「相手の気持ちを汲み取ったり、自分の発言で患者やグループメンバー、指導者がどのような気持ちになるのかが理解できない」という、発達障害にも似た特徴を持って

いる場合があります。また、相手の状況を考えていないように見えたけれども、実は「緊張が強過ぎた結果であった」という場合もあります。

❷相手の状況を考えすぎて行動できない学生

相手の状況を考えすぎ、遠慮してしまって行動できない学生は、受け持ち看護師の支援を得るために彼女たちの動きを観察し、「邪魔にならないように」と配慮して、「いつ声をかければよいか」全身の神経を使って"その時"を待っています。しかし最悪の場合、看護師は多忙であるため学生の視線には気づかず、時間は刻々と過ぎていく…という悲惨な状況に陥ってしまうこともあります。

このような状況に対する看護師の評価は「学生は積極性に欠ける」「ただ立っている」「こちらは忙しいのだから、学生の様子を意識することは困難。声をかけてくれなければ…」となってしまう傾向にあります。

育成にあたっての **Point**

〔その場面の後で、状況について考えさせる／気づかせる〕

❶の学生には、向き合って気持ちを聞くだけでなく、緊張が和らいで落ち着きを取り戻した後に「問題となった場面について話し合う場」をもち、「どの程度状況を把握できていたのか」を考えさせて今後につなげます。❷の学生には、「考えすぎている状況」について話をするなかで、「考えすぎである」ことに気づかせて行動につなげると、自信がついていき、その後はうまく状況を判断しながら行動することができるようになります。

| 13の能力要素 | チームで働く力（チームワーク） |

規律性

社会のルールや人との約束を守る力
（社会人として、さまざまな場面での良識やマナーの必要性を理解し、ルールを守り、
自らの行動だけでなく、周囲への影響を考えて責任ある模範となる行動をとることができる力）

［ 規律性を発揮した具体的な行動例（行動指標）］

→ 病棟スタッフにあいさつができる（朝、夕、昼食の入りと戻り時点）

→ 患者にあいさつができる（朝一番、実習終了時）

→ 実習に遅刻しない

→ 患者とケアの予定を相談し、予定に従って行動できる

→ 実習学生としてのマナー（身だしなみ、言葉遣い）を守ることができる

→ 相手に迷惑をかけないよう、最低限守らなければならないルールや約束・マナーを理解している

→ 相手に迷惑をかけたとき、適切な行動をとることができる

→ 規律や礼儀が特に求められる場面では、粗相のないように正しくふるまうことができる

解説　この能力要素は「社会のルールや人との約束を守る力」と定義され、社会人になるためには重要なものといえます。看護教育の場では「社会人として、さまざまな場面での良識やマナーの必要性を理解し、ルールを守り、自らの行動だけでなく、周囲への影響を考えて責任ある模範となる行動をとることができる力」と解釈できます。

❶対象との約束を忘れてしまう学生も

　看護職は人の命や健康を守る仕事であることに加え、人と密接にかかわる仕事なため、「礼儀正しい接し方」や「時間を守る」ということが求められます。ほとんどの看護学生は、相手に迷惑をかけないように「礼儀正しく接しよう」と心がけていますし、「遅刻をしない」ように一生懸命工夫をしています。遅刻や欠席をする場合も、実習場や教員にきちんと連絡をしています。しかし、なかには、なにかに一生懸命になりすぎて対象（指導者や患者）との約束を守ることを忘れてしまう学生もいるため、教員は学生の行動計画を十分に把握しながら計画に沿って行動できるように声かけなどを行っていく必要があります。

育成にあたっての **Point**

〔学外の生活についても話をする〕

　一部の学生は、実習後にアルバイトや部活を行っていて、一生懸命になりすぎ、実習に気持ちが向かわなくて遅刻をしたり時間を守れず「無責任」と受けとられてしまいます。学生には学生の事情があるのでしょうが、教員は学生の「学外での生活」に関しても話をして、「看護職として社会人になっていくためには〈規律性〉が重要である」ことを伝えながら、学生が実習とうまく両立していく方法を見いだすようにかかわる必要があります。

| 13の能力要素 | チームで働く力（チームワーク） |

ストレスコントロール力

ストレスの発生源に対応する力
（ストレスの発生源になる事態が生じたとき、その原因を自ら突き止めて取り除いたり、
適切な人に支援を求めるなどにより、葛藤を克服することができる力／
ストレスを成長の機会と前向きに捉えることができる力）

［ストレスコントロール力を発揮した具体的な行動例（行動指標）］

→ ストレス状況に置かれたときに適切にストレスを発散できる（実習場面だけでなく帰宅後も含める）

→ 強いストレス状況をつくらないような人間関係の維持や、実習記録をためてストレス状況をつくらないようにすることができる

→ ストレスの原因を見つけて、自力で、または他人の力を借りてでも取り除くことができる

→ 他人に相談したり、別のことに取り組んだりするなどにより、ストレスを一時的に緩和できる

→ ストレスを感じることは一過性、または当然のことと考え、重く受け止めすぎないようにしている

解説 この能力要素は「ストレスの発生源に対応する力」と定義され、看護教育では「ストレスの発生源になる事態が生じたとき、その原因を自ら突き止めて取り除いたり、適切な人に支援を求めるなどにより、葛藤を克服することができる力」や「ストレスを成長の機会と前向きに捉えることができる力」と解釈することができます。

❶看護職として社会で働くために非常に重要な能力

〈ストレスコントロール力〉は、実習を乗り越えるだけでなく、「看護職として社会で働く」ために非常に重要になります。人の生命や健康にかかわる仕事につく看護学生には、「自己完結」の学習ではなく「人と人とのかかわりのなかで」学習していくことも期待されています。

❷欠席から留年、休学・退学に至ることも

現代の若者は「叱らない」という家庭のなかで大切にされ、「我慢する」ことや「思いやる」ことをほとんどしなくてよい状況で育ってきているという特徴をもっています。看護学生も例に漏れず、なにかにつまずくと自分で問題解決ができず、かといって自分の悩みを他人に相談することもできず、欠席が目立ち始め、やがては留年や休学・退学に至ることも多くなってきているように感じています。

❸ストレスに対するコーピング

ストレスに対するコーピング（対処）は、学生が入学してくるまでの過程でその基礎が形成されていると考えられます。また、入学後の学生生活において新たな友人関係ができ、人間関係の多様性ができると、高校生までには行うことができなかったような、望ましい、または望ましくない「新たなコーピング」も学習します。

〔うつ状態〕

実習中は非常にストレスのたまりやすい時期ですが、「どの程度ストレスがたまっているのか」や「どの程度発散できているのか」は、非常に把握しづらいものです。実習中のストレスに対して「うつ状態になりかけたので『皆も大変。自分だけじゃない』と言い聞かせ、家族に少しだけ自分の現在の感情を話した」と、コーピングをしながら実習を続けられた学生もいる一方、うつ状態になってしまい、実習に出ることができなくなってしまう学生も、わずかですが存在します。

〔戸惑いのサイン〕

実習を続けることができている学生でも、手背や前腕にシャープペンシルなどによるためらい傷をつけたり、手首や上腕内側のリストカットを行ってしまう学生もいます。また、過食や拒食になってしまう学生も存在します。

学生の"戸惑いのサイン"を周囲がいかにキャッチし、早期に対応するかが課題ともいえるため、学生の入学時からクラス担任や指導教員などは、学生の「ストレス－コーピングパターン」の特徴を把握し、上手なコーピングが可能になるような助言が必要ではないかと考えます。

育成にあたっての **Point**

〔境界性パーソナリティ障害／統合失調症では他と連携を〕

「境界性パーソナリティ障害」や「統合失調症」となってしまった学生に対する支援は非常に難しく、看護の教員だけでは不可能と考えられますので、学校内の保健施設や心理相談室などと連携しながら、学生が自分の心の内を出せるよう、必要であれば専門の医療機関に紹介することが大切です。

3章　看護学生に伸ばしたい社会人基礎力

| 13の能力要素 | 倫理 |

倫理性

絶えず相手の立場にたって、対象に不利益や苦痛が生じないように、
意志決定や対象の権利を遵守し、自己批判を繰り返しながら行動することができる力

［倫理性を発揮した具体的な行動例（行動指標）］

→ 患者（対象）への適切な言葉遣いや内容の会話をすることができる

→ 患者（対象）のプライバシーに配慮したケアができる

→ 知り得た情報を外部に漏らさない

→ 学生として知り得た情報を指導者に報告できる（その際、学生ということで報告の義務があることを患者に伝えておく必要がある）

→ 患者（対象）を特定できるような情報を記入せずに実習記録を書くことができる

→ 対象の苦痛を考え、苦痛をできるだけ少なくしながらかかわることができる

→ 対象のプライバシーを守ることができる（公共交通機関での会話・実習記録の管理など）

→ 対象の年齢や障害に関係なく適切な会話をすることができる

解説　経済産業省の社会人基礎力には定義されていない能力要素です。「絶えず相手の立場にたって、対象に不利益や苦痛が生じないように、意志決定や対象の権利を遵守し、自己批判を繰り返しながら行動することができる力」と定義し、〈規律性〉とも異なる概念と考えています。

❶電車やバスで周囲の人はどう感じるか

実習に出る前の学生たちが、電車やバス内で学内のペーパー・シミュレーションで用いられる事例の話をしている場面に出会うことがあります。「実際の患者ではないので大丈夫だろう」という気の緩みからの行動のようですが、その会話を聞く人々には「実際の患者かどうか」ということまでわかりません。よって、実際の患者のことと思われてしまい、学校や実習病院に苦情がくることもあります。「自分の視点」で見てしまっている学生に対しては、「会話の内容を他者がどのように感じるか」を理解してもらうことで、実習前から〈倫理性〉を伸ばすことが可能です。

❷倫理的な面からの振り返りが必要

〔ケアの実践について〕

実習中の学生は、患者の人権や考えを尊重して適切に対応していると評価する

ことが多いのですが、実習の初め頃の実践場面では「ケアの実施」に意識が集中してしまい、「自分の行動が相手の苦痛を最小限にした技術提供であるのかどうか」などまで気がまわらないことも多々あります。そのため、ケアの実践を振り返るときに、「技術的」な部分だけではなく「倫理的」な面についても振り返りが必要となります。

〔患者（対象）とのやりとりについて〕

　また、実習がかなり進んでも「学生としての倫理の限界」に気づけていない学生がいて、相手に与える影響を考えずに、患者からの質問に対して指導者に相談なく気軽に答えてしまう場合もあります。それだけでなく、対象を不安にさせてしまうような大げさなリアクションをする学生や、対象を不快にさせてしまうような質問をしてしまう学生も、少数ですが存在します。これらの場合も、学生がとった行動の振り返りを行うことが学生の行動特徴の変容につながります。

〔状況によってはグループでの振り返りを〕

　ただし、振り返りを1対1で行うと学生にプレッシャーを与えてしまうことにもなりかねませんので、状況に応じて「グループでの振り返り」も取り入れていく必要があります。

育成にあたっての **Point**

〔実習記録のコピーは学内・病院内で〕

　実施記録を電車やバス内に忘れたり、自転車のかごに入れたまま離れた間に盗難にあってしまったりする場合もあります。カンファレンスなどで使用する資料として記録をコンビニなどのコピー機でコピーした後、コピー機に記録を忘れてしまう学生もいます。個人情報保護の重要性が言われ続けた結果なのか、忘れる頻度は減少していますが、ゼロにすることは難しいようです。コピーは教員が学内や病院内で行うなどの工夫が必要となってきます。

表1 学生の自己評価に書かれていた評価根拠の一部

能力	能力要素	2年生	3年生	4年生
前に踏み出す力（アクション）	主体性	・実習で必要な技術について帰校日に自発的に練習した。	・「やってみたい人」と言われたときに、今まではなかなかできなかったけど、自分からやりたいと言えた。	・自己学習で保健事業やそれに関する事項を学んでから実習に臨んだ。
		・わからないことを自分から看護師さんに質問することがなかなかできませんでした。	・自発的に取り組もうという気持ちをもってやろうとしたが、実際十分に行動に移せなかった。	・自分が主となって何かを行うというよりは、補助や見学など受身になっていた。
	働きかけ力	・グループメンバーの人に環境整備の協力をお願いし、手伝ってもらう計画を立てた。 ・患者さんの入院生活の思いを少し聞き出すことができた。	・授乳法の説明のときに、実際にやってみましょうと声をかけてできた。グループメンバーも巻き込んで一緒にできた。	・グループホームで生活する認知症の方に対して、パズルを促したところ、一緒に楽しみながら脳を刺激することができた。 ・「（物事を）～やって」と言ってくる人に「一緒にやりましょうか」という呼びかけができた。
		・「オムツを換えないといけない…」と思っていても、」結局先生が「一緒に交換しましょうか」と声をかけて下さっている。自分から声をかけたい。	・自分のやりたいことを周囲に提示するが、巻き込むまではいかない。	・一人で考え込んでしまうところがあり、効果的な働きかけができていない。
	実行力	・患者さんのベッドサイドに頻回に行くことができた。介入も行うことができた。	・排泄行動を促すことで、オムツ内排泄を予防することができた。 ・看護師さんや先生の力もあって、行動に移すことができた。	・日々の目標を達成するために対象に働きかけ、失敗しても「また次を考えよう！」という気持ちで取り組むことができた。
		・自分に自信が持てず。失敗を恐れなかなか実践に移すことができなかった。	・優先順位をつけて行うことが、なかなかできなかった。	・緊張もあり、なかなか行動に移せないことがあった。
考え抜く力（シンキング）	課題発見力	・退院後の食生活を見据えて、今の課題を抽出することができた。	・患者さんの今の問題点（浮腫、不安が大きいこと）を発見することができた。 ・自分で問題を発見できたものと、先生に導いてもらって発見した問題があった。 ・自分がやるべきだったことは何だったのか、振り返れた。	・自分のかかわりの中で何が問題か、コミュニケーション技術について考えることができた。
		・自分で課題を見つけることができるときもあったが、先生のアドバイスのおかげで見つけることができたときもあったので、一人で見つけられるようにしたい。		・今までの実習のように一人ひとりの人を受け持ちアセスメント、問題・計画立案をするということがなかったため、どちらかというと受身的であった。
	計画力	・毎日、介入計画を立てて、前日できたことは次の日もできるように計画を立てていった。	・生活リズムを考慮して考えることができ、状態を見て計画を修正、変更できた。	・日々の行動計画を自分なりに立てて実習に取り組むことができた。 ・健康上の問題が何かを見極め、何が必要となるのかを考え、計画を練ることができたと思う。
		・1日の行動計画が、一人では立てられない。患者さんの進捗状況に合わせた計画ができない。	・助言教員や病棟看護師のアドバイスがないと、十分な計画を一人で立てることができない。	・発揮するような場面がなかった。
	創造力	・ベッド上からでも手が届く位置に、薬、飲み物など物品を置き、配置を患者と一緒に考えた。	・患者さんの個別性について考え、どうしたら患者さんに理解してもらえるか、いろいろな面から考えてパンフレットの作成や指導ができた。	・紙とペンを使って新しいコミュニケーション方法を取り入れた。 ・看護師のケアを見学しながら、新しいケアの工夫を考えることができた。
		・新しいアイディアなど個別性を活かした手法はなかなか提案できない。	・患者さんが食事のにおいを気にしていて、それに対するケアを、ヒントをもらうまで思いつきませんでした。	・新しい解決策など工夫した発想をすることができなかった。
チームで働く力（チームワーク）	発信力	・毎朝、看護師さんに「今日の目標」と「今日行いたいケア」についてしっかりと説明することができ、わからないところは聞ける。	・話すことは苦手だが、自分なりにまとめた意見を伝えられるよう努力した。	・その日自分が考えたこと、思ったことをカンファレンスで伝えることができた。
		・自分の言いたいことがあっても、それを上手く自分の言葉でまとめて発信することができなかった。	・カンファレンス時などにうまくとっさに考えをまとめて自分の考えを伝えることができない。	・言いたいことは伝えるようにしてきたが、筋道だっていなかったかもしれない。

＊各能力要素の上段は能力を発揮できていた記述、下段（色文字）は能力がうまく発揮できていなかった記述
（岐阜大学医学部看護学科：社会人基礎力の育成を目指した看護学実習における育成・評価プログラムの開発実証，2010（平成22）年3月，p.38 -41 をもとに作成，一部改変）

能力	能力要素	2年生	3年生	4年生
チームで働く力（チームワーク）	傾聴力	・カンファレンスのときに仲間の発言を相手の方を見て、少し頷いたりしながらしっかり聞くことができた。 ・グループメンバーの意見やアドバイス、先生の助言などを最後までしっかり聞こうとした。	・カンファレンス時、相手の考えを素直に聞く姿勢を保ち、理解しようとできた。	・相手の言いたいことが何なのかを考えながら聞くとともに、相手の話に相づちしながら聞く姿勢を意識できた。 ・不明な点については尋ねたり、さらにどう感じたかなどを質問することで、相手の伝えようとしていることを理解しようとした。
			・相手の意見を最大限引き出すことはできていない。	・相手の発言を促すような質問はできなかった。
	柔軟性	・先生や仲間のアドバイスや考えを聞いて、自分の中で理解を深めてアセスメントできた。 ・カンファレンスで、自分とは違う視点からの意見が出たとき、「そういう考え方もあるな」と受け入れることができた。	・メンバーがアドバイスしてくれたことを次の日のかかわりに取り入れることができた。	・自分の中になかった他の人の意見も学びとして自分の中に吸収することができた。 ・自分の立場を理解し、言葉づかいを変えたり、間違っていた点については素直に受け止めることができた。
		・意見が食い違ってしまったとき、言い合いになってしまった。	・正しいと思って言ったことの視点がずれていたり違っていても、自分の意見が一部でもあたっていてほしいと思い、なかなか融通が利かない。 ・メンバーの考えを受け入れるところまでいっていなくて、自分のことでいっぱいになっている。	・自分の意見と他者の意見をうまく交差させながらよい面を取り入れながらというのが少し苦手なように感じる。
	状況把握力	・指導者さんの動きを見て自分のできることを手伝って介入した。	・看護師に話しかけるときは、点滴チェックなどをしているときは避け、適切なときにひと言入れてから話すよう心がけた。	・グループで何かを作ったり、一緒に行うときに、自分のやるべきことを自分なりに読み取って実行しようとした。 ・状況から自分がどうあればよいか（発言、態度、行動など）判断し、その場に合った行動ができたと思う。
		・カンファレンスの開始時刻を配慮せず、リハビリに付き添ってしまい、迷惑をかけてしまった。	・カンファレンスで患者さんの話をする際に要点を押さえてメンバーに伝えることができず、自分ひとりで時間を使ってしまった。	
	規律性	・担当の看護師さんには毎回、お願いしますと今日一日ありがとうございましたとあいさつできている。	・あいさつやお礼などの言葉はきちんと言うよう心がけた。	・時間に遅れないよう行動できた。
		・集合に遅刻してしまった。	・カンファレンスの開始時刻に遅れてしまった。	・ステーション内でメンバーとしゃべっていて周囲の看護師の方に迷惑をかけてしまった。
	ストレスコントロール力	・さまざまな悩みにぶつかるが、チームの皆や、先生、指導者の方の助けを得て、ストレスをコントロールすることができている。 ・帰宅後は、テレビを観たり、家族と雑談したりして、そのようなリラックスの時間や楽しみの時間を作り、ストレスを発散した。	・うつ状態になりかけたので「皆も大変。自分だけじゃない」と言い聞かせ、家族に少しだけ自分の今現在の感情を話した。 ・ごはんをしっかり食べて、よく寝て取り除くことができた。	・メンバーに相談したり、別のことに取り組むなどして、ストレスを抱えず実習できた。
		・うまく（ストレス発散が）できず、常にためこんでしまい、苦しいです。	・身体的に影響が出るまで気づいてなかった。	・ストレスの原因はわかっているが、まだ対応できていない。対応方法がわからない。
倫理	倫理性	・公共交通機関での会話や資料の管理など、相手のプライバシーを守るよう努めている。 ・ケアを行うときにはカーテンを閉める配慮をし、記録物には個人を特定できるような情報を書かないようにしている。	・ケアのときはカーテンを閉める、掛け物をするなど配慮した。 ・患者さんのプライバシーの保護のため実習記録の管理をしっかりと行った。 ・どんなささいなケアを行うときでも、患者さんの承諾をいただいて行うことができた。	・実習記録の管理、会話に気をつけプライバシーを守ることができた。 ・自分の中では、しっかりと苦痛などを与えないように努力したが、まだできることはあったのではないかと思う。
		・メモに患者さんの名前を書こうとしてしまった。 ・患者さんに時々、適切でない言葉遣いをしてしまうことがあった。	・相手の羞恥心に配慮した行動がとれない。	

年次別チェックリストを活用した学習・学生生活全般での社会人基礎力の育成

3学年合同のチューター活動を通じた実践から

看護学生と教員が ともに伸ばしたい力として

1 | 看護学生と教員に共通の評価・育成指標

　湘南平塚看護専門学校（以下、本校）では、社会人基礎力が看護学生・教員に共通して求められる力であるという認識のもと、両者の共通評価・育成指標として社会人基礎力の能力枠組みを活用し、力の育成を図っています。看護学生には年次別（1～3年次）行動指標を設けた「社会人基礎力チェックリスト」（p.260 表3）を、看護教員には教員としての経験年数（目安）に応じた「教員の社会人基礎力チェックリスト」（p.316 表2）を開発し、用いています。

　看護教員に社会人基礎力が求められると考える理由は、教員が学生たちの一番身近にいる看護の役割モデル（ロールモデル）であるからです。これについては別途本書「参考」で述べることとし、本章では看護学生への社会人基礎力の意識的な育成について実践報告をします。

2 | 本校の概要

　本校は特定の医療機関に属さない私学として自由な立場から、医療という広範な視野で物事をとらえ、社会的な要請に柔軟に対応できる、積極的なジェネラリストとしての看護師を育成することを目標に取り組んでいます。開校は1988（昭和63）年、1学年定員80名の女子教育からスタートしました。1999（平成11）年に新校舎を増設し、1学年定員を120名に増員。同時に男子の受け入れも開始し、現在は学生全体の約30％が男子です。

2 年次別の社会人基礎力 チェックリスト開発の経緯

1 ┃ 多様化する入学生への対応の必要性などから

　本校では、かつては入学生の 90％以上を現役入学生（本書では高等学校卒業後ストレートに入学してきた学生と定義）が占めていましたが、徐々に大学・短大卒などの既卒、看護領域以外での就業経験がある社会人経験者など、さまざまな経歴・背景をもつ者の割合が増え、現在では 40％を超えています。また、学力格差も大きくなっています。

　本校では、社会人経験者は全体的に、学科成績は学年上位ですが、実習成績が伴わない傾向がみられます。その要因として、現役入学生とのグループ内における協調性に不足がみられがちであることや、自分の考えにこだわりがある一方、助言や指導を建設的に受け止められず、学びの機会を逸しがちであることが、教員会議でもたびたび取り上げられるようになりました。指導する教員自身、このような学生にどう対応すればよいのか悩むこともあります。在学中の成績が上位だった社会人経験者が、就職後に早期不適応や早期離職となるケースもみられ、「卒業生が指示待ちで主体的に行動できない」などの声を耳にするようになりました。

　また、IT 機器が便利になり、世界とのつながりが広がったり速くなったりといった恩恵を享受する一方で、そうしたことがコミュニケーション能力の低下や実年齢と精神年齢の乖離を招く一因ともなり、自己中心的で短絡的な学生や、主体的に学ぼうとしない学生の増加につながっていると感じています。教員は指導時間が増え、終日切れ目なく学習支援を行う状態となり、学習の主体が学生から教員へと主客転倒するかのような状況をきたしています。

　このような状況から、本校の教育目標（p.257 表 1）に到達するには、「学生が主体的に学び、積極的に行動する（学生時代から看護・医療チームの連携・協働の大切さを知って行動できる）こと」が不可欠であると実感してきました。経験や価値観が多様化している学生に対する新たな取り組みが必要となりました。

2 | 行った取り組み

❶チューター制の導入

　本校ではそのような状況をふまえ、看護師をめざして入学した学生一人ひとりが目標に到達できるよう、不用意な留年や退学を防ぎ、充実した3年間を全うするための教員機能としてチューター制を導入しました。チューター制は、アドバイザー制度などの呼び方がされることもあり、専門学校・大学の別などを問わず、看護基礎教育では広く活用されているところです。本校では各学年5～6名のグループごとに一人の担当教員がつき、入学から卒業までを支援します。「学校生活への早期適応や学年を超えた学生間の連携をとり、学生自身の持つ力（後輩指導力・コミュニケーション力）の充実や発揮を期待する」という観点から、教員がかかわっています。2000（平成12）年にスタートし、現在に至ります。

　学年を超えた交流をとおし、相談を受け、指導（技術・学習）をしますが、インフォーマルな場面でも機能しています。また、担当教員が1～3年間継続することにより、学生が学年窓口以外に相談できる関係も保てています。

❷自己発見検査・ビジネス適性診断の実施

　民間の「自己発見検査」を2002（平成14）年から、「ビジネス適性診断」を2012（平成24）年から実施しています。それまでも学生一人ひとりとのていねいな面接は年3～4回実施していましたが、教員が学生を理解し、学生自身が自己を理解するツールとして、自己の資質や能力の傾向が可視化された材料をもとに対面する機会が増えることはメリットと考え導入したものです。3年生を対象に、就職活動に向けた内容（項目：対人関係、ストレス耐性、性格、能力、ビジネス力、適応における失敗の可能性、ビジネスシーンでの強み、モチベーション等）で構成されています。

　同診断の結果は学生用・指導者用のレポートで届き、学年初めの面接から活用します。このレポートの特徴は、項目ごとの「強み」と「弱み」に加え、強みを伸ばし、弱みを改善するためのアドバイスが整理されている点です。就職に向けても重要ですが、社会人になるという自覚、そして学生自身の強みと課題を明確にできることが、活用の大きなメリットです。また、各データを現役入学生と社会人経験者のグループで対比することにより、学生のもつ背景に応じた働きかけを意識するきっかけにもなっています。

❸社会人基礎力の指標・教育の柱としての活用

　同診断の各項目を見ると、2006（平成18）年に経済産業省が提唱した「社会人基礎力」を構成する3つの能力・12の能力要素が含まれていました。他方、同診断では「看護師という職業に就く学生に求められる行動指針」は示されていないこと、その強みと課題への取り組みを評価するツールがないことに気づきました。社会人基礎力の関連文献[1)2)]から、同診断でそれまで得てきたデータの活用の方向性をより明確にする示唆が得られました。そこで職場や地域社会の多様な人々

と仕事をしていくために必要な基礎的な力の現状（課題だけでなく強みやよさ）を知るうえではこれを指標にとり入れ、同診断も併用しつつ、本校の教育の柱に「社会人基礎力」の視点をおくことで、入学から卒業までを通じて、学生の特性をふまえた学習支援で教育の質向上を図るとともに、卒業・入職後の早期不適応等による離職を防ぎ、臨床と学校との信頼関係を高めることが教務会議で検討され、合意に至りました。

3 ｜ 本校の考える社会人基礎力の位置づけ

これらの経緯から、本校の教育目標と卒業生に期待する行動特性（**表1**）に照らし合わせて、本校では社会人基礎力をとり入れることの目的、目標、期待する結果を、以下のように位置づけました。

〔目的〕
- 社会人基礎力と行動指標を活用することで、多様な背景をもつ学生が、基礎学力と専門知識を活かして職場で活躍するための姿勢・態度を向上させる

〔目標〕
- なりたい看護師像の実現に向け「努力すれば結果が出るという体験」を繰り返すことで、学習習慣が身につく
- 学ぶことが楽しいと思えるようになることで、主体的に学習に取り組む行動ができる
- 学習に取り組む際の自己信頼感が向上することで、学生生活全般におけるモチベーションも相乗して向上する

〔期待する結果〕
- ①看護観の育成と看護専門職としての自覚
- ②看護職として働く基本的な姿勢・態度の育成
- ③変化する社会の状況（療養の場や患者像の変化）をとらえ、判断し、対応する基礎となる力の育成

表1 ｜ 本校の教育目標と卒業生に期待する行動特性（抜粋）

●**教育目標**
1　人間を身体的・精神的・社会的に統合された存在として理解し、尊重できる豊かな心を養う
2　人びとの健康と生活が自然、社会、文化的環境との相互作用により幅広く影響を受けている生活者として理解できる能力を養う
3　人びとの健康上の課題に対応するための科学的根拠に基づいた看護を実践する基礎的能力を養う
4　健康の保持増進、疾病の予防と治療、リハビリテーション、終末期などの健康や障害、加齢に伴う状態の変化に応じた看護を実践するための基礎的能力を養う
5　保健、医療、福祉におけるチーム医療の目的と役割を理解し、チームの一員として他職種と協働できる基礎的能力を養う
6　専門職業人としての共感的態度及び倫理に基づいた行動ができるとともに生涯にわたり自己啓発ができる能力を養う

●**卒業生に期待する行動特性**
1　人間愛に基づいた心ある技術が提供できる
2　広い視野で人間をとらえ、科学的思考に裏付けられた看護を探求できる
3　人との関わりをとおして自己洞察を深めることができる
4　一人の人間として、看護者として自己成長できる力を持ち続けることができる

3 社会人基礎力チェックリストの開発と運用

1 社会人基礎力チェックリストの開発

　年次別の社会人基礎力チェックリストを開発するにあたっては、以下のような認識の共有や検討、決定、留意などを行いました。

- 2013（平成 25）年から社会人基礎力に関する学習会を教務会議等の時間を活用して実施し、3 つの能力および 12 の能力要素について共通理解に努めた。
- 「看護師に求められる実践能力と卒業時の到達目標（案）」[3]「本看護学科の考える社会人基礎力（実習時）と行動指標（具体的な行動例）」[4] を基本材料として、本校が考える 3 年間での到達について検討した（表 2）。
- 既卒者や社会人経験のある学生、現役入学生とも、看護専門学校という学習環境にあっては看護専門職として働くための能力を身につける段階であるので、「不足している」という見方から「体験を通して身につける必要がある」という見方に変えていくことにした。
- 実習体験からのみ社会人基礎力を身につけられるよう働きかけるのではなく、入学時から日々の学習活動や学校生活全般を通し、社会人基礎力の意味を学生自身が理解し、意識し、考え、行動することが大事であると考え、これをふまえた年次別の社会人基礎力チェックリストの作成に取りかかった。

表2 各学年の到達目標

学年	目標
1 年生	①多様な価値観をもつ集団の 1 人として、ともに学ぶ仲間づくりができる。 ②主体的に学ぶ姿勢を身につける。 ③広く物事に関心をもち、豊かな人間性を養う。
2 年生	①他者との関係のなかで、自己課題や役割を認識でき、自己成長できる。 ②問題解決に向け、自分の価値観だけでなく、他者の価値観も柔軟に取り入れながら、看護実践のための知識・技術・態度を習得できる。
3 年生	①人間愛に基づいた心ある技術が提供できる。 ②広い視野で人間をとらえ、科学的思考に裏づけられた看護を探求できる。 ③人とのかかわりを通して、自己洞察を深めることができる。 ④一人の人間として自己成長できる力をもち続けることができる。

- 年次別の社会人基礎力チェックリストの作成においては、学年目標、卒業生に期待する行動特性、在学している学生の特性（自己発見検査・ビジネス適性診断も参照）をふまえた。
- 特に学生自身が求められる看護職としての行動に気づけるよう、わかりやすい表現を心がけた。
- 各学年の求められる看護職としての態度や行動、能力については、自己・他者ともに評価しやすい具体的な項目設定を心がけた。
- 評価をもとに学生自身が現状を可視化できることにも、重きをおいた。

以上をふまえ、年次別の社会人基礎力チェックリスト（表3：p.260）を開発し、2014（平成26）年度から導入しました。

2 社会人基礎力チェックリストの運用と育成の概要

社会人基礎力チェックリストは、年度初めと学年末に記入します。社会人基礎力は入学時から卒業時までの日々の学習活動や学校生活全般を通じて身につけますが、その成果を実感できる場が臨地実習であることから、それぞれの実習でも意識し、考え、行動するために、実習では特に「自己成長シート」も活用して運用します。具体的には次の通りです。

- 実習施設に対する本校の取り組みや、社会人基礎力に関する概要の説明を、毎年4月の講師会議、初年度の臨床実習指導者会議、夏期実習指導者会議で実施し、協力を依頼する。
- 入学時、毎初年度のガイダンス時に、社会人基礎力に関する説明を行い、資料を配付することで、学生に「職場や地域社会で多様な人々と仕事をするために必要な基礎的能力」（社会人基礎力）に関する理解と認識をうながす。
- 各実習のオリエンテーション時に、あらためて学生に社会人基礎力の意義や自己成長シートの活用法に関して説明することで、各実習の目的や目標、場所等に応じて「社会人基礎力のどの部分（能力・能力要素や行動）に着目することが学生自身にとって効果的か」「その取り組みが今後の成長にどうつながっていくのか」などを考えるきっかけとする。
- 実習前に学生は、自己成長シートに「この実習で向上させたい社会人基礎力の能力や能力要素」を、理由、具体的行動、成果（期待する）、将来への関連などとともに記入する。担当教員との面接指導の際に、前回の実習状況もふまえて、その能力や能力要素を特定した理由や、どのような行動として意識し発揮しようと考えているのかを確認する。
- 実習開始時の初期面接時には、学生自身が臨床実習指導者に対しても自ら目標を表現し、学生・教員・臨床実習指導者がこれを共通認識とする。1・2年生は自己発見検査の結果をもとに自身の性格特性を考えながら、3年生はビジネス適性診断の結果も併用・参考とし、自身の強みと弱みについて自覚

表3 | 社会人基礎力チェックリスト（臨地実習／学習活動・学生生活全般共用）

実習名　　　実習
実習期間　　平成　　　　年　　　　月　　　　日～　　　　月　　　　日
学籍番号・氏名　　　　　　　　　－

		1年生	2年生
前に踏み出す力	主体性	・指示されたことの意味を理解し、積極的に取り組む ・わからないことをそのままにせず、指導者や教員に確認し、解決に向けて取り組む	・指示を待つのではなく、自らやるべきことを見つけて取り組む ・わからないことをそのままにせず、タイムリーに指導者や教員に確認し、解決に向けて取り組む
	働きかけ力	・指導者、教員、実習メンバー、周囲に協力を求める必要性を理解する ・自ら対象のもとに行き、コミュニケーションを図る	・対象に必要な情報を関係するスタッフから得るために、指導者、教員から支援を得る ・対象や家族、スタッフから情報を得て、それを活かした意図的なコミュニケーションを図る
	実行力	・自己の取り組みを言葉で表現し、意識して行動する ・実習体験で感じたことを振り返り、学びにつなげる ・体調管理をする	・自己の取り組みを言葉で表現し、達成に向けて通り組む ・実習体験を振り返り、意味づけをし、学びにつなげる ・体調管理をする
考え抜く力	課題発見力	・自己の課題を明らかにするために、他者の意見を素直に受け止める ・積極的に他者の意見を求める	・常に自己課題を意識する ・実習の目的や目標と照らし合わせ、自己の課題を見出す
	計画力	・課題解決のために何をすべきか考える ・課題解決に向けた案が考えられ、それを遂行するための準備をする ・期日を意識した学習準備をする	・実習全体のスケジュールと、日々のスケジュールを常に把握する ・課題解決に向けた案を、現実性をもち、優先順位をつけて考える
	創造力	・課題に対して工夫する意思を表現する ・創造力を活かし、学習の場に積極的に参加する	・課題に対して新しい解決方法を考え出す ・さまざまな価値観を認めながら、創造的な意見を伝える ・創造した解決策を、他者にわかる形で言語化して提案し、まとめる
チームで働く力	発信力	・自分の考えを整理し、わかりやすく伝える ・相手がどのような情報を求めているのかを考える	・状況や目的に応じて自分の考えを整理し、他者にわかりやすく簡潔に伝える
	傾聴力	・指導者や教員、実習メンバーからの意見や助言を最後まで聞く ・思い込まず、内容の確認や質問などを行ないながら、相手の意見を正確に理解する	・指導者や教員だけでなく、実習メンバーからの意見や助言を最後まで聞く ・先入観をもたず、事実の確認や質問・周囲の状況などから、相手の意見を正確に理解する
	柔軟性	・相手がなぜそのように考えるかを、相手の気持ちになって考え、相手の意見を受け入れる	・自分の価値観に固執せずに、相手の考えや気持ちを考慮し、相手の意見を受け入れる ・指導者や教員、スタッフ、実習メンバーからの意見を自己の成長のための意見として受け止め、納得したうえで考えを変更、修正する
	状況把握力	・自分のできること、できないことを判断する	・対象、実習メンバー、実習指導者、教員、スタッフなどの人間関係や忙しさ、予定などに気づく ・周囲から期待されている役割を把握し、行動する ・自分のできること、できないことを判断し、行動する
	規律性	・さまざまな場面で良識やマナーの必要性を理解し、ルールや規則を守る ・周囲に迷惑をかけたとき、誠実に対応する	
	ストレスコントロール力	・ストレスの原因がわかり、緩和や解決方法を考え、実行する ・ストレス緩和方法や解決方法を身につけることで、自己成長の機会に変える	
倫理	倫理性	・対象を主体としたかかわりになっているか、常に振り返る ・大切にしたい看護を自分の言葉で表現する ・対象に看護技術を提供する際には説明し、同意を得て実施する ・個人情報の保護に努める	

（湘南平塚看護専門学校）

評価基準（5段階）　5：行動が十分に発揮できた　　　　　（発揮度 100 ～ 80%）
（期待される能力）　4：行動がおおむね発揮できた　　　　（発揮度　79 ～ 60%）
　　　　　　　　　　3：行動が発揮できる時とできない時がある（発揮度　59 ～ 40%）
　　　　　　　　　　2：行動が部分的にしか発揮できない　　（発揮度　39 ～ 20%）
　　　　　　　　　　1：行動がほとんど発揮できない　　　　（発揮度　19%以下）

3年生	自己評価	コメント　（1・5の場合の特記すべき行動を記入）
・指示を待つのではなく、自らやるべきことを見つけ、積極的に取り組む ・わからないことをそのままにせず、適切なタイミングで指導者や教員、スタッフ、実習メンバーなどに確認し、解決に向けて取り組む	1 2 3 4 5	
・考えた援助を効果的に実施するために、指導者や教員、スタッフ、実習メンバーなどに調整する ・自ら対象や家族、スタッフからの情報を得て、それを活かした意図的なコミュニケーションを図る	1 2 3 4 5	
・自己の取り組みを言葉で表現し、達成に向けて取り組み、振り返り、次の取り組みを見出す ・実習体験の意味づけをし、看護実践に活かす ・体調管理をする	1 2 3 4 5	
・現状を正しく認識するために、意図的な情報収集や分析をする ・実習の目的や目標と照らし合わせて課題を見出し、それを言語化する	1 2 3 4 5	
・課題解決に向けた案を複数考え、それを遂行するための準備をする ・多重課題のなかで優先順位を考え、柔軟な計画修正をする	1 2 3 4 5	
・解決策やアイデアを、無からの発想や思いつきではなく、既知の学習の組み合わせからつくり出す ・成功イメージを常に意識しながら、成長するためのヒントを模索している	1 2 3 4 5	
・優先順位を考慮し、簡潔明瞭に報告・連絡・相談を行う	1 2 3 4 5	
・指導者や教員だけでなく、スタッフや実習メンバーなどからの意見や助言を最後まで聞く ・先入観をもたず、事実の確認や知識を駆使した質問を交えて、周囲の状況などから、相手の意見を正確に理解する	1 2 3 4 5	
・あらゆる可能性を意識し、自己の援助の幅を広げるために、相手の意見を受け入れる ・指導者や教員、スタッフ、実習メンバーからの意見を自己の成長のための意見として受け止め、納得したうえで考えを変更、修正する	1 2 3 4 5	
・対象、実習メンバー、実習指導者、教員、スタッフなどの人間関係や忙しさ、予定などに配慮し、良い方向へ向かうように報告・連絡・相談し、行動する ・自分のできること、他者のできることを判断し、行動する	1 2 3 4 5	
	1 2 3 4 5	
	1 2 3 4 5	
	1 2 3 4 5	

することで、社会人になるために課題とする能力、能力要素を明確にし、取り組みを考えるきっかけとする。

- 実習中間面接、実習終了時の面接で、成長させたい能力の到達度合いや実習内容への影響に関する学生自身の自己評価と、教員・臨床実習指導者から見た学生の取り組む姿勢に関する助言を行う。
- 「成功体験」と「失敗体験」を学生とともに振り返ることで、「できた」「できなかった」の段階から、さらに「そのプロセスを学生自身が適正に自己評価でき、次の段階に高められる」ようにかかわる。
- さまざまな経歴・背景をもつ学生同士のグループを編成し、看護師として働くうえで必要な《チームで働く力》の成長につなげる。
- 年度初め、学年末に社会人基礎力チェックリストを記入し、学生自ら成長を確認する。
- 卒業前、「社会に羽ばたく皆さんへ」というテーマでガイダンスを行う。内容は、職業キャリアの発達課題、就職後に直面すること、新人看護師の離職と関連の深い自尊感情や精神的健康、近年の若者の特徴、最近の新人看護師の傾向（社会人経験者も含む）、厚生労働省が策定した新人看護職員研修ガイドライン（2014〔平成 26〕年改訂）について、社会人基礎力の 3 つの能力と 12 の能力要素に関してなど。

3 │ 実習に際しての留意点と実施事項

2016（平成 28）年度の臨地実習では、社会人基礎力の能力のなかで、特に《チームで働く力》《考え抜く力》を伸ばすことに力点をおきました。これは、それまでの評価結果などから本校では、この 2 つの力の能力要素に伸びしろの大きいものが多いとの傾向がみられたためです。そのための留意点と実施事項を以下に示します。

（1）《チームで働く力》を伸ばす

《チームで働く力》を伸ばすうえでは、以下に留意しました。

- グループメンバー個々の価値観にふれ、思考を広げられるように支援する。
- 看護チームに入りながら学べるように支援する。

そのため、具体的には以下のようなことを実施しました。

- 実習前後の、社会人基礎力を意識できるための自己成長シートの記載とこれに基づいた面接の実施の強化
- 合同カンファレンスの実施
- 看護チームの一員としての行動を意識化させる働きかけ
- チーム内での看護計画発表
- スタッフのシャドウイング

（2）《考え抜く力》を伸ばす

《考え抜く力》を伸ばすうえでは、以下に留意しました。

- カンファレンスや合同ゼミで、教員・臨床実習指導者がファシリテーター役を担う。
- 教員自身が自己の指導力を高める（他者評価を受ける、ほかの教員の指導方法を学ぶなど）。

そのため、具体的には以下のようなことを実施しました。

- 実習指導者会議でカンファレンスについて考え、ファシリテーターについての理解を深めた。
- 統合実習で教員のパートナーシップをとった臨床実習指導者から、教員が社会人基礎力の他者評価を受けた（「参考」参照）。

4 ｜ 評価の実施と結果

〔1年生〕

　1年生は9月、11月、2月に臨地実習を行います。実習開始前の9月と実習終了後の3月との比較では、《チームで働く力》のなかでも〈発信力〉の上昇が大きくみられました。学内での時間割に沿った学習体験に比べ、自らが学生のチームメンバーや教員、臨床実習指導者に発信することの重要性を意識した結果と考えられます。また、〈創造力〉も上昇が大きくみられました。ただ、この能力要素は学年が進むにつれ低迷する傾向がみられます。1年次に高まった力を維持し、さらに発展させられるよう、支持的なかかわりが重要だとわかりました。

〔2年生〕

　2年生は、12月から2月の実習では、前後の差異が認められませんでした。全体として「何かをしなければ」「きちんとしていなければ」という思いが行動に反映しているように見受けられました。《前に踏み出す力》の〈主体性〉〈働きかけ力〉、《考え抜く力》の〈計画力〉〈創造力〉、《チームで働く力》の〈発信力〉の低迷が目立ちました。学習課題が専門的になることや、地域での実習体験を初めて行うことも要因だと考えられました。

〔3年生〕

　3年生は、2年生の実習終了時3月の評価結果と比較して、卒業前時点の評価結果が12の能力要素すべてで上昇していました。一方、《考え抜く力》の〈計画力〉〈創造力〉、《チームで働く力》の〈発信力〉、《前に踏み出す力》の〈働きかける力〉などに、まだ伸びる余地が多くうかがえました。

4章　年次別チェックリストを活用した学習・学生生活全般での社会人基礎力の育成　　263

5 | 社会人基礎力を学習活動・日常生活全般で伸ばすための チューターのかかわり

❶実習で伸びた基礎力の持続・進展を目指す

　看護学生は、実習での体験をとおして社会人基礎力を伸ばします。実習での楽しい体験や乗り越えた体験から、「もっと知識・技術を身につけ、患者を尊重した援助ができる人になりたい」という思いを強くします。しかし、その思いがあっても、学内に戻ると時間割に沿った学習になり、社会人基礎力のどの部分（能力・能力要素や行動）も、持続していくことが難しくなるのが現状です。そのため、教員は3学年合同で行うチューター活動に、これらが持続できるよう意図的にかかわっています。

❷3学年合同での活動

　3学年合同での活動では、上級生のモデル行動が下級生の学ぶ姿勢に変化を与えます。1年後、2年後の自分の姿が想像しやすいといえます。教員は、その効果が高められるように、1年間の目標や活動内容が明確になるように働きかけています。例えば、目標には「誰も辞めずに卒業する。看護師になる」「相談し合い、支え合う」などを立てているグループもあります。また、活動内容は月別に、行事や授業内容に合わせて計画しています。学習ノートのつくり方、演習・技術テストへの取り組み方、上級生による技術伝達演習、実習への取り組み、学校祭、新入生歓迎会や地域の清掃活動などを計画しています。上級生も下級生を指導することで、自分自身の学習方法、看護技術到達を確認しています。担当教員は、計画の調整、実際の活動状況の調整を、適宜行っています。

❸留意している点

　1年次には指示待ちの学生が多いですが、これらの活動をとおして、2年次、3年次になると自分でやるべきことを見つけて取り組むようになります。チームで活動することで、〈計画力〉や相手の意見を受け入れる〈柔軟性〉も学年を追って高めています。その際の指導上の注意点としては、教員が指導権を握るのではなく、あくまで学生が自主運営していけるように手助けをするように心がけています。ただし、「活動しているだろう」と放置することがないように、活動状況は各担当教員が教員会議で報告をしています。他の教員のかかわり方を知ることで、教員自身のかかわりの刺激にもなっています。

　社会人基礎力は、グループでの学習活動や学校生活全般を通して、自ら伸びる・高まる効果があります。チューター制の利点を最大限に活かす教員のかかわりを大事にしています。

6 | 今後の課題

　これからの時代に求められる資質は、①主体的に課題を発見し、解決に導く力、

志、リーダーシップ②創造性、チャレンジ、精神、忍耐力、自己肯定感③感性、思いやり、コミュニケーション能力、多様性を受容する力[6]といわれています。医療提供体制の再構築、医療機能の分化・再編成などがめまぐるしく進みつつある今、地域包括支援ケアシステムの推進に伴い、医療の場が多様化し、在宅療養や医療の現場等においては、各職種の専門性や自立性がいっそう求められています。そのなかにあって、筆者らは特に《考え抜く力》の〈課題発見力〉〈計画力〉〈創造力〉、《チームで働く力》の〈発信力〉、《前に踏み出す力》の〈主体性〉〈働きかけ力〉〈実行力〉が身につく教育活動の見直しが必要だと考えています。

多くの人々との交流や実習での体験が、社会人基礎力を伸ばすことに大きく関係することはいうまでもありません。しかし、単に「その機会があれば身につく」ものでもありません。学習にかかわる教員や臨床実習指導者、外部講師が、他者との交流で「自分で考える」「自分の意見を表現する」「体験を意味づける」場や機会を、意識的かつ継続的にもつ必要があると考えます。しかし、教員や臨床実習指導者の意識に温度差があることも事実で、入院期間の短縮等により変化した学生の学習状況を共通理解しないまま、学びを待てずに教え込むことをあせるがゆえに、学生の《考え抜く力》を後押しできない現状等は課題といえます。

学内では、チューター制のいっそうの充実や課外学習の活性化など、柔軟な指導方法の推進と教員間のよりいっそうの共通理解が必要だと考えます。また、臨地実習では、教員や臨床実習指導者が目標到達のためにあせり、自分の思う方向に指導してしまうことがまだまだあります。学生の特性の違いや体験に謙虚に寄り添う指導が、今後の課題だと考えます。

■ 引用文献
1）経済産業省編著：社会人基礎力 育成の手引き 日本の将来を託す若者を育てるために, 朝日新聞出版, 2010.
2）箕浦とき子, 高橋 恵編：看護職としての社会人基礎力の育て方 専門性の発揮を支える3つの能力・12の能力要素, 日本看護協会出版会, 2012.
3）厚生労働省：看護教育の内容と方法に関する検討会報告書, 2011.
4）前掲書2) p.20-21.
5）教育再生実行会議：「これからの時代に求められる資質・能力と、それを培う教育、教師の在り方について（第七次提言）」, p.2-3, 2015.

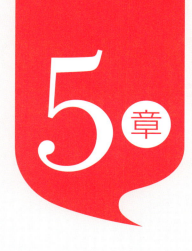

社会人基礎力を意識的に育む授業とは

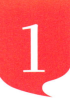

プロフェッショナルとしての自覚・資質を育むために

1 プロフェッショナルとしての自覚をもつ学生をいかに育てるか

筆者は職場や地域社会で仕事をしていると、若者に問題があると指摘を受ける場面に出合います。そのうち苦情が多いタイプは、次の3つに分類されます[1)2)]。

- 指示待ち人間：上司や先輩から指示されるまで、自分から何もしようとしない（主体性に欠ける）
- マニュアル人間：業務のマニュアル化が進んだせいもあり、マニュアルに依存して自分の頭で考えようとしない（創意工夫しない）
- 一匹狼：自分勝手で、同僚と協調する姿勢に欠ける（協調性がない）

若者にも言い分はあると思います。「一人前に業務をこなせるようになる前に、自分で創意工夫して失敗したら、かえって迷惑をかけてしまう」「まわりに心を開いて相談できる同僚や先輩は少ない」「上司や先輩を見ても、指示待ちでマニュアルに依存している人は多い」などです。そうなると、苦情の多い若者の特徴は、背後に見過ごしてはならない時代の変化が隠れているのではないでしょうか。

(1) 時代・社会環境の変化
❶家庭教育と地域教育の衰退

高度経済成長期以降、一世帯あたりの平均人数は5人から3人に減りました。祖父母や兄弟姉妹はなく、父親と母親、そして子どもが1人という家族構成が普通になりました。加えて、家族が一緒に作業する機会も減りました。家庭用電気製品の普及により、子どもが家事や仕事を手伝うことが少なくなりました。家庭内での人間関係の絶対量は減り、地域内でも人との交流が閉ざされた結果、社会を維持するうえで欠かせないコミュニケーションや、多様な他者との共同作業が少なくなりました[3)]。

地域教育では生活共同体（コミュニティ）の崩壊が影響しています。農村部では都市部への人口流出により、それまで子どもも含んだ地域の皆で行ってきた行事や共同作業が成り立たなくなりました。一方、都市部では地縁も血縁もないま

ま新しいコミュニティが生まれることはありませんでした。その結果、子どもの社会性を育てるうえで最も重要な、大人との交わりが極端に少なくなりました[4]。

❷共同性の乏しい学校教育

　家庭や地域の教育力の低下を、学校教育は補完できているでしょうか。共同で行う体験学習、社会見学、クラブ活動、運動会や学芸会は、子どもの社会性を育てるうえで必要な自主性、チームワーク、段取り力、リーダーシップを伸ばす機会になります。しかし、課外活動が減り、クラブ活動をしない子どもが増え、学校生活の中心が急速に受験指導に取って代わると、他者と協力して何かを達成しようという意欲をなくさせることになりました。最終的に、家庭も地域も学校も、子どもたちにとって必要な生活空間は、人と人が交流し、共同体験を通して互いに協力し合う場とは、ほど遠いところになってしまいました[5]。

❸産業構造・職業構造の変化

　工業経済から知識経済への転換は、産業構造と職業構造に大きな変化をもたらしました。土や水といった自然との対話が求められた第一次産業は、製造業のように機械や素材と対話する第二次産業に変わりました。さらに、知識・感性産業のような第三次産業が主流の現代では、専門性、文化、価値観などが異なる人々と対話する能力が求められています。情報通信技術（ICT）の急速な進歩は、知識創造能力やコミュニケーション能力の高度化を要します。決まった解法や正解のない問題を、国や地域、専門分野が異なる者たちのチームで、デジタルネットワークのコミュニケーションを通して解決します[6]。その結果、経済競争を勝ち抜く人材には「周囲を巻き込み、チームで協働すること」「変化に対応し、挑戦し、生涯学び続けること」「自分で考え、選択し、行動すること」が求められています。

❹よい市民であること（シチズンシップ）の要請

　現代は環境破壊や格差社会、紛争等の難問が、世界規模で発生しています。科学技術の進展に伴うこのような人工的なリスクについて、解決策は専門家の間でも意見が分かれます。こうした論争的で正解のない問題の解決策を、国を超えて人と人がつながり、協調し、合理的・批判的に判断し、最適解や納得解を導き出すことが求められています[7]。

（2）問われる「プロフェッショナルとしての自覚」を育む教育

　このような時代の変化に伴い、近年の同世代の若者と同じように、興味や価値観、学力や特性の多様な看護学生が入学してきます。彼らの常識や基本的な生活能力、あるいは学力は、ひと昔前の学生のそれとかなり変わってきています。併せて、コミュニケーション能力が低下してきています。

　学生は卒業して社会に出ると、超高齢化社会の進展や医療技術の進歩に伴い、高い倫理観や責任感、他者と協働しながら「正解のない問題」に対応する力、生涯学び続ける態度など、「プロフェッショナルとしての自覚と資質」が求められます。そのため、看護基礎教育の充実を図る方策が問われています。

2 | 職業人教育としての看護基礎教育の特徴と課題

　学校が定めた年数で学生の教育や指導を行い、即戦力となる看護師を育てるため、職業人教育としての看護基礎教育にはいくつかの特徴があります。

〔国家試験とカリキュラム〕

　1つめの特徴に、出口での資格審査（看護師国家試験）があります。そのため、授業では国家試験の科目や範囲を網羅することが求められます。それに伴い、カリキュラムの制約は必然的に厳しくなります。

　一方、教育理念や3つのポリシー（ディプロマ・カリキュラム・アドミッションの各ポリシー）に学校の特色を出すことが国から求められています。カリキュラムの自由度が少ないなか、大学はどのような学生を受け入れ、入学後に学生は何を学び、教員はそれをどのように支援し、最終的に大学は学生にどのような力を身につけさせて社会へ送り出すのか。これを一貫性あるものにするためのカリキュラムについて、抜本的な見直しが問われています（日本看護系大学協議会「看護系大学学士課程における臨地実習の現状並びに課題に関する調査研究」, 2017年）。

〔技術・実習の指導〕

　2つめの特徴に、看護の技術指導や実習指導があります。学生一人ひとりの看護技術を限られた時間で、現場でも使えるレベルに高めることが求められます。併せて、実習の事前準備、実習期間の訪問指導、実習後の振り返りの職務は多忙を極めます。そのため、実習による拘束時間の長さや教員の過重労働が問題となっています（同調査）。

〔教育機関の立ち位置の違い〕

　3つめの特徴に、職業人教育に対する大学と専門学校の立ち位置の違いがあります。大学が専門学校と大きく異なる点のひとつに、教養教育の存在があります。大学での職業人教育は、教養教育の基礎のうえに立ち、理論的背景をもった分析的・批判的見地から取り組まれます。専門の枠を超えた教養の知識や思考法の獲得とともに、人間としてのあり方や生き方の深い洞察、現実を正しく理解する力の涵養を目指す教養教育の充実が求められています（文部科学省「大学における看護系人材養成の在り方に関する検討会第一次報告」, 2009年8月）。

なぜ看護基礎教育で社会人基礎力の意識的な育成が必要なのか

　現代の学生を取り巻く環境と、看護基礎教育の特徴・課題をふまえ、大学の教育現場はプロフェッショナルとしての自覚・資質を備えた学生の育成にどのように対応することが望まれているでしょうか。それを考えるにあたり、看護職者が社会で求められる力について、あらためて考えてみたいと思います。

1 │ 社会で求められる力① 《前に踏み出す力》

　看護職者が仕事でかかわる人とはどのような人でしょうか。幅広い年代で、多様な価値観をもつ患者やその家族、地域の人々であり、あるいは同じ看護職者や異なる専門職者であったりもします。そのような人とかかわり、看護職者は相手と自分の位置を瞬時に的確に読み取り、適切な言葉と行動を返すという能動的なふるまいをしています。状況に応じて適切に行動するためには、仲間の協力や上司・先輩からの支援を得ながら、設定した目標を確実に実行できる行動力が必要です。

2 │ 社会で求められる力② 《考え抜く力》

　看護職者に求められる思考とはどのようなものでしょうか。根拠に基づき、看護を実践するためには、ケアする経験を通して、そこにどのような問題があるのか、ケアの対象者はどう感じているのかなどの問題を解決するための仮説を立て、学んだ知識やスキルを新しく組み替え、創造的に応用するという「問題解決の思考」が大事です。そのような思考を繰り返し訓練することで、根拠に基づく実証的なケアや、ケアの対象者や家族の心情に配慮した細やかなケアを実践できるようになるでしょう。

3 │ 社会で求められる力③ 《チームで働く力》

　看護職者が活躍する場とはどのようなところでしょうか。それは自分の家庭で

あり、地域、職場、学校、自分の所属する団体が活動する場であり、あるいは遠く離れた被災地であったりもします。そのような場で看護職者はさまざまな人とつながり、社会の一員として自らの担う役割を果たし、社会貢献をしています。そのような社会貢献をするためには、自分も社会の一員であるという自覚をもち、相手の立場で物事を考え、相手の意図や気持ちを理解し、相手を思いやりつつ、自らの意志で相手と協力して物事を行うことができる力が必要です。

4 | 社会人基礎力を育てる正課外の魅力

　以上の3点から、看護学生が卒業後に「看護のプロフェッショナル」として働くために必須な力とはなんでしょうか。それは「職場や地域社会で多様な人々と仕事をしていくために必要な基礎的な力」、つまり社会人基礎力であることは明らかです。にもかかわらず、これまで大学は、社会人基礎力の育成を正規の教育ではなく、むしろ部活動やサークル活動、ボランティア、社会体験などの正課外で、しかも部分的に担わせていたと考えられます[8]。大学は社会人基礎力の"意識的な"育成にほとんど取り組んでこなかったということです。

　さて、なぜ正課外の活動は、社会人基礎力のような「社会に出て役立つ力」の育成に有効なのでしょうか。それは、そのような活動にこそ、学生の主体的な参加と深い経験があり、それが「社会に出て役立つ力」、ひいては自己・社会認識を定着させる効果をもつと考えられるからです[9]。しかし、残念なことに正課外の活動で得られる力は、学術的な知識とは切り離されて形成されるため、論理的に発展する可能性は低いのです。

5 | 社会人基礎力を育てる正課の課題

　したがって、大学の教育現場でまさに問われているのは、「学術的思考への主体的な参加とそこでの経験の深さが、自己・社会認識を高める」という論理[10]の実証であると考えられます。そのためには、正課において社会人基礎力を意識的に育てるモデルづくりが必要です。

　個々の授業での学生の主体的な参加と深い経験は、社会人基礎力のような能力や意欲を生み出すのか。そのことは授業を通じて、さらに高められるのか。このような仮説を検証するための授業デザインをつくること、実践することが問われていると考えられます。

3 意識的な育成のために看護基礎教育で何をするべきなのか

　看護基礎教育で社会人基礎力の意識的な育成が必要な理由をふまえ、大学の教育現場は具体的に何をする必要があるのでしょうか。筆者はこれまでの経験[11]から、次の3点に取り組む必要があると考えています。

1 主体的な参加を促す授業の仕掛け

　私たちが何かに主体的に参加する場面とは、どのようなときでしょうか。それは、自分の興味や関心、または価値観がマッチしたとき、楽しいと思えるとき、自分にとってなんらかのメリットを得られるときではないでしょうか。

　授業への主体的な参加を学生に促す場合も同じです。教育する側は、学習する側の興味や関心を引き出し、"ワクワク感"が得られるような学びの方法を用い、「学んでよかった」と思えることを可視化することです。これが次の興味や関心を生み出し、学生自ら学ぶようになるという能動的な学習を引き出します。こうした観点からすれば、「アクティブ・ラーニング」という学びの方法が今脚光を浴びていることは、容易に理解できます。

2 アクティブ・ラーニングという学び方

　アクティブ・ラーニングとは、課題の発見・解決に向けた主体的・協働的な学びと定義されています（2015年、中央教育審議会「教育課程企画特別部会　論点整理」）。アクティブ・ラーニングは、「学習内容」ではなく「学びの方法」に着目した概念であるため、さまざまな技法があります。たとえば、大学教育を中心に注目を集めているものとして、ブレインストーミング、協同学習、プロジェクト型学習、チーム学習、コンセプトマップなどがあります。

　アクティブ・ラーニングでは、このような技法を駆使して、学ぶ側の意識を活性化させることが欠かせません。なぜ、そうなるのか、どうすれば問題を解決できるのかという思考へ導くことは、学ぶ側の能動性を担保することにつながります。そのためには、どのような課題を設定するのかがきわめて重要となります。

課題が曖昧だと思考は進みません。逆に、課題があまりにも具体的で一問一答だと、思考は深まりません。取り組む課題を学ぶ側が見つけることは理想ですが、教師の側が設定して学ぶ側の思考を深めさせるよう導くことは現実的です。

　学ぶ側の意識が活性化するとともに、さまざまな人と協力して課題を解決する経験から学ぶという活動がアクティブ・ラーニングの典型であることを、再確認しておきたいと思います。

3 | 深い経験を得るための知的な行動

　突然ですが、皆さんは鉄棒の逆上がりに苦労された経験はありませんか。そのような経験を大人になっても鮮明に覚えているのは、理由があると考えられます。

　まず、何がいけないから逆上がりができないのかを分析します。次に、そこでわかった課題を解決しようと試行錯誤します。たとえば、できる子の逆上がりを観察する、道具を使って逆上がりをまねる、仲間と一緒に練習するなどが考えられます。このような学習プロセスを経ることが深い経験につながるからです。

　学びも同じです。それが深い経験となるためには、目の前の問題状況を分析し、そこから課題を発見し、解決に必要な情報を集め、他者と協働して調べたり、質問したり、実験したりするような、知的な行動が欠かせません。

4 | 経験と学びをつなぐ振り返りの機会

　学習者が主体となり、経験のなかから知を獲得するという教育スタイルに大きな影響を与えたのは、アメリカの哲学者・教育学者のジョン・デューイ（1859-1952）です。彼の提唱する「学習者は生活のなかでの経験を通して気づき、主体的に考え行動し、問題を解決していく」という教育スタイルは、振り返りという機会が欠かせません。なぜなら、学習者はたとえ主体的で知的な活動をしても、その学習成果を尋ねられると、「たくさんのことを学んだ」「よい経験になった」という回答で止まってしまうことがよくあるからです。

　そうならないために、学習成果を表現するという振り返りが必要です。教育する側は学習する側に、①何を学んだのか②特にそれをどのように学んだのか③この学習がなぜ重要なのか④学んだことにしたがってどんな目標を設定するのかを問いかけることによって、学習成果を表現することにつながります[12]。

■引用文献
1）諏訪康雄：なぜ社会人基礎力に行き着いたのか？　コンセプトの誕生から実践までの過程とその背景，看護展望，38（7），14-20，2013.
2）堀田力：「人間力」の育て方，集英社，p.14-46，2007.
3）門脇厚司：子どもの社会力，岩波書店，p.122-132，1999.
4）前掲書3），p.132-136.
5）前掲書3），p.136-149.
6）石井英真：今求められる学力と学びとは—コンピテンシー・ベースのカリキュラムの光と影—，日本標準，p.15-17.

2015.
7 ）前掲書6），p.17-18.
8 ）金子元久：大学の教育力—何を教え，学ぶか，筑摩書房，p.143，2007.
9 ）前掲書8），p.145-147.
10）前掲書8），p.154-156.
11）垣花渉：コミュニティ形成をとおした社会人基礎力の育成，看護展望，38（7），21-27，2013.
12）内海成治・中村安秀編：新ボランティア学のすすめ，昭和堂，p.92-94，2014.

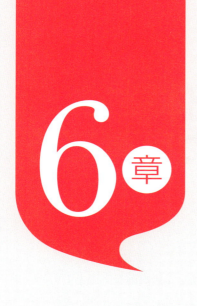

フィールド実習を通じた社会人基礎力の育成

看護の早期体験で「主体的に学ぶ力」を育てる

看護の早期体験で主体的に学ぶ力を育てる

1 | 本看護学科における社会人基礎力の位置づけ

　石川県立看護大学（以下、本学）では、「豊かな人間性と、専門的職業人としての基盤を備えた看護職者及び看護指導者の育成」を教育理念としています。ここに想定されている基礎能力は、「社会人基礎力」に近いものがあります。そのために、本学では演習や実習、あるいはゼミで行うプロジェクトの一部において、どのような能力を伸ばせたのか、今後どのように成長したいのかを学生に意識させるきっかけとして、社会人基礎力を取り上げています。

　本章と次章では、大学に入学したばかりの学生を一日も早く「大学生」にする「初年次教育」の取り組みを紹介します。

2 | 初年次教育とは

　初年次教育とは「高等学校からの円滑な移行を図り、学習および人格的な成長に向け、大学での学問的・社会的な諸経験を成功させるべく、主に新入生を対象に総合的につくられた教育プログラム」（中央教育審議会答申「学士課程教育の構築に向けて」，2008 年）と定義されています。現在、全国の国・公・私立大学で急速に拡大しています。

　初年次教育の内容は、読む、書く、調べるなど、大学生として学ぶスキル（アカデミック・スキル）の習得から、早期に専門分野の動機づけをする早期体験（early exposure）まで、多岐にわたります。本学では 2000 年の開学以来、看護の早期体験を 1 年生全員が履修することになっています。

3 | フィールド実習の位置づけ

　筆者の担当する「フィールド実習」（1 単位、30 時間）は、看護学部 1 年生全員を対象とした科目です（1 年次前期）。全学の教員（看護専門領域、人間科学領域、健康科学領域）の協力を得て実施しています。「看護学実習科目」の第一

段階に位置づけられるとともに、「ヒューマンヘルスケア」（1 年次後期〜 4 年次前期：1 単位、30 時間）というサービス・ラーニングの手法を用いる専門科目（選択科目）の基盤とも位置づけられるものです。

4 │ フィールドワークを取り入れた早期体験のねらい

　看護の早期体験を実施するにあたり、本学ではフィールドワークの手法を取り入れています。フィールドワークは研究の対象となる地域や社会に身をおき、観察やインタビューなどにより研究のためのデータを得る調査の手法として知られています。本学がフィールドワークを早期体験に導入するねらいは、調査手法の体験と理解もあります。しかし、真のねらいは「生活者としての住民の方々とその暮らしを知ること」「地域や社会をよく見ること」と「学生と教員や地域との協働を理解すること」の 3 点です。

　看護の舞台は、子どもからお年寄りまで老若男女が暮らす地域社会です。地域社会には、看護とかかわる生活の場がたくさんあります。医療施設、職場、学校はもとより、病気の予防にかかわる公共施設、あるいは災害に見舞われた避難施設ということもあります。そこでは看護職者が保健・医療・福祉の専門職者とつながり、協働し、ケアを必要とする人の健康の回復、維持、増進を図るという重要な役割を担っています。

　このような視点で、本学では学生が入学早期から地域社会の「コト・モノ・バショ・ヒト」に関心をもち、それらに直接かかわる体験を重視しています。

　フィールド実習の学習目的・目標は表1のとおりです。社会人基礎力の向上を、目標の一つとしています。

5 │ 4 年間を通じた「探究志向の教育」

　本学では、自明の答えがない問題について、学生自らが答えを模索する経験の

表1 │ フィールド実習の学習目的と学習目標

●目的
　私たちが生活する場所やその周辺地域に着目し関わりを通して、そこにいる人々の暮らしや仕事、生活文化、その環境について理解を深め、人（人間）が生活することを探究し看護学を学ぶ基盤を養う

●目標
1. 人々と出会い、共に活動することを通して、その人々の行動や考えを理解する
2. チームで課題に取り組むことを目指して、仲間、教員との親睦を図りながら自己の役割を遂行する
3. 現象をしっかり見て、地域の人々・仲間とのディスカッションを行うなどの事実の追求を通して、物事や情報を客観的に分析する
4. 大学生として社会人基礎力である〈前に踏み出す力〉〈考え抜く力〉〈チームで働く力〉を向上させることができる
5. 自己の学びの成果を他者に伝え、自己の学習課題を明らかにする

積み重ねを大切にしています。なぜなら、このような問題に対して自分なりの視点をもって深く調べ、自分なりの意見をもつという探究の姿勢が、新しい興味や意欲につながると考えられるからです。「フィールド実習」ではこの探究の姿勢を通じて「主体的に学ぶ力」の育成を図ります。この育成には「アカデミック・スキルの習得」と「経験の質を上げる省察」が欠かせません。そのため、フィールド実習では、並行して他科目で学ぶアカデミック・スキルの活用・発揮と、「ワクワクするような実習体験」の質を上げるための振り返りを意識した授業を行います。

6 │ 課題探究学習のシナリオ

このフィールド実習は課題探究学習（PBL：Project-based Learning）ですので、当然そこには「シナリオ」「道筋」が必要です。以下がそのおおまかな流れとなります。

❶問いの作成

まず最初に、教員から学生に対して、議論したいテーマを明示します。たとえば、2017（平成 29）年度は 14 のゼミが各 1 題のテーマを提示しました。学生は興味のあるテーマを選びます。そのテーマに基づいて情報を集めたり、あるいはそれに必要な周辺知識を得るようなことを何回か繰り返した後、チームであるいは個人の「問い」というものを作ります。

❷実習の計画

この「問い」に基づいて、いかにそれを明らかにし、実現できるかという計画を立てます。この「問いを作る」ことと「計画を立てる」ことは同時進行となることがよくあります。というのも、やはりなかなか問いを作るのはむずかしいことだからです。事前学習を重ねていきながら、実習を行うためには当然、チームのなかでの役割分担も必要になります。それから、自分たちが行いたい実習というものを実際に舞台となる地域の方々に交渉することも重要になります。

❸実習の運営

このようなことを続けながら、6 月の 2 週目ごろから実習が行われます。この実習の運営はすべて学生が行います。教員は陰で支えるという役割です。ですので、成功することもあれば、失敗することもたくさんあります。しかし、こうした「経験」から「地域とそこで暮らす生活者としての人々」を知ることができるではないかとわたしたちは考えているので、教員は敢えて口出しをしないようなところを心がけていたりもします。

❹成長の確認

そして、自分の成長を確認するためにプレゼンをしたり、報告書にまとめたりして、自己評価と他者評価を繰り返しながら、次の目標を設定します。

シナリオに基づくフィールド実習の展開

　本節では、シナリオに基づいた「フィールド実習」科目の展開の流れを、その内容ごとに紹介します。

1 ガイダンス

〔ねらいの説明〕
　初回の授業では、地域の保健・医療・福祉の重要な役割を担う看護職者を目指すために、①地域社会で暮らす人と直接かかわる体験をもつこと②人々はどのような場所で、どのような人とつながり、どのように暮らしているのか、生活の営みをよく観察すること③体験や観察を通して、感じたこと、考えたこと、疑問に思ったこと、調べてみたいことから自分の興味や関心を模索することに授業で取り組むことを伝えます。

〔必要な社会人基礎力の説明〕
　次に、看護に関する興味や関心を深く考える「自己の探究学習」に取り組むため、必要となる資質、能力とは何かを説明します。それは、①授業のなかでさまざまな問題や疑問に直面したとき、その解決に積極的に取り組むことができる《前に踏み出す力》②問題解決のために、学んだ知識を応用して解決策を考え抜くことができる《考え抜く力》③規則を守り、まわりとよい人間関係を築き、他者と協働して問題解決の行動を進めることができる《チームで働く力》であり、授業ではそのような力の習得を、学生と教員の協働を通して目指すことを伝えます。

〔12の能力要素の説明と自己評価〕
　さらに、自己の探究学習に必要な力を現在どの程度備えているのか意識させるため、社会人基礎力の12の要素を説明します。そして、それぞれの要素を「ほとんどもっていない」から「見事にもっている」までの3段階で自己評価させます。

2 | 仲間づくり

〔少人数ゼミ〕

　2回め以降の授業は、学生6名を教員2名が受け持つゼミ形式で行われます。教員のペアを、「看護学を専門とする者」と「そうでない者」とします。専門性が異なると、ものの見方は多様になり、「考え方や価値観は人それぞれ異なるもの」だと学生も教員も実感することができるからです。

〔チーム・ビルディング〕

　最初の2回のゼミでは、「学び合う仲間づくり」（チーム・ビルディング）を中心に行います。入学したばかりの見知らぬ者同士を「学び合える仲間」にするためには、自己紹介などのアイスブレーキングが必要です。私のゼミでは、傾聴とミラーリング（自分の意見を述べる前に、相手の発言内容を復唱すること）のコミュニケーションスキルを使い、お互いの顔、名前、特徴を覚え、言い合うゲームを行います。1時間もすると仲間意識が芽生え、安心して意見を言える雰囲気がゼミに生まれます。また、ゼミでは仲間の意見を決して否定しないことを守らせます。

　学生同士のコミュニケーションが活発になると、「授業に参加する」という学生の自覚が芽生えてきます。それに伴い、仲間の意図や気持ちを理解しようとする発言や態度がしばしばみられるようになります。

［ 主に育成する力 ］

➡ 〈発信力〉〈傾聴力〉〈柔軟性〉

3 | 事前学習

〔グループテーマの設定〕

　学び合う雰囲気が芽生え始めたあたりで、グループ学習を導入します。フィールドワークのテーマを決めるため、ブレインストーミングを使って、学生は多くのアイデアを出し合います。教員もそれに加わり、テーマを掘り下げます。

〔個々の「問い」の作成〕

　フィールドワークのテーマが決まると、「何をどのように調べ、読むことで、不足した知識を補えるのか」ゼミで話し合います。筆者のゼミでは、テーマに関する新聞記事や新書を読み、社会への関心や問題意識を発表し合います。そこから、学生は個人やグループの学習課題を見つけ、解決に必要な情報をさらに集めます。調べたことを発表し、質問し、それに答えるグループ学習を通して、学生はテーマに対する「自分の問い」をつくります。「フィールドワークで何を明らかにしたいのか」模索します。

[主に育成する力]

→ 〈課題発見力〉〈創造力〉

4 | 計画の立案

〔成長につながる体験のための計画〕

　フィールドワークを行うためには、「現場」（なんらかの現象が起こる場所）が必要です。現場で学生が成長するためには、自分たちのアイデアを試し、気兼ねなく成功と失敗を繰り返せる「ワクワクするような体験」を積むことが重要です。

　そのためには、学生は「いつ、どこで、誰とかかわり、どのような体験をし、何を学びたいのか」という計画を具体的に立てることが重要です。併せて、地域で暮らす現場の実習協力者に対して、自分たちの計画を説明し、何を協力してほしいのか交渉することが必要です。

〔教員のかかわり〕

　一方、教員は事前に現場へ何度も足を運び、実習協力者にフィールドワークの趣旨を説明し、学生を受け入れる側の要望に真摯に耳を傾けます。そのような"黒子に徹する活動"が、実習協力者との信頼関係を築くことにつながります。

[主に育成する力]

→ 〈主体性〉〈働きかけ力〉〈計画力〉

5 | フィールドワーク

　学生の熱意が実習協力者に伝われば、ジェネラティビティ（generativity：個人を超えて次世代をケアし、責任を果たそうとする意志の賦活）によってフィールドワークへの協力が得られることを、筆者は経験を通して実感しています。

　たとえば、2017年度のゼミのテーマは、「山あいの集落で"フルサト"を見つける」でした。棚田での農作業や草木を使った昔遊びの体験、ホタル観賞、地場の食材を活かした料理づくり、暮らしぶりを聞き、体験する1泊2日の民泊を通して、学生は限界集落の魅力を見つけることに挑戦しました。学生は限られた時間のなかで住民と協働し、話し、聞き、驚き、笑い、涙を流し、考え、意見を述べ、行動し、自分の生まれたまちにない魅力を模索しました。その過程で学生は、主体的に行動する楽しさ、自分の役割を確実に遂行する連帯感、決めたことをやり抜く粘り強さを学んだようでした。

[主に育成する力]

→ 〈実行力〉〈情況把握力〉〈規律性〉〈ストレスコントロール力〉

〔フィールドワーク直後の学生の振り返りの例〕

- イベントの準備や後片付けを、地域の方の指示のもと、率先して行うことができた。
- チームのなかに率先して声かけができる人がいて、私も見習ってみんなに声かけをすることができた。

6 │ フィールドワークのまとめ（2種類の振り返り）

　学生は現場でさまざまなことを経験します。教員は、学生がその経験をさまざまな角度から振り返り、自分の経験にどのような意義があるかを自覚できるように促すことが大切です。そのためには、学生は「活動したら振り返る」こと、教員は「学生の活動をよく見て、振り返りが促されるような質問を投げかける」ことが重要です。

〔学習プロセスに対する振り返り〕

　学生は振り返りを2種類行っています。1つは、学習プロセスに対する振り返りです。学生はガイダンスから現地実習までの学習プロセスを振り返り、教員の投げかける質問に答えます。質問には、「何を学びましたか」「どのように学びましたか（例：本を読んで、仲間と議論して、体験を通して）」「学習したことが学びにどのように役立ちましたか」「学んだことは今後の学習や将来にどのようにつながると思いますか」などが挙げられます。

〔フィールドワークのテーマに対する振り返り〕

　もう1つは、フィールドワークのテーマに対する振り返りです。設定したテーマにもとづき、資料を調べ、読み、仲間と討論し、フィールドワークの計画を立て、それを実践し、記録をまとめ、感じたことや考えたことを文字に起こすという一連の過程を、報告書や発表スライドにまとめるという作業です。

　振り返りには時間や手間や工夫を要します。一方で、そのような苦労をした分、学生と教員の協働による「お互いの成長」が図られる機会ともなります。

〔まとめをした後の学生の振り返りの例〕

- 気分の浮き沈みをコントロールすることで、飽きて投げ出したくなっても、自分の仕事に責任をもつことができた。目の前にある楽しみや感謝すべきことに気づくことができた。
- 事前準備にできるだけ時間を割くことで、実習がスムーズに進んだ。準備には仲間が意見を出し合い、合意形成を図ることが大切であるとわかった。
- 以前の私は、グループ活動で意見を出すことはなかった。しかし、ブレインストーミングを体験して、自分と違う意見を否定するのではなく、まずは受け入れることができるようになった。それを実習でも実行できた。
- 仲間と意見交換する体験を通して、自分の意見や考えに自信をもてるようになった。それが積極性につながり、以前よりも人とのコミュニケーションが

好きになった。

- あるテーマに対して仲間と意見交換する大切さに気づいた。それは、自分と違う意見が出たとき、それを自分の意見と組み合わせ、新しい考えを思いつくことができたからである。

7 │ 成長の評価

最後の授業では、図1（p.286）の「フィールド実習評価票」を使って、学生は一連の活動の過程を場面ごとに振り返り、個々の項目の達成度を点数化します。学生の自己評価の点数を、教員の評価による点数と照らし合わせ、フィールドワークの成績が決まります。

また、学生は「社会人基礎力レベル評価基準表」（図2：p.287）を使って、フィールドワークを終えた後の社会人基礎力の12の要素を3段階で評価します。

図3（p.288）は2016年度の社会人基礎力の自己評価（学生全員の平均）です。〈働きかける力〉や〈課題発見力〉は、実習前は弱かったのですが、実習を通して伸びたことが確認できます。これは、毎年同様の傾向がみられます。知識と知識を結びつけてクリエイトする〈創造力〉も伸びると感じています。併せて、「活動記録シート」（図4：p.289）を使って、自己評価した根拠をまとめます。

フィールドワークの体験を通して実感できた社会人基礎力を、言語で問い直すことによって、その理解は進みます。さらには、理解が進んだ社会人基礎力を取り上げ、「活動を通して、この力がこのように伸びたと思うよ」と教員が告げることで、学生は納得できる瞬間があるようです。このような学生への「価値付け」が、学生の成長を促す原動力にもつながります。

図1 | フィールド実習評価票

2017 版

フィールド実習評価票

学籍番号：_____　　氏名：_____　　評価日：____年___月___日

担当 G_____　　評価教員名：

※該当する箇所に○を付ける

		内　　容	4	3	2	1
Ⅰ・ゼミの準備と参画	1	・グループディスカッションにおいて仲間・教員の意見を聞くことができた				
	2	・グループディスカッションにおいて自分の意見を述べることができた				
	3	・グループ内における自己の役割を理解し、行動することができた				
	4	・事前に適切な資料を用いて調べ、それをグループ内で提示することができた				
	5	・ゼミにおいて自分の意見を発表するためにわかりやすく、適切に資料を作成することができた				
	6	・グループディスカッションを通して、自分とは異なる意見についても理解することができた				
		小計				
Ⅱ・対象理解	7	・フィールドにおける人々の意見や考えを聴くことができた				
	8	・フィールドにおける人々の行動や活動を理解することができた				
	9	・フィールドにおいて人々の目的や行動を理解したうえで、人々と共に活動することができた				
		小計				
Ⅲ・状況分析	10	・学習、体験のために必要な情報を収集することができた				
		―図書館での検索、テーマに合った読書、専門家へ質問することなど				
	11	・学習、体験、仲間とのディスカッションを通して、事実を追究することができた				
	12	・学習、体験、仲間とのディスカッションを通して、その現象について客観的に分析することができた				
		小計				
Ⅳ・社会人基礎力	13	・自分の立てた目標に対して、進んで粘り強く取り組むことができた				
	14	・自分で課題を見つけ、それを解決するための方法を考え抜くことができた				
	15	・仲間の考えや気持ちを理解しながら、ルールを守り協力することができた				
		小計				
Ⅴ・報告会・報告書	16	・グループでの学習成果を仲間と共に他者へ報告することができた	8	6	4	2
	17	・自分自身の学びを報告書に記述することができた	8	6	4	2
	18	・自己の今後の学習課題を明らかにし、記述することができた	8	6	4	2
	19	・適切な書籍・文献を5つ以上活用し、内容分析をしながら深めている	4	3	2	1
		小計				
Ⅵ・大学生として自覚 ※要項の留意事項と対比させる	20	・大学生としてふさわしい挨拶、その場所に適した身だしなみを整えることができた				
	21	・個人情報を遵守することができた				
	22	・学生らしく学ぶ者としてふさわしい行動ができた				
		小計				
		総合計		点		

☆必ず記載する：授業を振り返っての学び・感想等

☆教員記載欄

評価スケール　4点：十分にできた　3点：まあまあできた　2点：あまりできなかった　1点：できなかった

（石川県立看護大学）

図2 社会人基礎力レベル評価基準表

フィールド実習

社会人基礎力レベル評価基準表

学籍番号：　　　　　名前：　　　　　記入日：平成　　年　　月　　日

3つの力	12の要素	定義	発揮できなかった（どうしてもできなかった）レベル1	通常の状況では発揮できた（なんとかできた）レベル2	通常の状況で効果的に発揮できた（見事にできた）／困難な状況でも発揮できた（とても難しかったが、なんとかできた）レベル3	発揮できた例（※）
前に踏み出す力	主体性	物事に進んで取り組む力				自分がやるべきことは何かを見極め、自発的に取り組むことができる／自分の強み・弱みを把握し、困難なことでも自信をもって取り組むことができる／自分なりに判断し、他者に流されず行動できる
	働きかけ力	他人に働きかけ巻き込む力				相手を納得させるために、協力することの必然性（意義、理由、内容など）を伝えることができる／状況に応じて効果的に巻き込むための手段を活用することができる／周囲の人を動かして目標を達成するパワーをもって働きかけている
	実行力	目的を設定し確実に行動する力				小さな成果に喜びを感じ、目標達成に向かって粘り強く取り組み続けることができる／失敗を恐れずに、とにかくやってみようとする果敢さをもって、取り組むことができる／強い意志をもち、困難な状況から逃げずに取り組み続けることができる
考え抜く力	課題発見力	現状を分析し目的や課題を明らかにする力				成果のイメージを明確にして、その実現のために現段階でなすべきことを的確に把握できる／現状を正しく認識するための情報収集や分析ができる／課題を明らかにするために、他者の意見を積極的に求めている
	計画力	課題の解決に向けたプロセスを明らかにし準備する力				作業のプロセスを明らかにして優先順位をつけ、実現性の高い計画を立てられる／常に計画と進捗状況の違いに留意することができる／進捗状況や不測の事態に合わせて、柔軟に計画を修正できる
	創造力	新しい価値を生み出す力				複数のもの（もの、考え方、技術等）を組み合わせて、新しいものをつくり出すことができる／従来の常識や発想を転換し、新しいものや解決策をつくり出すことができる／成功イメージを常に意識しながら、新しいものを生み出すためのヒントを探している
チームで働く力	発信力	自分の意見をわかりやすく伝える力				事例や客観的なデータ等を用いて、具体的にわかりやすく伝えることができる／聞き手がどのような情報を求めているかを理解して伝えることができる／話そうとすることを自分なりに十分に理解して伝えている
	傾聴力	相手の意見を丁寧に聴く力				内容の確認や質問等を行いながら、相手の意見を正確に理解することができる／相槌や共感等により、相手に話しやすい状況をつくることができる／相手の話を素直に聞くことができる
	柔軟性	意見の違いや立場の違いを理解する力				自分の意見をもちながら、他人の良い意見も共感をもって受け入れることができる／相手がなぜそのように考えるかを、相手の気持ちになって理解することができる／立場の異なる相手の背景や事情を理解することができる
	情況把握力	自分と周囲の人々や物事との関係性を理解する力				周囲から期待されている自分の役割を把握して、行動することができる／自分にできること、他人ができることを的確に判断して行動することができる／周囲の人の情況（人間関係、忙しさ等）に配慮して、良い方向へ向かうように行動することができる
	規律性	社会のルールや人との約束を守る力				相手に迷惑をかけないよう、最低限守らなければならないルールや約束、マナーを理解している／相手に迷惑をかけたとき、適切な行動をとることができる／規律や礼儀が特に求められる場面では、粗相のないように正しくふるまうことができる
	ストレスコントロール力	ストレスの発生源に対応する力				ストレスの原因を見つけて、自力で、または他人の力を借りてでも取り除くことができる／他人に相談したり、別のことに取り組んだりする等により、ストレスを一時的に緩和できる／ストレスを感じることは一過性、または当然のことと考え、重く受け止めすぎないようにしている

※各能力要素を発揮できた例は、この内容に限るものではない。

（経済産業省「社会人基礎力」ホームページ評価シートを基に筆者が作成）

図3 社会人基礎力の自己評価（2016年度の学生の平均）

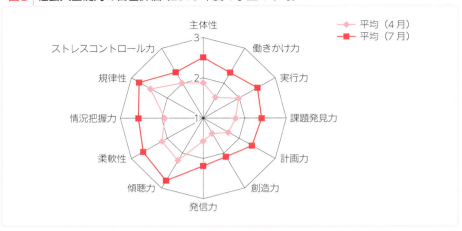

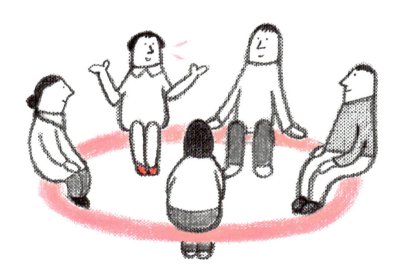

図4 活動記録シート

活動記録シート

| | …学生本人記入欄 | | …教員記入欄 |

| 氏名 | | 学籍番号 | | 記入日 | 平成　　年　　月　　日（　） |
| 所属 | | 学部・研究科 | | 学科・専攻 | **学年** | 　　年 |

| 活動期間 | 　　月　　日（　）〜　　月　　日（　）　　　第　　週 |
| 活動の内容 | |

分類	能力要素	発揮（しようと）した または 発揮できなかった能力	評価の根拠 （いつ、どんな状況（場面）で、どのように努力または工夫をすることにより発揮（しようと）したと思うか、もっと努力や工夫が必要と感じたか等を具体的に記入）
前に踏み出す力 （アクション）	主体性		
	働きかけ力		
	実行力		
考え抜く力 （シンキング）	課題発見力		
	計画力		
	創造力		
チームで働く力 （チームワーク）	発信力		
	傾聴力		
	柔軟性		
	情況把握力		
	規律性		
	ストレスコントロール力		

教員への連絡・質問・悩み・その他（問題点を含むチームの活動状況）

担当教員からのコメント

（経済産業省「社会人基礎力」ホームページ評価シートを基に筆者が作成）

6章　フィールド実習を通じた社会人基礎力の育成

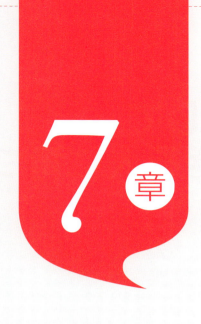

学生が自身の健康・生活を管理する力の育成

PBLを通じた「自分のケアができる人」づくり

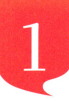

体験を通して自分のケアができる人に育つ

　筆者の担当する「健康体力科学」（2単位、45時間）は、看護学部1年生全員を対象とした教養科目です（1年次後期）。授業では**体験**を重視し、健康な生活のあり方を考えるための基礎となる**運動・栄養・休養**と**健康**との関連を学びます。体験を重視する理由は、健康を維持・増進する方法を「知る」「わかる」レベルから、「実践できる」レベルに到達させたいからです。そのことが「**人のケアにかかわる人として、自分のケアができる人に育つ**」ことになると考えています。

1│学生の健康教育に取り組む背景

　近年、運動不足や不適切な食習慣に起因する**若者の生活習慣病**が増えています。一方で、学生のときに**健康で活動的な生活習慣**を経験すると、生涯にわたりよい健康観をもつ可能性があります[1]。また、学生の生活習慣は修学状況と関係があるという報告もあります[2]。

　筆者は、学生への健康教育の効果を調べた研究をもとに、「学生が自ら進んで生活習慣の改善に取り組むという主体的な行為こそが、自らの健康を維持・増進させる」という仮説をもっています。このような仮説を検証するため、授業では

- ①学生の主体的な参加
- ②そこでの深い経験
- ③経験と学びをつなぐ省察

を重視しています。このような3つの要素を含む学習デザインのひとつに、「PBL」があります。

2│PBLとは

　PBL（Problem-based learning）は**問題基盤型学習**と呼ばれ、1990年代から主に医学教育で発展してきた教育方法として知られています[3]。PBLは「学習者が事例を基に問題を見つけ、発見した問題を自分の力で解決することによって学ぶ過程」と定義されています[4]。そのため、PBLの要点は「知識を整理して問題

（problem）が何であるかを把握し、その問題に即した（problem-based）解決法を考え出す力を自ら学習することである」と考えられています[5]。

3 問題解決のための学習プロセス

PBLに取り組むにあたり、問題を解決するための学習プロセスを理解することは重要です。学習プロセスは

- 「質問・調査」→「分析」→「推論」→「計画・実行」→「検証」

です[6][7]。

❶質問・調査

第一に、質問・調査によって、解決の方法がすぐにはわからない問題の状況をつかみます。問題解決に必要な情報がすべて与えられている場合は、それをどのように活用するのか考えます。一方、必要な情報がすべて与えられていない場合、学習者は問題解決に必要な情報を自ら集めることから始めます。

❷分析

第二に、得られた情報から問題状況を観察するとともに、その情報を深く考え、「何が問題になっているのか」を正確につかむという分析が重要です。

❸推論

第三に、分析した問題の状況を、表やグラフ、言語で表現します。推論して、問題解決のための仮説を絞り込みます。

❹計画・実行

第四に、仮説を検証するための目標を設定し、そのための計画を立案します。適切な戦略を決定し、実行します。

❺検証

第五に、問題解決に至るそれぞれの過程・段階を観察し、予期せぬ事態に適宜対応します。併せて、解決に至る方法を他の方法と比較して評価します。

4 学習目標とその評価方法の確認

大学では、教育課程（カリキュラム）を通して育てたい人材像を設定しています。授業やゼミにおいても、PBLを通してどのような人材を育てたいのか、学習目標を事前に明確にしておくことは重要です。

筆者の授業では、次のような教育目標と、そのために達成すべき行動目標を掲げています。

〔教育目標〕

- 将来看護の現場で活躍できるために、自分の健康を管理しながら、まわりの人の健康を気遣える人になること。

表1 達成度評価

評価方法 / 指標と評価割合	授業内課題	学びの振り返り	レポート	試験	健康ポートフォリオ	プレゼンテーション	合計
総合評価	14	21	24	20	16	5	100
社会人基礎力指標　前に踏み出す力	7	0	4	0	10	0	21
考え抜く力	0	14	16	20	2	0	52
チームで働く力	7	7	4	0	4	5	27

〔達成すべき行動目標〕

- ①健康管理に進んで取り組み、仲間に働きかけながら、健康を維持・増進する目標を確実に実行できる。《前に踏み出す力（アクション）》
- ②健康状態を分析して問題点を見つける。それを解決するための段取りを計画し、知識とスキルを使って目標達成の方策を試行錯誤することができる。《考え抜く力（シンキング）》
- ③仲間とよい人間関係を築き、主張と妥協を繰り返しながら、仲間と協働して自分の健康管理ができる。《チームで働く力（チームワーク）》

　筆者の場合、授業で育成すべき社会人基礎力の3つの力を適切に評価するために、6つの評価方法を用いるとともに、それぞれの項目に点数の配分（重みづけ）を変える工夫を行っています（表1）。授業が終わると、社会人基礎力のそれぞれの点数（学生の平均点）をもとに、どの力を育成できた、またはできなかったのかを把握し、翌年の授業内容の改善に活かすようにしています。

　併せて、評価方法を達成目標と対応させておくと、目標の設定は適切であったのか、後で問い直すことができ、授業の改善に有効です。

5 コースデザインの検討

　コースデザインとは、PBLや協同学習などの学習デザイン、ポートフォリオや振り返りのような教育的仕掛けといったものを、半期であれば15回の授業にどのように盛り込むのかを図示したものです（図1）。学生の学びをより豊かにするためのコースデザインはさまざまですが、私の授業では15回の授業を3つのユニットにまとめ、それぞれ異なる教育方法を用いています。

図1 健康体力科学のコースデザイン

授業講	内容	授業外学習	ユニット
1	イントロダクション		第1ユニット「協同学習」
2	日本人と運動不足の関係	1週間の生活内容の記載	
3	運動・生活活動	1週間の食事内容の記載	
4	望ましい食生活	1日のライフスタイルの問題点とその原因を分析	第2ユニット「講義＋演習」
5	休養の意義		
6	健康・体力チェック（事前）		
7	活動的な生活の立案		
8	室内でできるトレーニング		第3ユニット「実践」
9	「健康弁当」の立案		
10	「健康弁当」の創作	健康生活ポートフォリオ　ペアで健康づくり	
11	筋肉の収縮と弛緩		
12	心拍数の変化とトレーニング		
13	健康・体力チェック（事後）		
14	健康づくりの成果発表		
15	振り返りと授業評価		

7章　学生が自身の健康・生活を管理する力の育成

学習プロセスにもとづく授業の展開

　これでPBLを実践する準備が整いました。次に、「PBL授業がいかに社会人基礎力を育てることにつながるのか」という観点から、授業の実践例をユニットごとに紹介します。

1 第1ユニット「協同学習」

(1) 異質なグループを編成

　初回の授業で、性別、出身、興味などが異なる6名を一緒のグループになるよう編成します。異質なグループでの活動を通して、学生には多様な個を認識し、異なる価値観や考え方を受け入れるという社会性を身につけることが期待できるからです。

(2) 学び合える仲間づくり（チーム・ビルディング）

　異質なグループでの活動を高めるためには、「学び合える仲間づくり」（チーム・ビルディング）が重要になります。これは、PBLの効果を上げるうえでも重要な仕掛けです。そのため、最初の3回の授業では「対話中心の授業」[8]を行います。授業では、①挨拶（グループの仲間の体調や学習の準備状況を確認）②前時の振り返り（振り返りシートや授業資料をペアで見せ合い、授業の理解や疑問の有無を確認）③授業の展開（「学び合いの技法」（後述）を用いて、学生が主体的に考える場を演出）④まとめ（振り返りシートを用い、授業での学びを明記する自己との対話）の順に展開し、「主体的に学ぶ感覚」を学生につかんでもらうことを目指します。

(3) 学び合いを体験

　学び合いの技法として、私は「ラウンド・ロビン」や「シンク・ペア・シェア」を用います[8]。ラウンド・ロビン（Round Robin）は、教師が生徒に与えた問いに対して、生徒は個人思考とグループやクラスによる集団思考の段階を経て答えを模索するという技法です。その過程で、生徒は多様な意見を知るとともに、問

いについての認識や理解を深めます。シンク・ペア・シェア（Think Pair Share）は、ラウンド・ロビンで行う集団思考を、ペアでの思考に変えた技法です。席の隣同士の学生がペアになり、ラウンド・ロビンと同じ手順で行います。

❶ ラウンド・ロビン

ラウンド・ロビンでは「仕事の現場で活躍できる看護職者のイメージ」をクラス全体に問います。学生はまず個人で考えた後、グループ内で順番に考えを述べ合います。それをもとに、「活躍できる看護職者に必要な能力は何か」をクラス全体で話し合います。学生から挙がる意見の多くは、社会人基礎力に類似します。そこで、活躍できる看護職者には社会人基礎力が必要であることをクラス全体で共有します。最後に、社会人基礎力の12の要素を解説するとともに、学生は12の能力要素を現在どの程度もっているのか自己評価します。

❷ シンク・ペア・シェア

シンク・ペア・シェアでは「看護師と喫煙率の関係」を示したデータをクラス全体に見せます。「なぜ看護師は喫煙率が高いのか」「喫煙率を減らすため、どのような方法があるか」をまず個人に問います。次に、ペアで考えを述べ合った後に、「看護師の喫煙率を減らすため、自分は何かできるのか」を、クラス全体で意見交換します。

学生は学び合いの技法を体験して、①仲間と積極的に交流し、教え合い、学び合う態度②自分の学びに対する責任と、仲間の学びに対する責任という姿勢③学び合いの学習スキルや対人関係スキルを習得することが期待されます。

（4）学びに対する自己との対話

グループでの学習活動の質を高めるために、授業の終わりに10分の時間を割いて、「振り返りシート」への記入を学生に求めます。A4の用紙に次のように問いかけ、学生自身で学びを振り返れるように支援します。

- 理解：今日の授業で私が学んだこと。話し合いを通して、授業内容の理解がどれほど深まったのか。
- 問題提起：授業で学んだ内容で、特に印象に残ったこと
- 問題提起の説明：印象に残った理由
- 学習目標の設定：次回の授業までに調べたいこと
- その他：授業に対する意見、感想、質問、要望

［ 主に育成する力 ］

→ 〈主体性〉〈働きかけ力〉〈発信力〉〈傾聴力〉〈柔軟性〉〈規律性〉

〔学生の振り返りの声の例〕

- 自分が考えてもみなかったこと、思いつかなかったアイデアがグループワークで出ました。全体発表のとき、そこまでみんなたくさん考えているのかと少し驚きました。ペアやグループワークを体験して、私もがんばらないとい

けないと思いました。

- グループワークを体験して、自分が予習をしてこないと仲間に迷惑をかけてしまうことがわかりました。予習にまじめに取り組もうと思えるようになりました。

2 | 第2ユニット「講義＋演習」

(1) 教員による問題の提示

　学生が仲間と学び合う楽しさや主体的に学ぶ感覚に気づき始めたあたりで、PBLに入ります。芽生え始めた学生のやる気に火をつけるため、PBLで取り組む問題には、リアリティーが必要です。学生自身の未来に関する、または経験に根ざした問題を取り上げると、学生は興味や好奇心をもって問題の解決に取り組むことができます。

　筆者の授業では、「活躍できる看護職者になる」ために、「人のケアにかかわる者として、自分をいかにケアできるか」という問題を提示します。

(2) 学生による問題の確認

　自分のケア（健康の管理）には、運動・栄養・休養にもとづく生活習慣が大切なことを、学生はすでにわかっています。そこで、事前に調べた「1週間の行動記録」と「朝・昼・夕食および間食の1週間の内容」の情報を使って、次のことを調べる課題を与えます。

- 1週間あたりの運動の実施時間と睡眠時間
- 1回の食事での「主食・主菜・副菜・汁物」の摂取の有無
- 授業外学習の時間に対する携帯電話の使用時間の割合

　その結果、学生は運動・栄養・休養の生活習慣を十分実践できていないという現状に気づきます。健康の管理に必要な知識が不足していることを学生に気づかせ、健康管理に必要な①運動の種目と量②栄養価や摂取品目・カロリー量③良質な睡眠のとり方を、協同学習を通して学生同士が確認し合います。

(3) 不足した知識の習得と問題の分析

　学生同士が確認し合った健康づくりの知識を講義で取り上げながら、それを使って自分の健康状態を「見える化」する演習を行います。日常生活を舞台に、自分が1日に摂取する食品量やカロリー量、1週間に行う運動の量と種目を調べます。

　運動や食事の生活習慣は体型や体力に影響を及ぼすため、筋力や柔軟性など体力の年齢偏差値、BMIや体脂肪率など体型の標準値を新たに調べます。最終的に、自分の健康状態のよい点と改善すべき点を、その原因とともに分析することを目指します。

自分の健康状態を「見える化」すると、学生は「自分の健康を管理できていないそもそもの原因」（問題の本質）を分析できるようになります。それを解決するため、「日常生活でどのようなことなら実践できるのか」を推察し、実践する優先順位を確認します（《考え抜く力（シンキング）》の発揮が求められます）。

図2 ｜ 自分の健康管理に挑戦するための宣言書（マニフェスト）

健康体力科学

マニフェスト

【ビジョン】
私は健康体力科学の授業が終わるまでに、

のような（のできる）人になっていたいと思います。

【設定理由】
なぜなら、私は現状に

という問題や課題をもっているからです。

【ゴール】
だから、この問題を解決するため、具体的にこの3カ月間、

を達成できるように

に取り組むことを、ここに宣言します。

【行動計画】
その手順は、（運動・栄養・休養の観点から）

という行動をすることで、自分の力を高めていきます。

署名 _____　　　宣言日 _____ 年 ____ 月 ____ 日

証人＆応援者 _____
　　　＊私たちは、あなたのマニフェストの証人となり、目標の達成を応援します。

（筆者作成）

7章　学生が自身の健康・生活を管理する力の育成　　　299

(4) 構想の立案

　グループ内で仲間同士が問題の本質を確認した後、日常生活で 3 カ月にわたり、健康管理に挑戦することを学生に促します。そのため、図 2 (p.299) の宣言書（マニフェスト）に示すように、授業が終わるまでになりたい自分の姿（ビジョン）、ビジョンを掲げた理由（設定理由）、ビジョンを達成するための具体的な目標（ゴール）、ゴールに向けた方策（行動計画）を学生自らが宣言する機会をつくります。

　自分の健康管理には、仲間による声かけや助言が効果的です。そのため、自分の宣言文をグループのペアに確認してもらい、行動契約を結ばせます。契約を結び、ペアと協働して健康管理に取り組む行動を起こすためには、この時点で再び《前に踏み出す力（アクション）》の発揮も必要となります。

[主に育成する力]

➡ 〈課題発見力〉〈計画力〉〈創造力〉

〔学生の振り返りの声の例〕

- 普段なにげなく過ごしていた生活内容を細かく調べたことで、自分の健康課題が見つかったという流れがおもしろかった。
- 健康のよい点と改善したほうがよい点が目に見えると、どんなことに取り組んだらよいのか目標が明確になる。

3 ┃ 第 3 ユニット「実践」

(1) 失敗を体験させる

　学生はまず 2 週間、ペアと協働して健康管理に取り組みます。このとき、筆者は学生に細かな助言をせず、行動を見守ります。すると、学生の多くは「健康管理が思うように進まない」という「失敗体験」の不満を口にします。

　「運動は体によいけど、続けられない」「間食はダイエットの敵だけど、やめられない」という失敗体験は、誰にでもあります。このようなあたり前の、しかし健康管理の本質的な問題を、学生は体験を通して気づくことが大切です。なぜなら、あたり前の、しかし本質的な問題が、初めて自分の問題として認識されるからです。人のケアにかかわる者として、健康管理は簡単にいくものではないことを学生のうちに実感してほしいのです。

(2) 学生の思考を促す

　学生がそのように認識した後、筆者は学生とともに失敗した状況を確認します。「行動計画の何が失敗で、なぜそのような行動をとってしまったのか」「成功するための行動計画は何で、成功するためにはどうしたらいいのか」という学習プロセスを振り返る機会を学生に与えます。次に、振り返ったことをグループやペアで意見交換させます。さらに、改善するためのアイデアを発表させ、私は「この

点はよい」「こうすればもっとよくなる」と共感し、励まします。

実践の段階に入って大切なことは、成果を得るための最短経路を学生に教えるのではなく、「考えさせてから失敗させることで学生自身の思考を促す」ことです。なぜなら、自らの思考を促すことで自分の立てた解決策は妥当であるのか、ほかに方法はないのか真剣に考え、アドバイスを仲間に与えたり、仲間からもらったりしながら、あきらめずにとにかく続けるという《前に踏み出す力（アクション）》の発揮につながるからです。

(3) 解決の手がかりを示す

学生の思考を促した後、解決の手がかりとなる健康管理の考え方を示します。授業では、「スモールチェンジ活動」（まずは小さくでも続けられる行動から始め、続けられたら回数・量・質を高め、それらの行動を続けることで効果を求める活動）の考え方を説明します。そのうえで、①「これくらいならできそうだ」という達成可能な目標を設定すること②「いつ・どこで・どのくらい」にも配慮して計画を立てることの2つの条件を示します。最後に、これまでの2週間の「行動記録シート」を使い、目標と行動計画の修正は必要ないか考える機会を与えます。

解決の糸口が少しでもみえた学生は、再び自分と向き合うことができるようになります。自分は「健康管理の思いや考えがあっても行動に移すことができない」のか、あるいは「行動に移す方法がわからないで困っていたのか」という課題を見つけられます。課題を解決するためには、「身近な小さな目標をクリアし続ける計画を立てる」ことや、「これまでの知識と経験を使って自分に合った健康管理の方法を試行錯誤する」という《考え抜く力（シンキング）》の発揮が大切なことに気づくようです。

(4) 協働の意義を気づかせる

その後、学生は「行動記録シート」を使いながら、仲間の学生と悩み、考え、相談し、対策を講じるという試行錯誤を重ねます。最初のうちは、行動を続けることが心の重荷になることや、試験や課題に追われて健康管理がないがしろになることがよくあります。そのため、授業ではセルフモニタリング（記録表を用いて毎日の生活を眺めること）や観察学習（目標の近い者同士が集まり、仲間の経験や成功のコツを共有すること）といった行動変容の技法を伝え、行動を続けるためのヒントを与えます。

しばらくすると、「まじめな雑談」と称する授業外でのミーティング、LINEを使った毎日の活動報告、歩いて一緒に登下校といった、ペアで協働する健康管理のさまざまな工夫が現れてきます。その過程で、「行動の継続が難しくあきらめそうになるときでも、仲間と協力しながらうまく切り抜けようと、考え方を切り替えることが大切」なことに気づき、〈ストレスコントロール力〉を発揮でき

るようになるようです。「自分の知識や経験を仲間の目標達成に活用できたときにうれしさを感じた」という学生の振り返りには、仲間と協働する意義の理解が表れているのかもしれません。

(5) 健康であることを模索させる

健康管理の実践と並行して、授業では「学生が健康であることを自問する体験」も行います。学生は、冬の天気が悪い北陸でも工夫して行える室内運動の実践や、手軽に栄養バランスを整えられる「健康弁当」の創作にグループで取り組みます。筋肉が収縮する仕組みや、運動と呼吸との関係を調べる実験も行います。

自分の健康を維持・増進させるために、授業で学んだ知識を深く理解し、それを現実の生活で巧みに活用することによって、健康の妨げにつながる誘惑や欲求を他者と協力しながら上手に乗り越えられた経験は、将来人のケアにかかわる看護学生の成長にとって、貴重な財産になるものと考えています。

[主に育成する力]

→ 〈働きかけ力〉〈実行力〉〈課題発見力〉〈計画力〉〈創造力〉〈情況把握力〉〈規律性〉〈ストレスコントロール力〉

4 │ 社会人基礎力の価値づけ

健康管理の活動が終わった時点で、PBL 学習のプロセス全体を振り返る機会を設けます。学生はもう一度、社会人基礎力の 12 の能力要素のレベルを自己評価します。このとき、評価の根拠を実際の行動に照らし合わせて記すことを求めます。それは、学生が実際の体験を通して社会人基礎力の能力を体感でき、言葉で問い直されることで能力の理解が進むからです。ここでは、能力要素ごとに、優れた振り返りの一部を紹介します。

❶〈主体性〉

・仲間の意見や授業の知識を取り入れながら、どうすればスモールチェンジ活動を続けることができるか考え続け、それを試すことができた。

・自分の目標を立て、その達成度合いをみながら修正を加え、スモールチェンジ活動を意識しながら取り組むことができた。

・スモールチェンジ活動の目標を明確にして、積極的に取り組むことができた。自分の長所と短所を把握し、自分に合った目標設定ができた。

❷〈働きかけ力〉

・仲間と協力して目標を達成できるように、授業の合間に近況報告をした。また、声かけを意識して行った。

・グループでスモールチェンジ活動の報告をする際、このように行動すれば目標達成に近づけるのではないかを助言できた。

・仲間と協力して、互いに励まし合ったり、達成できなかった目標に対してどのような工夫があるか考えたりした。よい結果につながった工夫や努力を教え合うなど、目標の達成率向上に向けて積極的に行えた。

❸〈実行力〉

・行動目標を達成できるレベルに下げて設定し、確実に実行することを心がけた。

・自分が立てた目標と計画に従って行動しようと努力し、最終的に健康づくりを習慣化することができた。

・さまざまな工夫を取り入れて、強い意志をもって取り組めた。行動ができない日もあったため、低い目標からだんだんと上げていくことで向上心を高める方法をとった。

❹〈課題発見力〉

・運動・栄養・休養の習慣のうち運動が最も欠如していることに気づき、過去にも行えた運動種目の継続を最優先にするというように考えられた。

・スモールチェンジ活動の内容を考える際、日ごろの自分の行動を振り返って、十分にできていない運動や食事の課題を見つけることができた。

・日常生活を見直し、自分ができていない、または自分に必要な目標を設定したうえで、授業の予定や課題の有無、アルバイトのスケジュールを見て、少しの時間でもできる身体活動や立ちながらでもできるものを目標に設定することができた。

❺〈計画力〉

・運動・栄養・休養の目標をすべて達成させるため、それぞれの目標を連動させる計画を立てたが、なかなか実行することができなかった。

・自分の生活パターンをふまえて、あまり無理しすぎず、確実に実行できる健康づくりの目標と計画を考えた。

・目標を少しでも多くできるようにするため、低い目標から始め、達成状況をみながら、だんだんと上げていくことができた。

❻〈創造力〉

・運動や生活活動の新しい内容に取り組もうと試行錯誤したが、よいアイデアが浮かばず、仲間の知識を借りることが多かった。

・行動内容のレベルを上げる際に、同じような内容のものに偏ってしまったため、次回活動するときは、取り組む内容の示唆を広げたい。

・常にできることをイメージしながら、失敗を活かして工夫の方法を考えたり、他の人の成功例をスモールチェンジ活動に加えたりして、達成に向けてベストな目標をつくることができた。

❼〈発信力〉

・チームのみんなに役立つと思えるスモールチェンジ活動を、自分の体験をふまえて紹介することができた。

・チーム内での発表や、自分の実施状況の報告を積極的に行うことができた。

・自分の活動について、仲間に週1回具体的に報告することができた。また、成果報告会において、報告する項目ごとに意見をまとめて、自分たちの取り組みをわかりやすく発表することができた。

❽〈傾聴力〉

・活動の情報交換をする際には、ペアの考え方を尊重し、もっとよい方法がないか議論した。

・チームの仲間の経験や、ほかのグループの取り組みを理解しようと努めた。

・授業において、グループの仲間の目標達成度や失敗したこと、工夫した点などをしっかり聞いて、自分の取り組みに活用することができた。

❾〈柔軟性〉

・自分の意見がチームのみんなと違うときでも、みんなの考え方を尊重したうえでアドバイスしたり、意見交換したりできた。

・目標の達成に無理が生じそうなとき、妥協して別の方法で対応できないか考えることができた。

・ほかのグループの意見や発表内容をしっかり聞くことはできたが、その人の立場に立って考えることはあまりできなかったので、今後はできるように意識したい。

❿〈情況把握力〉

・ペアで近況報告する必要があったとき、相手の忙しさを察することができず、むやみに連絡をとろうとしたことがあった。

・ペアで取り組む健康づくりの自分の役割を、上手にこなすことができた。

・チーム内での自分の役割や立場を把握し、やるべきことはできた。また、仲間の意見を尊重しながら、自分の考えをしっかり述べることができた。話し合いがスムーズに進むように考えながら、積極的にグループ活動に参加できた。

⓫〈規律性〉

・話し合いの場では、発言は順番に行い、相手の話を聞くだけにならないように心がけた。

・最低限のマナーをしっかり守れた。話し合いの雰囲気を壊さないように、発言内容に注意しながら意見を言うことができたし、仲間のサポートへのお礼を言うこともできた。

⓬〈ストレスコントロール力〉

・スモールチェンジ活動を始めたころは、計画がうまく進まず、ストレスがたまったが、ペアで協働したり、目標のレベルを下げることで、ストレスだと思わなくなった。

・ストレスを感じると長続きしないと考えて、自分にできるレベルのことをコツコツと続けるように意識した。

・ストレスをあまり感じないようにするため、健康づくりの活動をあまり深刻に考えないように、割り切って取り組むことを意識した。

図3 健康体力科学における社会人基礎力レベルの比較（2016年度の学生の平均）

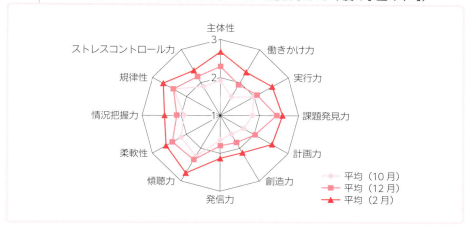

図4 意欲の変化（標準意欲スコア）

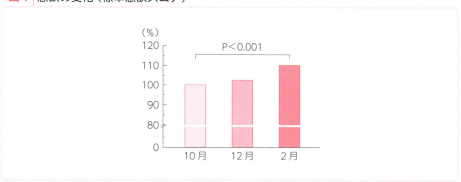

5 健康体力科学の授業を通じた社会人基礎力と意欲の変化

❶社会人基礎力の変化

　授業を受講したすべての学生の協力を得て、「社会人基礎力レベル評価基準票」を用いた自己評価の経過を調べました（図3）。すると、この授業に取り組む前（10月）、取り組み中（12月）、取り組み後（2月）の経過に伴い、社会人基礎力の12個の要素はすべて自己評価が高くなったこと、そしてより均一的な形を示したことがわかりました。また〈主体性〉〈働きかけ力〉〈計画力〉〈創造力〉の項目は、調査の回を追うごとに自己評価が着実に高くなっている点にも注目する必要があるかもしれません。

❷意欲の変化

　社会人基礎力の自己評価と同じ時期に、「標準意欲評価法」（日本高次脳機能障害学会編）を用いて日常生活のできごとに対する意欲の度合いを調べました（図4）。その結果、この授業に取り組む前と比べて取り組んだ後では、意欲のスコアが統計的に有意な差をもって高まったことがわかりました。

■引用文献

1 ） Sallis, J. F., Calfas, K. J., Nichols, J. F., Sarkin, J. A., Johonson, M. F., Carparosa, S., Thompson, S., and Alcaraz, J. E.： Evaluation of a university course to promote physical activity：project GRAD., Res Q Exerc Sport, 70（1）, 1-10, 1999.

2 ） 徳永幹雄・岩崎健一・山崎先也：学生の運動及び修学状況と健康度・生活習慣に関する研究, 第一福祉大学紀要』, （1）, 59-73, 2004.

3 ） 松下佳代・京都大学高等教育研究開発推進センター編著：ディープ・アクティブラーニング, 勁草書房, p.215-240, 2015.

4 ） 東京女子医科大学医学部テュートリアル委員会編：新版 テュートリアル教育　新たな創造と実践, 篠原出版新社, p.2-9, 2009.

5 ） 日本薬学会編：問題解決型学習ガイドブック　薬学教育に適した PBL チュートリアルの進め方, 東京化学同人, p.1-2, 2011.

6 ） 市坪誠編著：授業力アップ アクティブ・ラーニング, 実教出版, 2016.

7 ） 齋藤孝：新しい学力, 岩波書店, 2016.

8 ） 安永悟：活動性を高める授業づくり　協同学習のすすめ, 医学書院, 2012.

参考

看護教員としての
社会人基礎力

教員にこそ求められる教育力の基盤

1 本校の考える社会人基礎力の位置づけ・考え方

(1) 教員は「学生の最も身近な役割モデル」

　湘南平塚看護専門学校（以下、本校）では、社会人基礎力が学生と教員に必要なものと考え、意識的にこれを伸ばす取り組みをしています（Ⅲ部4章参照）。

　当初、社会人基礎力は「学生に必要なもの」と考え、「学生が看護師になる社会化を助けるツール」として導入しました。現在、引き続き育成に取り組んでいるところです。他方、社会人基礎力は「看護教員にこそ求められている」ものと考えます。その理由を端的に表すと、看護教員は「学生たちの一番身近にいる看護の役割モデル（ロールモデル）」だからです。

(2) 一人で抱え込まず、協調・相互支援する教員集団に成長する手立て

　近年の医療施策は、病院体系の機能分化・強化、入院期間の短縮化を図り、増大する医療費の削減に力を入れています。これに伴い、看護師の働く場所は病院・施設から地域へと移行が進んでいます。このような時代に求められる看護師像は、かつて私たち教員が体験し得なかった教育内容が求められています。他方、学力の格差や、対人関係をつくる力の低下といった「看護専門知識を学ぶ前段階の問題」を抱えているのが学習者の実態であり、教員はそのような学生と日々対峙しています。看護専門学校では、専門領域内の授業や演習、臨地実習を担当するだけでなく、学生の生活指導、学年担当、委員会活動、行事、対外的な実習施設の開拓や調整など、オールマイティーな役割が求められています。

　このような状況・役割に対応する教員には、与えられた仕事を一人で抱え込んで頑張る教員から、協調体制で相互支援を行う教員集団へと成長することが必要だと考えます。教員も成長し続ける存在です。その手立てとして本校では、社会人基礎力を教員の教育力の基盤と位置づけ、意識的にこれを伸ばす取り組みを行っています。

2 社会人基礎力の能力枠組みを取り入れた経緯

本節では、教員の教育力向上のために社会人基礎力の能力枠組みを評価・育成指標に取り入れた背景・経緯を述べます。

1 教員養成課程を受講していない教員の増加

本校の専任教員の臨床経験平均年数はおよそ 10.2 年で、豊かな臨床経験がある集団と考えています。しかし、受けた教育の背景や、臨床での実践経験を見極めることは難しいのが実状です。看護専門学校の教員要件は、保健師か助産師または看護師として 5 年以上の業務経験があり、厚生労働省の定める教員養成課程を受講し修了しているか、看護師の教育についてこれと同等以上の学識経験をもつと認められることです。また、保健師、助産師または看護師として保健師助産師看護師学校養成所指定規則別表三の専門分野の教育内容のうち 1 つの業務に 3 年以上従事し、大学で教育に関する科目を 4 単位以上履修して卒業していれば、専任教員としての必要な研修を受けなくとも専任教員になることができます（教員要件の拡大）[1]。教員養成課程を受講していない教員は増加傾向にありますが、本校でも、同課程の受講を経ない専任教員は、22 名中 7 名を数えます。

2 「看護師」から「教員」への役割移行のむずかしさ

(1) 新人教員にみられる理想と現実のギャップ

専門職業人の育成という使命を担う専任教員には、学生への指導だけでなく、効果的な教育を実践するために、教員間や実習施設の職員、患者あるいは利用者とその家族、関連領域の外部講師、学生の保護者など、多くの人々への対応、調整、連携といった能力が求められます。特に看護教員として新たなスタートを切る新人教員は、教員養成課程を修了していても、求められる役割行動へのスムーズな移行が難しい現状があります。

「こんな看護教育を実践したい」と熱意をもち、教員としてのスタートを切ったものの、臨床での看護組織と看護専門学校での教員組織、さらには業務内容が

それまでとは全く異なる現状へのとまどいが発生します。「役に立たなくては」「看護教員養成課程で学んだことを発揮しなければ」「臨床経験を活かして活躍できるはず」などの思いが、看護師から教員への役割移行をむずかしくしてしまったり、自身の立ち位置を漠然としたものにしてしまいます。その結果、「こんなはずではなかった」と、現実と理想のギャップに陥ってしまうのです。

これは、新人看護師のリアリティ・ショック（p.46、p.66参照）と様相が似ています。「看護師経験がある」という点では異なりますが、「看護師」から「教員」への役割移行においては、社会化・職場適応への支援が求められます。

〔教員の声〕

例年実施している年度末の面接では、新人教員自身の声として次のようなものが聞かれました。

- 教育・指導方法に「これでよいのか？」ととまどい、自分の意見に自信がもてず、発言できない。
- 講義、実習指導、学年担当、委員会活動等の役割があり、余裕がない。また、大変さが理解されず、他者評価を得られていないと感じる。
- 教員役割を習得する際、先輩教員や同僚が指導する場面を見る機会が少ない。見学しても、その後にかかわりの意図を確認していない（モデリング学習が成立しにくい）。
- 臨床では後輩指導などを担っていたが、教員になり、今まで身につけた力を発揮できていない。逆にわからないことが多すぎ、自信をなくしてしまう。
- 給料をもらって働いているのに、役に立てていない自分が情けない。
- 仕事がエンドレスで、時間管理が難しく、私生活との両立をうまくコントロールできない。

また、経験年数を積んだある教員からは以下のような声もありました。

- 実習指導時にダブルティーチングを実施しているが、学生は学ぶ姿勢を前面に示す一方、新人教員には先輩教員から学ぶ姿勢が感じられない。

3 経験年数を積んだ教員にみられる課題

また、新人教員に限らず、教員には教員としての経験年数や本人の性格などにより「（他者に相談したほうが適切な場合でも）自己判断する」「周囲とのつながりを積極的にもたずに抱え込む」「主体的に取り組む姿勢を示さない」などの傾向がみられます。

5年以上の教員経験者は、領域リーダー、学年担当、委員会、臨地実習、担当する講義・演習の準備等、複数の役割を担って疲弊している現状があります。

このようななか、経験年数を積んだ教員からは、同面接で次のような声が聞かれました。

- 「あれも、これも」になり、一つのことをじっくりやれない感じである。

- 「何もなければよし」という思いに傾きがちになっている。
- 教員経験が長くなるほど、臨床現場と自分の技術のギャップを強く感じる。
- 与えられた役割を果たすことで精一杯。「これは自分の役割だから」という気持ちがあるため、他教員が困っている状況に直面しても、話は聞けるが、なかなか支援まではできない。自分の発言でさらに混乱することは避けたい。

　筆者らは、学生に看護の基本技術や最新の医療に関する知識を教える看護実践能力をもち合わせている教員であっても、他教員や実習施設などとの調整が思うようにいかず葛藤する姿や、カリキュラムの作成・授業展開などに苦労する姿などに多々ふれてきました。「有能な看護師」が必ずしも「基礎教育の場で求められるコミュニケーション能力や教育実践能力を有した教員」であるとは限らないのです。豊かな臨床経験のある教員が、コミュニケーション能力や教育実践能力を獲得し、教員としてより活躍できるための手だてが求められました。

4 | 課題への取り組み

　課題が見えてきたなか、同じ職場環境にあっても「生き生きと仕事に取り組む者」と「不平不満の多い者」とに分かれることが確認されました。この違いが「個人の問題」によるものか、「組織全体の問題」によるものか、それとも「両者の問題」によるものかを考え、手だてを講じてきました。

(1) 本校の教員組織全体の特性傾向

　本校の教員組織全体の特性を明らかにする必要があると考えました。そのため、3年生に実施しているビジネス適性診断（p.256参照）を教員にも実施し、傾向をつかむこととしました。そのなかから本校教員の性格特性として挙げられた上位・下位項目が表1のとおりです。

　この結果から、本校の教員は責任感が強く、他者への共感姿勢があり、自分を信じて一人で丁寧にやり抜く一方、リーダーシップを発揮すること（人をまとめたり、自分の思いを伝えたり、メンバーの面倒をみたり）や、一つのことにじっくりと広い視野で取り組むことについては課題があるという傾向が示されました（「下位」3項目が「リーダーシップ」に関する要素）。個人としては自律した行動がとれるが、集団としては、教員間での協調性やリーダーシップを発揮するこ

表1 | 本校教員の性格特性の上位・下位項目

順位	上位項目	下位項目
1	主体性：責任を果たす	リーダーシップ：人をまとめる
2	協調性：共感する	リーダーシップ：思いを伝える
3	安定性：自分を信じる	リーダーシップ：面倒をみる
4	自立性：一人でやり抜く	安定性：落ち着き
5	緻密性：丁寧さ	外向性：興味関心の広さ

とが難しいとなると、仕事を抱え、他教員に協力を求められず、現状に対する教員間の感情に共感はするものの、支援まで至らないということです。これは教員の思いと一致する結果であると解釈できました。

なお、「性格特性」とは本来個人がもっている性格傾向であり、環境要因が直接的に影響を与えるという因果関係は検証されておらず、環境要因は性格傾向を助長する要因として考えられています。この診断を各自が「看護教員として」という前提で実施したと考えると、本校の看護教員集団の特性ととらえることができました。

5 社会人基礎力を意識することが教員のいっそうの活躍につながる

❶新人教員の社会化を助けるツール

本校では社会人基礎力を「学生の（看護師となるための）社会化を助けるツール」として導入したことを先に述べましたが、実は、臨床経験のある新人教員にとっては「看護師から教員になるための社会化を助けるツール」であると考えます。

❷教員が専門知識・技術を活かして活躍するための力

教員にとっては、今日の教員に求められる多様な役割を果たすために必要な「人との関係をつくる力」「課題を見つけ、取り組む力」「自分をコントロールする力」、すなわち《前に踏み出す力（アクション）》《考え抜く力（シンキング）》《チームで働く力（チームワーク）》にあたるものだと考えます。教員一人ひとりが自分の行動傾向を知ったうえで、社会人基礎力の能力枠組みで行動を見直し、意識的にこれを高めることにより、教員自身がもつ専門知識・技術を活かしてより活躍することが可能になると考えます。

❸「学生の一番身近にいるロールモデル」である教員にこそ求められる

また、教員チームの親和性や協調性、自律性、そして展望の描ける組織や働きやすい職場環境をつくることにつながり、「学生の一番身近にいるロールモデル」になり得ると結論しました。

これらをふまえ、さまざまな人との関係のなかで、さまざまな経験を通して身につける、社会で活動していくために必要な力である社会人基礎力を本校の看護教員への教育に活用することを決定し、社会人基礎力の能力枠組みを用いたチェックシートの開発とその運用に着手することとしました。

3 教員の社会人基礎力チェックリストの開発・運用の試み

1 本校で実施している教員の教育力を高める取り組み

　本校では、教員の教育力を高めるために、新人教員向けのものを中心に、おもに以下のような取り組みを行っています。

- 教員年間目標の提示を受けての、年度末の評価（毎年：2000年〜）
- 各教員の自己目標と活動内容の明確化
- 各学年・委員会・行事等の年間目標、活動内容の明確化
- 教員研修の充実
  - ・自己目標をもとに学会や研修会に参加
  - ・夏期教員研修のテーマの検討（その年の教員の状況に合わせた内容とし、親睦にも力を入れる）
- プリセプター制の導入
- 教員の資質向上と、本校の教育全体の向上を目標にファカルティ・ディベロップメント（以下、FD）導入（2009年〜）
  - ・講義や演習、臨地実習指導に対する、学生による授業評価と結果のフィードバックを、教員の自己評価および改善の指標にすること
  - ・外部講師による教育環境評価、学生・教員との連携評価および自己評価の実施
  - ・主として新人教員、領域を異動した教員に対する、担当領域での授業案作成から講義や演習までの指導・支援、マイクロティーチング等の実施
  - ・新人教員の臨地実習における調整や指導方法全般に対する、教育力・調整力の向上をめざしたダブルティーチングの実施
- 目標とするキャリアの到達度の可視化
  - ・専任教員のキャリア別到達目標をもとにした、本校独自の教育計画の作成

2 教員の社会人基礎力チェックリストの開発

2015（平成27）年に「教員の社会人基礎力チェックリスト」（表2：p.316）を

開発し、同年より活用しています。夏期教員研修で説明を行い、教員全員の理解を得ました。これに先だち、学生用の社会人基礎力チェックシートの作成に向けて社会人基礎力に関する学習会を実施していたこともあり、スムーズな導入となりました。

(1) 開発のポイント

❶ラダーの分類

社会人基礎力チェックリストのラダーはキャリア別としました。社会人基礎力がキャリアに必ず連動するというものではないかもしれませんが、これを一つの目安として到達目標を示すことで、教員自身が確認しながら自己研鑽し、自身の成長を客観視するツールになればと考えました。また、表に「看護教員の向上すべき資質・能力」として設けた項目は、「今後の看護教員のあり方に関する検討会報告書」(厚生労働省, 2010) に示された「看護教員の向上すべき資質と求められる能力」に挙げられた内容などをふまえて筆者らが検討、作成しました。

❷評価項目

〔1～2年〕（新人教員）

「1～2年」を新人教員と位置づけました。この期間の到達は、一人で何かできるということではなく、まずは「看護師」から「教員」への役割移行をスムーズに行えること、先輩教員から学ぶことをプラスに受け止められること、「わかる」「わからない」を自ら表現できることに重きをおきました。

〔3～5年〕

「3～5年」目の教員で重視したのは、学年や領域における役割をもち、それが果たせること、ためらわずに取り組む姿勢、新人教員のときに自分が受けてうれしかった支援とつらかった出来事を振り返りながら新人教員のサポートができることです。

〔6～10年〕

リーダー的な役割を担う「6～10年」目の中堅教員は、マネジメント力を向上させるとともに、知識をもとにして、将来を展望する力をつける時期でもあります。視野を広げ、中だるみを回避し、先輩教員の行動や思考を見て、考え、確認し、行動に移せることが期待されます。

〔11年以上〕

「11年」目以降の教員については、熟達教員として学内・学外での対応や折衝に臨めるコミュニケーション力と、社会の現状と今後の予測をふまえた〈状況把握力〉〈創造力〉の発揮を期待し、開発にあたりました。

3 | 教員の社会人基礎力チェックリストの運用

(1) 教員による自己評価

　教員は年度末に自己評価をし、面接時に自身の状況を面接者に説明します。面接者は校長と副校長（筆者ら）です。教員は努力していることや課題等についての考えを述べ、面接者のフィードバックを受け、両者で次年度に向けた目標を明らかにします。この際、FDとして実施している学生からの授業・臨地実習評価アンケートの結果を用いて、「看護教育にどのような効果が得られているか」「学生たちから改善を求められている事柄は何か」などについて、面接者より教員に意識的にフィードバックしています。

〔本校の評価結果から〕

　社会人基礎力の能力枠組みを教員の教育力向上の評価・育成指標にとり入れて

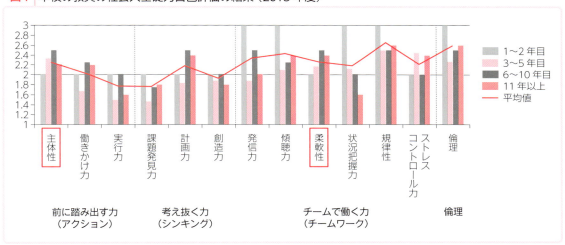

図1 | 本校の教員の社会人基礎力自己評価の結果（2015年度）

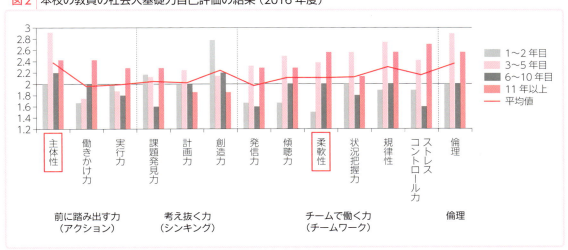

図2 | 本校の教員の社会人基礎力自己評価の結果（2016年度）

表2｜教員の社会人基礎力チェックリスト

専任教員経験年数（　　）年目
記入日　　年　　月　　日

評価基準（3段階）3：いつもしている・できている（「いつも」は70％以上）
　　　　　　　　　2：ときどきしている・できている（「ときどき」は40％以上）
　　　　　　　　　1：たまにしている・できている（「たまに」は40％未満）

能力	能力要素定義	看護教員の向上すべき資質・能力	1〜2年	評価	3〜5年	評価
前に踏み出す力（アクション）	**主体性** 物事に進んで取り組む力／指示待ちではなく、自らやるべきことをみつける力	・教育目標を達成するために、自ら学生理解、教材準備、教育計画を実践する。 ・学生の自発的な学習力を刺激し、看護への動機づけを高める。	・役割や業務について助言や指導を受けて、まずはやってみる。 ・「わかったこと」と「わからないこと」の区別がつく。 ・「〜ということですか？」「〜についてわかりません」など、主体的な確認作業をする。		・「できる」「できない」という自己判断ではなく、「やる必要のあること」「自分に与えられたチャンス」と受け止め、仕事に取り組んでいる。 ・自分の姿勢が学生に反映していることを自覚している。 ・学生への動機づけについて、先輩教員のかかわりを参考にしている。	
	働きかけ力 他人に働きかけ、巻き込む力／やろうと呼びかけ、目的に向かう力	・学生がリアリティーを感じながら、自分の課題として学ぶことができる学習環境を設定する。 ・多様な学生に対応する指導力をもつ。 ・学生を形成的に評価する。	・授業・実習、委員会活動など、与えられた業務を遂行する際、先輩教員に助言や指導を受ける。 ・目的達成のために、協力を求める。 ・学生に積極的な関心を寄せ、対象理解に向けたかかわりを行っている。 ・個別的な特性について、先輩の助言や面接場面への参加を通して学んでいる。		・1・2・3年生の特徴を理解し、全体へのかかわりと個別へのかかわりについて、講義や学年運営、行事等に活用している。また、領域内や学年担当との連携を意識して行動している。 ・新人教員に対して、自分の体験（困った体験・うれしかった体験等）がもとになって今に至ることを、折にふれて話している。	
	実行力 目的を設定し、確実に行動する力／失敗を恐れず行動に移し、粘り強い	・学生に対する説明をする。 ・学生同士のコミュニケーションを支援する。 ・学生が抱えている精神的、身体的な課題に対するカウンセリングを適切に行う。 ・教育の視点や有する知識を正確に伝える。 ・学生に適切に教えることを目的として、看護の基礎技術に加え、最新の医療に関する技術や知識を有し、看護を実践する。	・まずは指導・助言を受けながら、やってみる。 ・先輩教員のモデリングを参考にして、まねることからスタートする。 ・現状から、自分のできることは何かを考えて発言する。		・教育計画の実行、担当役割の遂行に向けて、体験をふまえ、実行可能な計画を、先輩教員の助言を受けて立案・設定している。 ・最新の知識・技術の習得に向けて研修会等を活用している。	
考え抜く力（シンキング）	**課題発見力** 現状を分析し、目的や課題を明らかにする力	・時代の要請に合ったカリキュラムについて考える。 ・自らの専門領域の教育のみではなく、すべての領域とのかかわりを意識する。 ・日々の教育活動のなかに課題を見出し、研究的に取り組む。	・「これでよいのか？」「こんなときどうすればよいのか？」「どう説明すればよいのか？」などの疑問をもつ。 ・自己責任を回避するために、他の教員や環境のせいにしない。 ・「うまくいった」「うまくいかなかった」ではなく、そのプロセスから体験の意味づけをするための支援を、積極的に受けている。		・自分の担当領域や実習に関して、カリキュラム全体を理解するための行動をとっている。 ・「こうであったらよい」という自案を会議等で表現している。 ・パターン化された業務、慣れた業務については、ケアレスミスが起こりやすいという意識で、未然に防ぐための手だてをもって行動している。 ・業務のスリム化という視点に立ち、現状の課題を見出している。 ・日々の教育活動や役割行動を通して「看護教員としての自己課題」を明らかにしている。	
	計画力 課題の解決に向けたプロセスを明らかにし、準備する力	・時代の要請に合ったカリキュラムを作成し、それを授業展開、評価、改善する。 ・学生自らの能力開発に将来活かすことができるように指導計画・評価・修正する。	・役割・業務について支援を受けながら、過去のものを活用する。 ・支援を受けながら、「次はどうしていこうか」「こうだったらよいのに」など、教育的な方法はないか考える。		・過去の体験をふまえて、本年度の役割に期待されている事柄、自分で目標としている事柄を意識して、準備・計画を行っている。 ・計画の実際に際して、領域リーダー、実習リーダーとの調整や助言を活用している。	
	創造力 新しい価値観を生み出す力／既存の発想にとらわれない	・学生の体験や臨床実践の状況を教材化する。	・「こうしたい」という希望の実現に対する"自分の持ち物不足"に気づく。 ・自己学習や積極的に外部の教育を受けることの必要性を感じる。 ・助力を受けて、看護実践力・教育力の幅が少し広がる。 ・メンターを見つけられている。		・看護教育の実践一つひとつに「もっとよいやり方や効率的な方法はないか」といった視点で取り組んでいる。 ・既存のやり方にとらわれず、「こんな方法でやってみたい」と言える。 ・学生の実習体験を構造化（意味づけ）する手だてをもち、実践している。	

（湘南平塚看護専門学校）

6～10年	評価	11年以上	評価	教務主任	評価
・人が躊躇する仕事や困難な仕事を進んで引き受け、チャレンジ精神を発揮している。 ・与えられた分野に関する新しい取り組みや実習場の開拓においては、調整者や教務主任からの支援を受け、自ら行動している。 ・自分の姿勢が学生に反映していることを自覚している。 ・学生への動機づけについて、先輩教員のかかわりを参考にしている。		・与えられた領域、役割に関しては、あらゆる場面で、主体的な行動をとっている。その際、単独の判断ではなく、上司に対して相談・報告・連絡を怠らない。 ・自分の姿勢が学生に反映していることを自覚している。 ・学生への動機づけについて、先輩教員のかかわりを参考にしている。		・本校（私学）の特徴を意識して、新しい取り組みを発想・提案している。 ・経験年数を意識した、教員への教育的働きかけを行っている。 ・自分の姿勢が学生に反映していることを自覚している。 ・学生への動機づけについて、先輩教員のかかわりを参考にしている。	
・学年・担当領域内・関連領域での課題や新しい取り組みについて、メンバーにわかりやすく説明し、目標達成に向けて一緒に取り組んでいる。 ・1・2・3年生の特徴を理解し、全体へのかかわりと個別へのかかわりについて講義や学年運営、行事等に活用している。 ・後輩教員に対して、自分の体験（困った体験・うれしかった体験等）がもとになって今に至るということを、折にふれて話している。		・学年・領域・学年・実習・行事等の学内・学外の調整や実施に際して、計画案に基づき、過去の体験をふまえて、より効果的な方略に向け、一緒に行う意識で周囲に働きかけをしている。 ・1・2・3年生の特徴を理解し、全体へのかかわりと個別へのかかわりについて講義や学年運営、行事等に活用している。 ・後輩教員に対して、自分の体験（困った体験・うれしかった体験等）がもとになって今に至るということを、折にふれて話している。		・教員組織に対する影響力を理解し、「やってみよう」と思える働きかけをしている。モデル行動を意識的に行っている。 ・学生への働きかけ・かかわり方（面接）は、他教員が学ぶ機会となることを意識して実践している。 ・後輩教員に対して、自分の体験（困った体験・うれしかった体験等）がもとになって今に至るということを、折にふれて話している。	
・教育計画の実行に際して、方法論・結果を複数準備・予測して行動している。 ・後輩の適性、特性を理解し、肯定的なメッセージを用いて支援している。 ・最新の知識・技術の習得に向けて研修会等を活用している。		・過去の成功・失敗体験を教訓として、保守的にならず、失敗から学ぶ姿勢で行動している。 ・後輩の適性、特性を理解し、肯定的なメッセージを用いて支援している。 ・最新の知識・技術の習得に向けて研修会等を活用している。		・目標達成に向けて、学内外に対して率先して行動している。 ・過去の成功・失敗体験を教訓として、保守的にならず、失敗から学ぶ姿勢で行動している。 ・後輩の適性、特性を理解し、肯定的なメッセージを用いて支援している。	
・厚生労働省から提示されているカリキュラムと、実働している本校のカリキュラムを意識して、教育対象や教育にあたる者の現状をふまえたうえで、よりよい看護教育内容・方法について、本校の課題・問題点を明確に意識している。 ・「こうであったらよい」という自案を会議等で表現している。 ・パターン化された業務については、ケアレスミスを未然に防ぐ意識と手だてを持って行動している。 ・業務のスリム化という視点に立ち、現状分析とその手だてについて周囲と話し合っている。 ・日々の教育活動や役割行動を通して、「看護教員としての自己課題」を明らかにしている。		・厚生労働省から提示されているカリキュラムと、実働している本校のカリキュラムを意識して、教育対象や教育にあたる者の現状をふまえたうえで、よりよい看護教育内容・方法について、本校の課題・問題点を明確に意識している。 ・本校の課題や問題点の原因について整理している。 ・上司に対して、自案を表現している。 ・パターン化された業務については、ケアレスミスを未然に防ぐ意識と手だてを持って行動している。 ・業務のスリム化という視点に立ち、教育に及ぼす影響や効果もふまえた現状分析とその手だてについて考えている。 ・日々の教育活動や役割行動を通して、「看護教員としての自己課題」を明らかにしている。		・厚生労働省から提示されているカリキュラムと、実働している本校のカリキュラムを意識して、教育対象や教育にあたる者の現状をふまえたうえで、よりよい看護教育内容・方法について、本校の課題・問題点を明確に意識している。また、その原因や解決策について、他校との比較や新しい取り組み事案等をもとに、現実的な考えをもち、上司に表現している。 ・社会の変化に伴い、看護基礎教育上でも起こりうる事故をキャッチし、その対策について検討している。 ・業務のスリム化という視点に立ち、教育に及ぼす影響や効果も踏まえた現状分析とその手だてについて、検討する機会を積極的にもっている。 ・日々の教育活動や役割行動を通して、「看護教員としての自己課題」を明らかにしている。	
・本年度の教育計画全体を把握し、領域間・学生・臨床・講師への具体的な対応計画を年度初めに計画している。 ・その際、「改善するものは何か？」を意識した内容であり、関連担当者との調整を事前に行っている。		・本年度の教育計画全体を把握し、領域間・臨床・講師への具体的な対応計画の下案をもち、領域・学年・調整者・教務主任との調整を行っている。		・本年度の教育計画全体を把握し、領域間・臨床・講師への具体的な対応計画の下案を意識している（領域・学年・調整者・副校長・校長との相談・調整を行っている）。	
・関連する資料を調べ、よい方法を模索する。 ・他人の考えたヒントを得て、新しいアイデアを出している。 ・自分や学生の体験や状況を構造化し、担当領域での講義等で活用できるよう教材化している。		・本校の現状と課題を意識したうえで、前任者の考え・行動や慣行にとらわれることなく、新しい発想をメンバーの意見から取り入れるか、自ら発想している。 ・後輩教員の臨地実習指導や授業の場面を構造化し、何に価値をおいているか自覚できるような支援を行っている。		・医療・看護の変化に敏感であり、情報収集の手だて（教育活動部会等）を持っていると同時に、現状に留まらず本校が存続していくための手だてを思考し表現している。 ・後輩教員の臨地実習指導や授業の場面を構造化し、何に価値をおいているか自覚できるような支援を行っている。	

(つづく)

表2 | 教員の社会人基礎力チェックリスト（つづき）

能力	能力要素定義	看護教員の向上すべき資質・能力	1～2年	評価	3～5年	評価
チームで働く力（チームワーク）	**発信力** 自分の意思をわかりやすく伝える力	・適切な学生指導ができるように、チーム間に働きかける。 ・運営に主体的に参画でき、組織目標の到達に向け、リーダーシップを発揮する。	・不安や緊張、過度の期待から「～ねばならない」と思わない。 ・先輩教員から守られていると意識し、発言する。 ・結論と経過、自分の意見を区別して説明する。		・与えられた役割遂行に向けて、助力の必要なこと、自分の考え等を、担当領域のメンバーやリーダーに向けて率直に表現できる。 ・相談・報告の際には、何についてなのか自分で整理したうえで表現している（話があちこち飛んだり、要領の得ない話ではなく）。 ・相談・報告した内容の結果報告も忘れずに行っている。	
	傾聴力 相手の意見を丁寧に聴く力	・他の領域の教員、実習施設と連携、協働する。 ・授業評価の活用について、他の教員から指導・助言を受けられる。	・先輩教員から「話を聴いてもらえる」「責められない」「受容的にかかわってもらえている」体験から、人を受け入れる体験をする。 ・「何とかしなければならない」ではなく、まずは学生・教員・指導者の考えを真摯に受け止める。		・目標達成に向けて、他の教員のアイデアや考えを上手に聴けている。 ・特に学生には、こちらから一方的に説得して教えるのではなく、まずは相手が話を聴いてもらえたと実感できる対応ができている。 ・指導・助言を受ける際には、自分の感情や考えに固執せず、謙虚に話を聴き、相手が何を伝えようとしているのかに意識を向けることができている。	
	柔軟性 意見の違いや立場の違いを理解する力／自分のルールややり方に固執しないで、相手を尊重する	・実習施設との調整が円滑にでき、協力体制を整えられる。 ・学生集団の傾向を的確に判断し、適切な人、資源、方法を活用し、問題解決の方向性が見出せる。	・教育目標、方針を正しく理解して行動しているかにとらわれず、「ああもこうも考えられる。答えは1つではない」という感覚を体験することから確認している。 ・相手のペースの違いを理解し、素直に受け止める。		・「教える」「学ぶ」「取り入れる」を、先輩教員・後輩教員・学生とのかかわりを通して、柔軟に行えている。 ・「自分はこう考える」という意見ももちながら、他者の意見を聞き、自己拡充に向けて選択している（相手の言い分を否定せず聞ける）。	
	状況把握力 自分と周囲の人々や物事との関係性を理解する力	・対人関係における自己表現力や相手に対する理解力を分析する。 ・提示するべきや守るべきなど、個人情報を適切に処理、管理する。 ・自分の行動が周囲に与える影響を考える。 ・突発的な事態に対して危機管理能力を発揮し、冷静な判断と適切な対応ができる。	・先輩教員のようにできない自分を「○年目だから」と評価するのではなく、そう考えてしまう自分の存在が周囲に与える影響を考える。		・周囲の教員の状況を把握したうえで、仕事の優先度をつけ、協力が必要な他教員への支援を主体的に行っている。 ・自分の行動が周囲に与える影響を意識している。 ・困っているとき、そのままにしない。待っていないでSOSが出せている。 ・突発的な事態の発生時、①いつ②どこで③誰が④誰に⑤何を⑥どのように起きているのかと、現状を冷静かつ迅速に把握し、報告・相談できている。	
	規律性 社会のルールや人との約束を守る力	・組織のなかでの相談、連絡、報告のルートを大事に活かし、行動する。 ・誠実に行動する。 ・「周囲に迷惑をかけないように行動する」ではなく、より効率的に効果を上げることができるように、考えて行動する。	・講義案や他の書類を期限内に提出する努力はするが、思うようにいかないときは相談する。 ・業務は時間をかけすぎても効果が上がらない。会議や業務に参加することは意味があるが、集中できないときやプライベートな時間に食い込む場合は、断る勇気をもつ。 ・先輩教員に対しては、相談か連絡か報告かをはっきり告げ、時間をとってもらう。		・学生、教員、臨床との約束は、必ず守っている。 ・公私混同をしていない ・社会の一般的ルールにのっとった行動をしている。 ・倫理原則に基づいた行動をしている。 ・学生・他教員を一人の成人として認め、人権を尊重してかかわっている。	
	ストレスコントロール力 ストレスの発源に対応する力／ポジティブにとらえて肩の力を抜く	・ストレスの原因がわかり、緩和や解決方法を考え、実行する。 ・ストレス緩和方法を身につけることで、自己成長の機会に変える。	・体調管理をしている。 ・定期的に個人面接（カウンセリング）を受けることで、体験の意味づけの支援をもらう。 ・他教員から孤立していると感じたら、タイムリーに個人面談（カウンセリング）を受ける。		・体調管理をしている。 ・定期的に個人面接（カウンセリング）を受けることで、体験の意味づけの支援をもらう。 ・他教員から孤立していると感じたら、タイムリーに個人面談（カウンセリング）を受ける。 ・学生への対応は公平に行っている。	
倫理	**倫理性** 	・多様な個性を尊重する、人権意識や倫理観、看護に対する価値観 ・人として、看護職として、学生等の目標となることができる人間性	・自分の臨床体験（看護実践）を構造化し、学生に対して教育のなかで伝えることができている（単 ・自分の看護実践の礎（看護観）についても、実践活動と結びつけた説明ができている（教科書や理 ・自身が多様な個性を尊重し、人権意識や倫理観に基づいた看護実践者であり、学生を育てるという			

（湘南平塚看護専門学校）

6～10年	評価	11年以上	評価	教務主任	評価
・学生とその保護者、同僚、講師、臨床等に対して、相手の状況（時・場）を考慮したうえで、伝える必要のある内容をわかりやすく表現している。 ・「報告せねば」ではなく、自ら必要性を自覚し、相談・連絡・報告をしている。その結果についても、報告を確実に行っている。		・学生とその保護者、教員、講師、臨床等に対して、相手にとって理解しやすいツールやメディア等の活用・場と時を考慮しながら、自分の考えを表現している。 ・上司に対しても、タイムリーに相談・連絡・報告を行い、その結果についても報告を確実に行っている。		・学生とその保護者、教員、講師・臨床等に対して、相手にとって理解しやすいツールやメディア等の活用・場と時を考慮しながら自分の考えを表現している。 ・上司に対しても、タイムリーに相談・連絡・報告を行い、その結果についても報告を確実に行っている。	
・学生とその保護者、講師、他の教員・臨床等の言い分を保身に回らずによく聴き、自分の権限の範疇で対応できることとできないことを判断し、即答できない事柄はタイムリーに相談している。 ・業務・役割が多くなるなか、なかなかじっくり後輩の話が聴けなくても、話の腰を折らず、最後まで聴く。 ・相手が話を聴いてもらえたと実感できる対応ができる。 ・指導・助言を受ける際には、自分の感情や考えに話を傾けようとしているのかに意識を向けることができている。		・学生とその保護者、講師、他の教員・臨床等の言い分を保身に回らずによく聴き、自分の権限の範疇で対応できることとできないことを判断し、即答できない事柄はタイムリーに相談している。 ・自分の立場を考慮し、相手が話しやすい環境を整えると同時に、自分自身も話を聴く準備をし、相手の言い分のみならず、その背景に意識を向けて話が聴ける。 ・相手が話を聴いてもらえたと実感できる対応ができる。 ・指導・助言を受ける際には、自分の感情や考えに固執せず、謙虚に話を聴き、相手が何を伝えようとしているのかに意識を向けることができている。		・学生とその保護者、講師、他の教員・臨床等の言い分を保身に回らずによく聴き、自分の権限の範疇で対応できることとできないことを判断し、即答できない事柄はタイムリーに相談している。 ・自分の立場を考慮し、相手が話しやすい環境を整えると同時に、自分自身も話を聴く準備をし、相手の言い分のみならず、その背景に意識を向けて話が聴ける。 ・相手が話を聴いてもらえたと実感できる対応ができる。 ・指導・助言を受ける際には、自分の感情や考えに固執せず、謙虚に話を聴き、相手が何を伝えようとしているのかに意識を向けることができている。	
・対外的な交渉の場面においても、相手の話を聴き、双方にとって有益な方向で調整を行っている先輩の姿から学ぶことができている。 ・「教える」「学ぶ」「取り入れる」を、先輩教員・後輩教員・学生とのかかわりを通して、柔軟に行えている。 ・「自分はこう考える」という意見ももちながら、他者の意見を聞き、自己拡充に向けて選択している（相手の言い分を否定せず聞ける）。		・クレーム、問題発生に対して、解決に向けて上司に相談し、助言を受けながら、役割業務を遂行している。また、結果とともに問題発生の要因を分析・整理し、今後に向けてのことも含めた報告をタイムリーに上司にしている。 ・対外的な交渉の場面においても、相手の話を聴き、双方にとって有益な方向で調整が行えている（助言を受けて）。		・現状や自分の考えと異なる状況や意見に対して、否定や拒否という立ち位置ではなく、双方の食い違いを最小限にできる方略について考え、助言を積極的に受けながら対応している。 ・対外的な交渉の場面においても、相手の話を聴き、双方にとって有益な方向で調整が行えている（助言を受けて）。	
・周囲の教員の状況を把握したうえで、仕事の優先度をつけ、協力が必要な他教員への支援を主体的に行っている。 ・自分の行動が周囲に与える影響を意識している。 ・困っているとき、そのままにしない。待っていないでSOSが出せている。 ・突発的な事態の発生時、①いつ②どこで③誰が④誰に⑤何を⑥どのように起きているのかと、現状を冷静かつ迅速に把握し、報告・相談できている。 ・さらに、助言を受けて対処できている。		・文献、雑誌、学会などから最新の情報を得て、現状を分析している ・職務遂行過程において発生するさまざまな倫理問題を、上司と相談のうえ解決している。 ・周囲の教員の状況を把握したうえで、仕事の優先度をつけ、協力が必要な他教員への支援を主体的に行っている。 ・自分の行動が周囲に与える影響を意識している。 ・困っているとき、そのままにしない。待っていないでSOSが出せている。 ・突発的な事態の発生時、①いつ②どこで③誰が④誰に⑤何を⑥どのように起きているのかと、現状を冷静か迅速に把握し、報告・相談できている。 ・対処についても、自案を提示しながら、助言を受け、適切に対応している。		・看護教育の現状と課題、本校の現状と課題についての共通性・独自性を整理するツール。 ・教員組織内の現状と課題についてアンテナを張り、キャッチしている。 ・自分の行動が周囲に与える影響を意識している。 ・困っているとき、そのままにしない。待っていないでSOSが出せている。 ・突発的な事態の発生時、①いつ②どこで③誰が④誰に⑤何を⑥どのように起きているのかと、現状を冷静かつ迅速に把握し、報告・相談できている。 ・対処についても、自案を提示しながら、助言を受け、適切に対応している。	
・学生、教員、臨床との約束は、必ず守っている。 ・公私混同をしていない。 ・社会の一般的ルールにのっとった行動をしている。 ・倫理原則に基づいた行動をしている。 ・看護倫理・教育倫理を意識的に行動に反映している。さらに、言語的な説明ができる。 ・学生・他教員を一人の成人として認め、人権を尊重してかかわっている。		・学生、教員、臨床との約束は、必ず守っている。 ・公私混同をしていない。 ・社会の一般的ルールにのっとった行動をしている。 ・倫理原則に基づいた行動をしている。 ・看護倫理・教育倫理を意識的に行動に反映している。さらに、言語的な説明ができる。 ・学生・他教員を一人の成人として認め、人権を尊重してかかわっている。		・看護倫理、教育倫理、規律に対して模範を示している。 ・学生、教員、臨床との約束は、必ず守っている。 ・公私混同をしていない。 ・社会の一般的ルールにのっとった行動をしている。 ・倫理原則に基づいた行動をしている。 ・看護倫理・教育倫理を意識的に行動に反映している。さらに、言語的な説明ができる。 ・学生・他教員を一人の成人として認め、人権を尊重してかかわっている。	
・体調管理をしている。 ・定期的に個人面接（カウンセリング）を受けることで、体験の意味づけの支援をもらう。 ・他教員から孤立していると感じたら、タイムリーに個人面談（カウンセリング）を受ける。 ・教員・学生への対応は公平に行っている。		・体調管理をしている。 ・定期的に個人面接（カウンセリング）を受けることで、体験の意味づけの支援をもらう。 ・教員・学生への対応は公平に行っており、危機や問題が発生したとき、自分の陥りやすい傾向を理解して対処している。 ・助力の必要な際は、自らSOSを発信している。		・教員・学生への対応は公平に行っており、危機や問題が発生したとき、自分の陥りやすい傾向を理解して対処している。 ・助力の必要な際は、自らSOSを発信している。 ・自らのストレスコントロールを行うツール等をもっている。	

なる体験談にとどまらない）。
論レベルではなく）。
責任のもと、社会の求める看護師像に関心を寄せ続けている。

今年（2018年）で4年目となりましたが、2015（平成27）年度および2016（平成28）年度の社会人基礎力自己評価の結果は**図1・図2**（p.315）のとおりです。

　両年度とも1〜2年目の新人教員の自己評価は、《前に踏み出す力》では〈主体性〉、《チームで働く力》では〈柔軟性〉が、他の経験年数の教員に比べて低い値を示しました。臨床経験を活かした行動が積極的にとれるというよりは、役割の変更に伴うとまどいや、臨床経験があるぶん新人教員という立ち位置に適応がむずかしいことも要因と考えています。

　このほか、他のキャリア（経験年数）のラダーでも、それぞれに多々特徴が認められましたが、本稿では割愛します。

（2）臨地実習指導者による他者評価

　2016（平成28）年度は、教員の自己評価に加え、臨地実習指導をともに行っている臨床実習指導者の協力を得て、3年次の最終実習で臨地実習指導者による他者評価を実施しました。これは、他者からの評価を得ることで、より客観性が得られると考えたためです。

　この結果から、教員自身による自己評価と、臨床実習指導者による他者評価との違いが示されました（**表3**）。たとえば、教員自身は「臨床実習指導者との調整や意見のすり合わせができている」と考えていましたが、臨床実習指導者は「指導の方向性について、教員と臨床実習指導者間の調整不足により、学生の混乱がみられる」（〈状況把握力〉〈発信力〉〈柔軟性〉に関係）と評価しました。また、「学ばせたい」という思いから、教員がやや一方的に教える傾向がうかがえ、学生の〈主体性〉を活かしきれていない（〈働きかけ力〉〈柔軟性〉に関係）、受け持ち患者を適切に選択できていない（〈課題発見力〉〈創造力〉に関係）という点も挙げられ、立ち止まって自らを振り返るきっかけとなりました。

表3 | 臨床実習指導者（他者評価）と教員（自己評価）の下位3項目の比較

順位	下位項目	
	臨床実習指導者	教員
1	・自分と指導者との指導の方向性をていねいに調整しており、学生が混乱することがない	・カンファレンステーマを意識したうえで実習体験を教材化できる ・学習に関する多様な課題のある学生に対して個別に対応できる
2	・学生の主体性を活かした指導ができる ・受け持ち患者を適切に選択できる	・メンタルヘルスに課題のある学生に対して個別に応じて対応できる
3	・学生を傷つける臨床の態度・言動から学生を保護することができる （教員自身の言動で学生を傷つけない）を含む	・学生の学習意欲を高め、動機づけができる ・学生の生活態度や悩みに対して個別に対応できる ・自分と指導者との指導の方向性をていねいに調整しており、学生が混乱することがない ・現実をより良くしていくための手だてとして、根拠もふまえた調整が行える

4 社会人基礎力を指標に取り入れての成果とその活かし方、今後の課題

(1) 取り組みを通じた成果

　社会人基礎力を指標に取り入れて教員の教育力を高める取り組みを通じて、以下のような成果が確認されました。

- 教務会議で他領域から提出される授業案や演習案、臨地実習における指導案などに関して興味、関心が高まり、積極的かつ建設的な意見交換が行われるようになった。提示された教員側は「否定された」という感覚ではなく、「他教員の意見を取り入れ、工夫する」という姿勢がみられる。
- 2017（平成29）年度のカリキュラム検討会議では、複数の領域をまたぐ横断的な思考についても、基礎分野から専門分野、専門分野ⅠからⅡへと連携を意識するようになり、具体的なカリキュラムにそれらの連携を意識した思考が反映することにつながった。
- 22名が一堂に会する教員室では、以前は静かに仕事をする雰囲気だったが、現在はあちこちで小集団をつくり、講義や演習、実習に関する話し合いが主体的にされている。
- 以前は「自ら参加する」というよりは「勧めを受けて」参加する傾向があったが、現在は、年間の研修費は固定しているものの、自費研修も含め、各教員が複数の研修会や継続研修に自ら参加している。研修で得た知識や手法を講義等で実際に活用し、他教員への伝達講習的な働きかけも行っている。
- 講義や演習、臨地実習に対する学生の授業評価アンケート結果で、学生評価が改善した教員が複数名いる。
- 臨地実習で学年担当者が不在のときには、学内にいる教員が積極的に対応にあたっている。事前の依頼事項の提出がスムーズになっている。

(2) 臨地実習への活かし方

　これらの成果をふまえて、臨地実習では、2016（平成28）年よりパートナーシップを取り入れることとしました。臨地実習は教員が担当学生を一人で抱え込む傾向があるため、指導に困難をきたし、学生への働きかけが後手に回ることがたびたび生じていました。担当教員が学生への責任を強く感じ、かつ担当病棟との関係性を意識するあまり、閉鎖的な指導になりやすい点も課題でした。そこで、担当病棟はもちつつ、同じ施設で実習指導にあたっている他教員（先輩教員）とパートナーを組み、相互の病棟を行き来しながら、学生指導の場面で支援を受けます。これにより、指導者との調整に困難を感じている場合などは、自ら他教員から学び、指導方法のバリエーションが広がるに至っています。教育活動の実践で支援を受けたり、支援を行ったりすることは、新人教員のみならず、安心感と信頼感にもつながっています。

社会人基礎力は毎年自己評価を行い、ビジネス適性診断は3年ごとに実施し、可視化されたデータを本人、校長、副校長、教務主任で共有しています。

(3) 教員へのサポート

筆者らは、社会人基礎力を育成・評価指標として取り入れた教員の教育力向上の取り組みに関し、教員のモチベーションと意欲、自己信頼感との関連を意識して、サポートをこころがけています。先のビジネス診断からは、本校の教員は、やる気よりもやり抜く意欲が突出しています。また、専門領域への関心の強さや広さも同様に高いことから、「与えられた役割を果たすこと（達成感）」がモチベーションにつながっているようです。

他方、教員が「仕事に対する他者からの適正な評価」を期待していることをふまえ、2015（平成27）年から学生のアンケートをもとに、年度末にベストティーチャーの表彰を開始しました。同年と2016（平成28）年は3年生のみのアンケートにより表彰しましたが、かかわりの頻度に評価が左右されているため、1〜2年生にも同様のアンケートを実施することが妥当と考え、2017（平成29）年より3学年全体へ実施、表彰を行い、他者評価を自己信頼のアップにつなげる手だてとしています。

このように、他者からの評価は自信につながり、自分を肯定できる要因になります。自己信頼が高まることが、周囲に対する支援の行動につながるきっかけになるでしょう。また、教員の様子の変化に気づいたら、言葉で伝えることを意識しています。たとえば、元気のない表情で仕事をしている教員には、「少し話をしましょうか」などと声をかけてみます。教員からは、「だめだと思っている」「我慢している」といった状況にありながら、それと相反して「自分はこうしたい」などの思いも捨てきれないというような悩みが聞き出せることもあります。

〔自身で考え、一歩踏み出すきっかけに〕

筆者からは、「何が自分にとって一番大切かを考える」ことや、「どの選択にもリスクはある」ことなどを伝え、あとは教員自身の自己決定に任せます。このように、元気のない理由や対処の仕方について、自分自身が考え、答えを出せるようなかかわりをもった結果、本人から休暇を申し出るなど、現状から"一歩踏み出す"ことができた教員をみると、筆者としてもうれしくなるものです。

(4) 今後の課題

本校での教育力を高めるために導入した社会人基礎力は、まだ発展途上の段階にあります。その課題については以下のように考えています。

❶社会人基礎力チェックシートの評価時期と評価者

- 現行の本人と校長・副校長の評価に加え、他教員による第三者評価を取り入れ、客観性を高める。
- 教員自身では見出しにくい強みを、身近にいる他教員の評価により明らかに

する。

- 教員間のさらなる信頼感の構築に一役買うことも期待される。

❷臨床実習指導者による教員評価のための評価表の改善と丁寧な説明同意に基づく実施

- 2016 年に開始したが、臨床実習指導者から「教員を評価するのですか？」「評価項目が難しく、評価が付け難い」という反応があったため、評価用紙の項目表現の平易化と、指導者による教員評価の目的についての丁寧な説明を行う。
- 臨床実習指導者による教員評価結果の活用方法について検討、実施。2016 年度の結果は、教務会議・講師会議で教員、実習施設へフィードバックした。2017 年度の結果をどのように活用するか検討中。また、評価者が交代することもあるが、年次推移をもとに、社会人基礎力との関連を明らかにする。

❸実習施設に対する情報公開（本校の取り組み結果等）と会議等での説明を継続

- 本校の取り組みは、結果も含め、丁寧に情報公開してきた。今後、目的や実施内容等に関する臨床からの協力は、ともに教育力を高めていくために必要なので、臨床からの声にも耳を傾けながら取り組んでいく。

❹教員の臨床実践力を高めるための臨床とのユニフィケーションの企画・実施

- 2014 年、神奈川県の助成を受け、教員 4 名が実習病院で 1 ヶ月〜1 年間の一方向型ユニフィケーションを実施した。これは他組織で看護師とともに活動する体験になり、まさに教員の社会人基礎力が発揮できる機会でもある。さらに、教員経験が長くなることによる臨床判断力や実践力の自信の低下をカバーするためにも有効と考える。場所、期間、人数は仕事量との兼ね合いで判断するが、ぜひ実践していきたい。

❺コーチング理論の理解と実践に向けた継続研修の実施

- 学生への教育を考えると、ティーチング手法にかたよる傾向がある。時と場合に合わせてティーチング、コーチング、トレーニングを使い分けられることが、教員の教育力の向上につながると考える。
- 教員間でのかかわりにも活かせるため、社会人基礎力の実践活用ツールとして、ぜひ教員が身につける必要性を感じている。

*

　2018（平成 30）年現在、本校の教員は、育児休暇から復帰した 2 名をはじめ、就学児童や受験期の子どもがいる者、遠隔地にいる高齢の両親の世話をする者、職場からの帰路で遭った事故のけがを治療中の者など、一人ひとりが発達課題を抱えながら、看護教育にエネルギーを注いでいます。

　教員が困難な状況におかれたときには、周囲が支えたり、その行為に感謝したりといった、当たり前のことを少しずつ実践しています。もし、そういったことが今はできなくても、将来は自分が他者を支える存在になれれば、それはケアリング以外の何物でもないと考えます。そして、学生たちには、日ごろの私たちの

姿を「一番身近にいる看護師のモデル」として感じ取ってほしいのです。

■引用文献
1）看護師等養成所の運営に関する指導ガイドラインについて（平成 27 年 3 月 31 日，医政発 0331 第 21）〔看護行政研究会編：看護六法　平成 30 年版，新日本法規，p.433，2018〕．

■参考文献
○ 勝原裕美子ほか：新人看護師のリアリティ・ショックの実態と類型化の試み―看護学生から看護師への移行プロセスにおける二時点調査から―，日本看護管理学会誌，9（1），p.30-37，2005．
○ 厚生労働省：今後の看護教員のあり方に関する検討会報告書，平成 22 年 2 月 17 日，p.1-3，2010．
○ 日本看護系大学協議会：一般社団法人日本看護系大学協議会　看護学教育質向上委員会　平成 23 年度活動報告書（講演　大学における新任教員 FD をどう構築するか～「基準枠組」を参考に～／報告　若手看護学教員のための FD ガイドライン―看護学教育の質向上をめざして―），p.23．
○ 太田肇・宮田千春：対談「承認」が持つ力，看護管理，26（4），p.324-331，2016．
○ 太田肇：承認とモチベーション，同文舘出版，p.126-155，2011．
○ 太田肇：承認欲求，東洋経済新報社，p.118-159，2007．

参考資料・サイト

書籍

■『社会人基礎力育成の手引き 日本の将来を託す若者を育てるために』
（経済産業省著，経済産業省経済産業政策局産業人材政策室編，朝日新聞出版，2010）
　社会人基礎力を構成する3つの能力・12の能力要素の基本的な解説とともに、経済産業省モデルプログラム開発事業校による指標開発や育成・評価の取り組み、企業との連携などを紹介。

情報サイト

■社会人基礎力のトップページ（METI / 経済産業省）
http://www.meti.go.jp/policy/kisoryoku/

調査・報告

■『社会人基礎力に関する研究会「中間とりまとめ」（平成18年1月20日）』
（経済産業省，2006）
http://www.meti.go.jp/policy/kisoryoku/chukanhon.pdf
　社会人基礎力の考え方の大本を示す、基本となる調査・報告。「職場や地域社会で活用するために必要な能力」の中身を可視化・明確化し、学校・職場・社会全体での育成・評価していくことをめざして「社会人基礎力に関する研究会」（座長：諏訪康雄）がとりまとめたもの。「社会人基礎力」が若者はもちろん、40歳代、50歳代になっても年齢・仕事の内容に応じて必要なものである旨を述べている。

■『平成25年度産業経済研究委託事業「社会人基礎力育成の好事例の普及に関する調査」報告書（平成26年3月）』
（株式会社リベルタス・コンサルティング，2014）
http://www.meti.go.jp/policy/kisoryoku/25fy_chosa/Kiso_30sen_houkokusyo.pdf

＊過去の調査・報告は以下を参照
http://www.meti.go.jp/policy/kisoryoku/kisoryoku_chosa.htm

※ 2018年6月30日時点の情報です。

看護職としての社会人基礎力の育て方　第2版
専門性の発揮を支える3つの能力・12の能力要素

2012 年 12 月 10 日　第 1 版第 1 刷発行　　　　　　　　　　　　　　　　　〈検印省略〉
2016 年 8 月 25 日　第 1 版第 6 刷発行
2018 年 6 月 30 日　第 2 版第 1 刷発行
2022 年 4 月 20 日　第 2 版第 3 刷発行

編　集 .... 箕浦とき子・高橋 恵
発　行 .... 株式会社 日本看護協会出版会
　　　　　　　　〒150-0001 東京都渋谷区神宮前 5-8-2　日本看護協会ビル 4 階
　　　　　　　　〈注文・問合せ／書店窓口〉TEL / 0436-23-3271　FAX / 0436-23-3272
　　　　　　　　〈編集〉TEL / 03-5319-7171
　　　　　　　　https://www.jnapc.co.jp

デザイン .... 齋藤久美子
イラスト .... 鈴木真実
DTP・印刷..... 株式会社 教文堂

● 本書に掲載された著作物の複写・複製・転載・翻訳・データベースへの取り込み、および送信（送信可能化権を含む）・上映・譲渡に関する許諾権は、株式会社日本看護協会出版会が保有しています。
● 本書掲載のURLやQRコードなどのリンク先は、予告なしに変更・削除される場合があります。

JCOPY〈出版者著作権管理機構 委託出版物〉
本書の無断複製は著作権法上での例外を除き禁じられています。複製される場合は、その都度事前に一般社団法人出版者著作権管理機構（電話 03-5244-5088、FAX 03-5244-5089、e-mail: info@jcopy.or.jp）の許諾を得てください。

ⓒ 2018　Printed in Japan　　　　　　　　　　　　　　ISBN978-4-8180-2124-2